顾振华 主编

中小学
食品安全
与
营养午餐
指津

膳食平衡　营养合理
量化配餐　量身定制

上海科学普及出版社

中小学食品安全与营养午餐指津
编辑委员会

主　编　顾振华

编　委　（以姓名笔画为序）
　　　　丛海鹰　时　多　沈伟涛　徐嘉清　颜　敏

编写人　（以姓名笔画为序）
　　　　阮汝玮　孙承和　李　欣　杨家齐　杨　靖
　　　　何更生　沈逸鸣　张沁心　张　磊　陆大江
　　　　陈建华　陈思佳　柯丹丹　侯建星　施爱珍
　　　　姜培珍　顾振华　徐长宁　彭　军

序　言

中小学校食品安全和膳食营养受到了全社会的高度关注。为了提升上海市中小学校食堂及学生配餐单位的食品安全水平，保障师生饮食安全和合理营养，在上海市食品药品监督管理局和上海市教育委员会的指导下，上海市食品安全工作联合会组织了来自上海市食品药品监督管理局、上海市食品安全工作联合会、上海市餐饮烹饪行业协会、复旦大学公共卫生学院、上海体育学院等单位的专家，编写了《中小学食品安全与营养午餐指津》一书。

本书介绍了《中华人民共和国食品安全法》《上海市食品安全条例》等法律法规规范中的重要条款；学校、托幼机构食堂及供餐单位特殊要求制度；餐饮业现场管理规范（六T实务）以及食品污染与预防、食源性疾病的预防和处理等食品安全知识。

本书对2016年版中国居民膳食指南、学龄儿童膳食指南作了介绍。根据青少年生长发育的特点，遵循平衡膳食的原则，结合上海市学生的饮食习惯，进行午餐食品合理选料、科学搭配，并制作了中小学生一周营养午餐配餐推荐菜谱。根据近几年青少年肥胖率上升的现状，介绍了如何积极进行身体活动、做到吃动平衡及预防肥胖发生的一些方法。

学生餐的烹饪操作同餐饮市场供应的小锅菜不一样，与其他行业的大锅菜也有一定差异。编写组根据学生餐的烹饪操作特点，精心挑选制作了色、香、味美和富有营养的160余个菜谱。每个菜谱说明配有原料、加工方法、营养素,并拍摄了该菜谱的照片。开发了配套的智能化操作系统,方便学校和学生团餐公司烹饪操作,可计算菜谱的营养素,根据各年龄组学生的营养素摄入量进行配餐,以满足不同阶段青少年的营养需要。

本书的出版得到了上海市科技艺术教育中心、上海交通大学医学院、复旦大学上海医学院等单位的支持,在此一并表示感谢。

《中小学食品安全与营养午餐指津》编写组

2018年1月

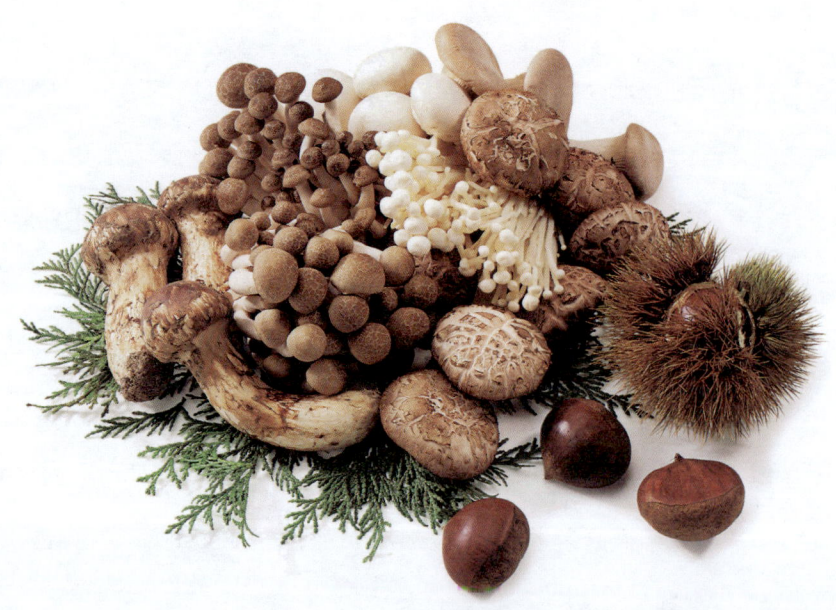

目 录

第一章　中小学食品安全导引

- 2　第一节　食品安全法律法规概览
- 33　第二节　中小学食品安全要求
- 39　第三节　食品污染与预防
- 62　第四节　各类食品的安全管理
- 78　第五节　食源性疾病的预防和处理

第二章　合理膳食与营养健康

- 96　第一节　2016年版中国居民膳食指南
- 107　第二节　中小学生营养与健康
- 113　第三节　中小学生食品安全营养教育

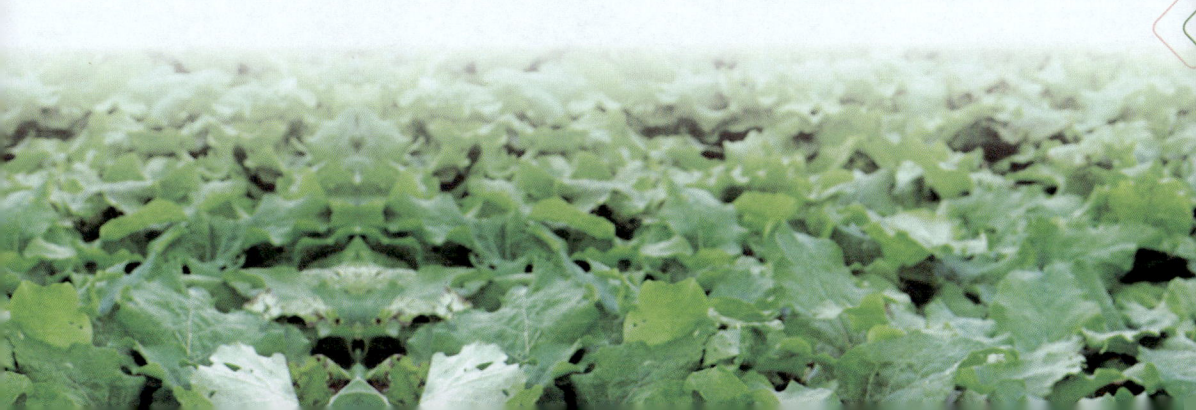

第三章 营养午餐与吃动平衡

- 122　第一节　平衡膳食模式及应用
- 127　第二节　中小学生营养午餐配餐模式
- 131　第三节　一周营养午餐配餐推荐
- 142　第四节　吃动平衡　健康体重
- 151　第五节　学生餐烹饪要领

第四章 学生午餐菜谱推荐

- 158　第一节　学生餐菜谱制订
- 161　第二节　学生餐菜谱大观

附　　录

- 322　附录一　智能化配餐软件操作指南
- 327　附录二　主要参考资料

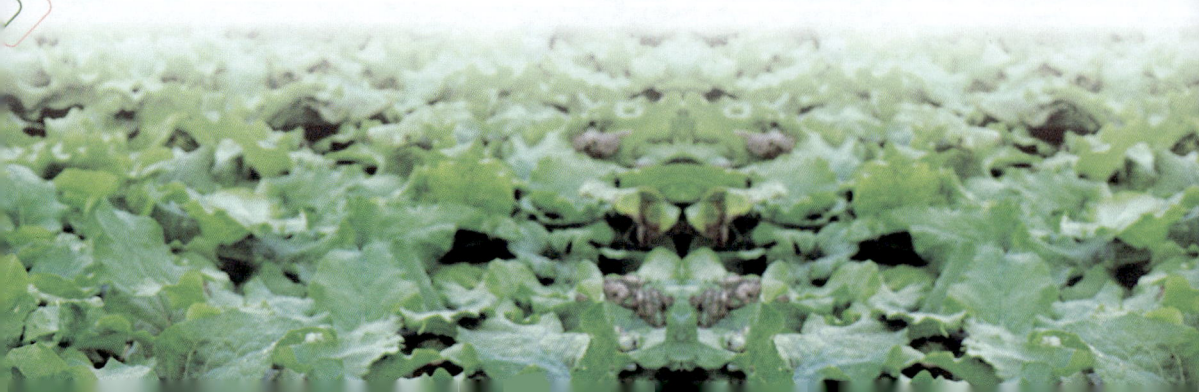

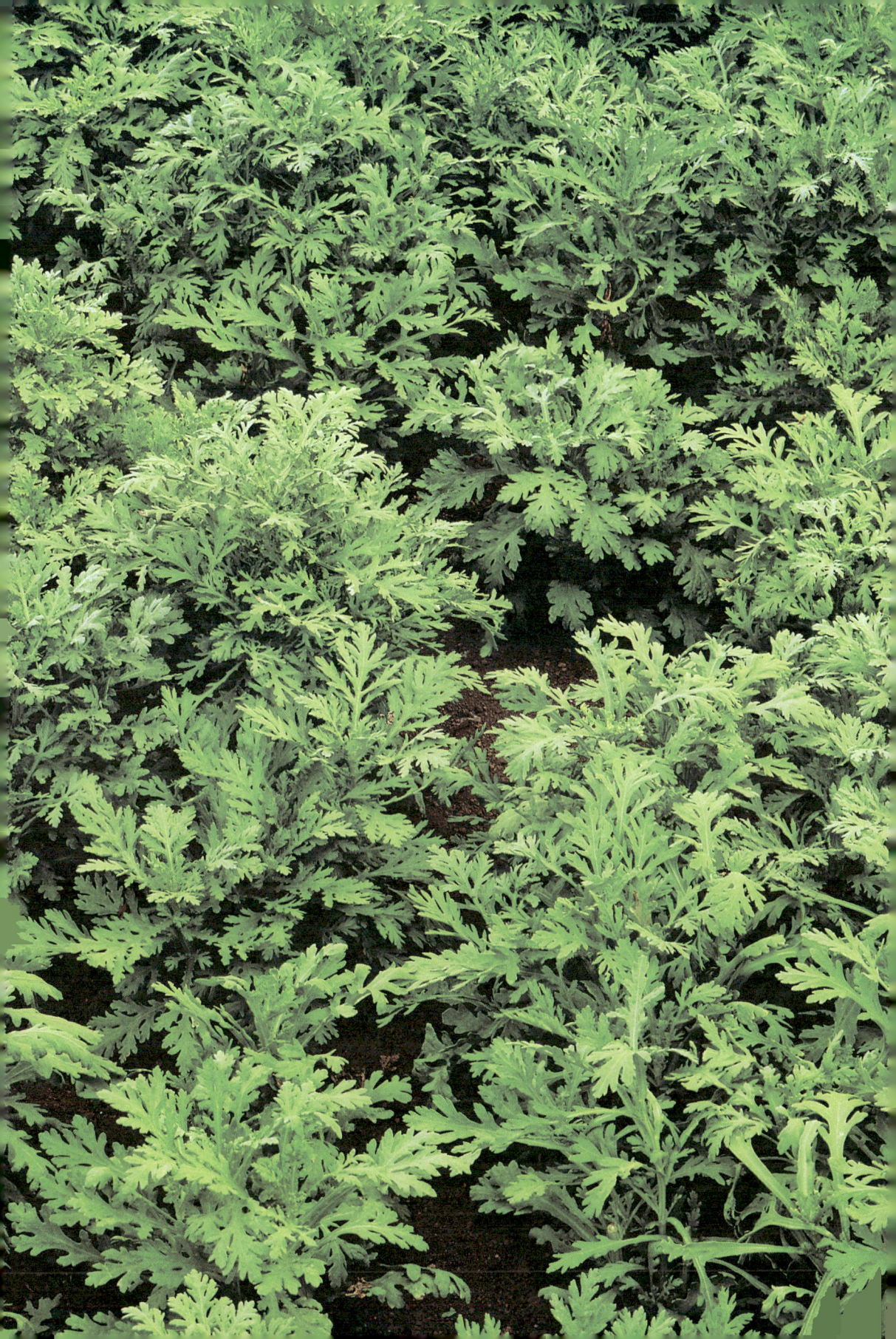

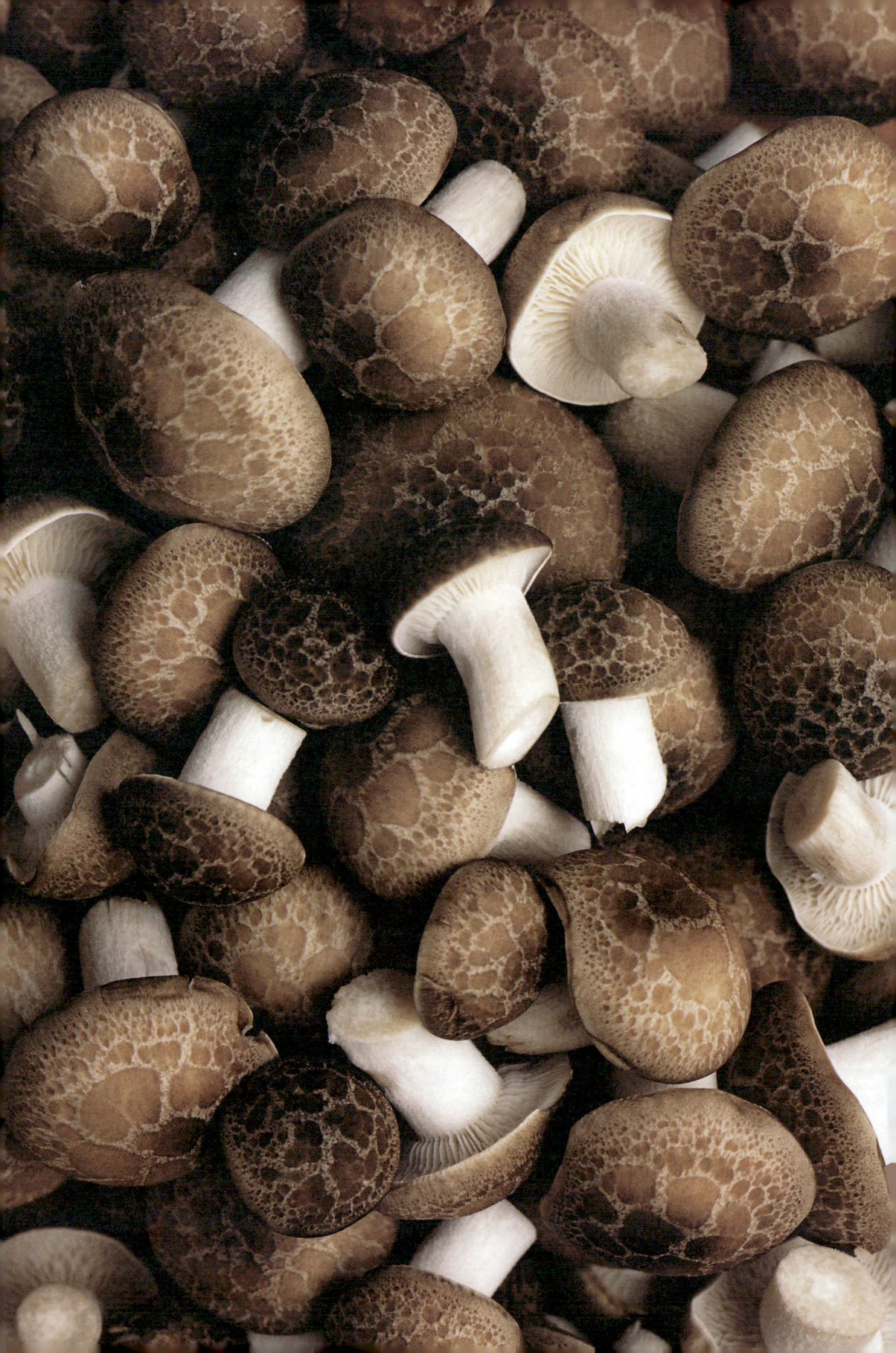

第一章

中小学食品安全导引

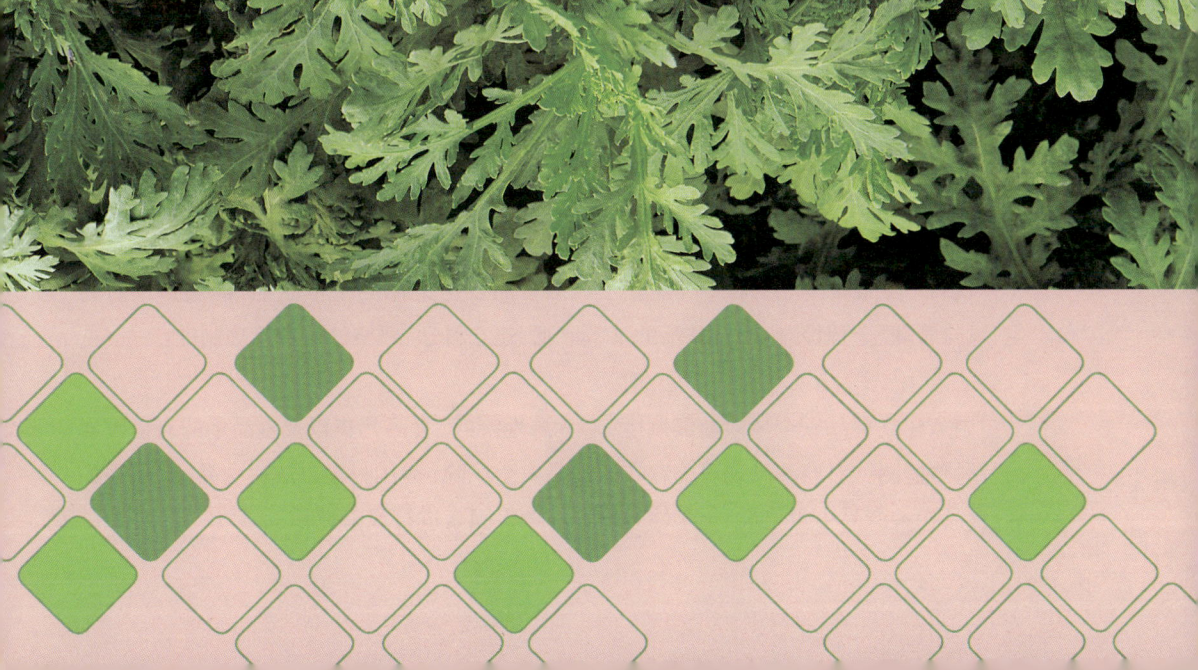

第一节 食品安全法律法规概览

新中国成立以来,全国人大常委会和国务院已颁布多部国家食品卫生和食品安全法律法规。如全国人大常委会颁布的《中华人民共和国食品卫生法(试行)》(1982年)、《中华人民共和国食品卫生法》(1995年)、《中华人民共和国食品安全法》(2009年)以及2015年最新修改的《中华人民共和国食品安全法》。国务院颁布的相关条例有《食品卫生管理试行条例》(1965年)、《中华人民共和国食品卫生管理条例》(1979年)、《中华人民共和国食品安全法实施条例》(2009年)。卫生部(国家卫生计生委)和国家食品药品监督管理总局颁布了相关食品安全政府规章和规范性文件。

一、国家有关食品安全法律法规

(一)食品安全法

现行有效的《中华人民共和国食品安全法》(以下简称《食品安全法》)是我国第二部食品安全法,于2015年4月24日十二届全国人大常委会第十四次会议审议通过,2015年10月1日施行,距离2009年首部《食品安全法》实施仅6年时间。虽然法律名称、章名等格局未作改动,但条款由原来的104条增至154条,增幅为48.1%;字数从15 500余字增至29 100余字,增幅为87.74%,实质性修改的条款多达70%。该法是在总结新中国成立60多年,尤其是改革开放30多年来食品安全监管工作经验的基础上,借鉴发达国家的成功实践,针对当前存在的主要问题制定的,被誉为"史上最严"的食品安全法律。

1. 建立食品安全工作原则

现行《食品安全法》第一次建立了我国食品安全工作的基本原则,即实行预防为主、风险管理、全程控制、社会共治的基本原则,建立科学、严格的监督管理制度。

(1)完善食品安全风险监测和评估制度

国家建立食品安全风险监测制度,对食源性疾病、食品污染以及食品中的有害因素进行风险监测。对监测发现可能存在的食品安全风险,运用科学方法对食品、食品添加剂、食品相关产品中生物性、化学性和物理性危害因素进行风险评估。

(2) 建立食品安全风险管理制度

对风险评估得出不安全结论的,有关食品安全监管部门运用各种风险管理措施,降低和控制食品安全风险。根据食品安全风险监测、风险评估结果和食品安全状况等,由食药监、质量技监部门确定监督管理的重点、方式和频次,实施风险分级管理;对有不良信用记录的,增加监督检查频次,对违法行为情节严重的,可以通报投资主管部门、证券监督管理机构和有关金融机构。

(3) 建立食品安全风险信息交流制度

食药监部门和其他有关部门、食品安全风险评估专家委员会及其技术机构,应当按照科学、客观、及时、公开的原则,组织食品生产经营者、食品检验机构、认证机构、食品行业协会、消费者协会以及新闻媒体等,就食品安全风险评估信息和食品安全监督管理信息进行交流沟通。

2. 明确食品生产经营企业的主体责任

安全的食品首先是"产"出来的。法律强调了食品生产经营者食品安全的主体责任,食品生产经营者对其生产经营食品的安全负责,应当按照法律、法规和食品安全标准从事生产经营活动,保证食品安全,诚信自律,对社会和公众负责,接受社会监督,承担社会责任。

3. 落实各级政府的属地监督管理责任

安全的食品也是"管"出来的。各级政府对本行政区内的食品安全监督管理工作承担属地责任,负责统一领导、组织、协调本行政区域的食品安全监督管理工作以及食品安全突发事件应对工作,建立健全食品安全全程监督管理机制和信息共享机制。依照《食品安全法》和国务院的规定,确定食品药品监督管理(以下简称食药监)、卫生和其他有关部门的职责。

4. 完善统一权威的食品安全监督管理机构

党的十八届三中全会提出,建立统一权威的食品安全监督管理机构,改变原有的分段监督管理模式(每个食品生产经营领域由一部门负责监管),确立以一部门为主的食品安全监管体制。食药监部门负责食品、食品添加剂生产经营的全过程以及进入市场的食用农产品的监督管理;农业部门负责食用农产品生产以及初级加工活动的监督管理;卫生部门负责食品安全风险监测和风险评估,并会同食药监部门制订并公布食品安全国家标准;质检部门负责进出口食品以及食品相关产品生产的监督管理。

5. 建立从农田到餐桌全过程监督管理制度

党的十八届三中全会提出,建立最严格的覆盖全过程的监督管理制度,建立食品原产地可追溯制度和质量标识制度，保障食品药品安全。《食品安全法》提出，国家应当建立食品安全全程追溯制度。食品生产经营者应当建立食品安全追溯体系，保证食品可追溯。国家鼓励食品生产经营者采用信息化手段采集、留存生产经营信息，建立食品安全追溯体系。国务院食品药品监督管理部门会同国务院农业行政等有关部门建立食品安全全程追溯协作机制。

6. 建立最严格的全程监督管理制度

(1) 建立禁止生产经营的食品、食品添加剂和食品相关产品制度。禁止生产经营下列食品、食品添加剂和食品相关产品：

  a. 用非食品原料生产的食品或者添加食品添加剂以外的化学物质和其他可能危害人体健康物质的食品，或者用回收食品作为原料生产的食品；
  b. 致病性微生物，农药残留、兽药残留、生物毒素、重金属等污染物质以及其他危害人体健康的物质含量超过食品安全标准限量的食品、食品添加剂、食品相关产品；
  c. 用超过保质期的食品原料、食品添加剂生产的食品、食品添加剂；
  d. 超范围、超限量使用食品添加剂的食品；
  e. 营养成分不符合食品安全标准的专供婴幼儿和其他特定人群的主辅食品；
  f. 腐败变质、油脂酸败、霉变生虫、污秽不洁、混有异物、掺假掺杂或者感官性状异常的食品、食品添加剂；
  g. 病死、毒死或者死因不明的禽、畜、兽、水产动物肉类及其制品；
  h. 未按规定进行检疫或者检疫不合格的肉类，或者未经检验或者检验不合格的肉类制品；
  i. 被包装材料、容器、运输工具等污染的食品、食品添加剂；
  j. 标注虚假生产日期、保质期或者超过保质期的食品、食品添加剂；
  k. 无标签的预包装食品、食品添加剂；
  l. 国家为防病等特殊需要明令禁止生产经营的食品；
  m. 其他不符合法律、法规或者食品安全标准的食品、食品添加剂、食品相关产品。

(2) 食品从业人员培训和健康管理等食品安全管理制度

食品生产经营企业应当建立健全食品安全管理制度，对职工进行食品安全知识培训，加强食品检验工作，依法从事生产经营活动。食品生产经营企业的主要负责人应当落实企业食品安全管理制度，对本企业的食品安全工作全面负责。食品生产经营企业应当配备食品安全管理人员，加强对其培训和考核。经考核不具备食品安全管理能力的，不得上岗。

食品生产经营者应当建立并执行从业人员健康管理制度。患有霍乱、细菌性和阿米巴性痢疾、伤寒和副伤寒、病毒性肝炎（甲型、戊型）、活动性肺结核、化脓性或者渗出性皮肤病等国家卫计委规定的有碍食品安全疾病的人员，不得从事接触直接入口食品的工作。从事接触直接入口食品工作的食品生产经营人员应当每年进行健康检查，取得健康证明后方可上岗工作。

（3）食品生产经营者的自查制度

食品生产经营者应当建立食品安全自查制度，定期对食品安全状况进行检查评价。生产经营条件发生变化，不再符合食品安全要求的，食品生产经营者应当立即采取整改措施；有发生食品安全事故潜在风险的，应当立即停止食品生产经营活动，并向所在地县级人民政府食品药品监督管理部门报告。

（4）查证验货制度

食品生产经营者采购食品应当查验供货者的许可证和食品出厂检验合格证或者其他合格证明。食品生产经营企业应当建立食品进货查验记录制度，如实记录食品的名称、规格、数量、生产日期或者生产批号、保质期、进货日期以及供货者名称、地址、联系方式等内容，并保存相关凭证。实行统一配送经营方式的食品经营企业，可以由企业总部统一查验供货者的许可证和食品合格证明文件，进行食品进货查验记录。

（5）缺陷食品召回制度

国家建立食品召回制度。食品生产经营者发现其生产经营的食品不符合食品安全标准或者有证据证明可能危害人体健康的，应当立即停止生产、经营，召回已经上市销售的食品，通知相关生产经营者和消费者，并记录召回和通知情况。食品生产经营者应当对召回的食品采取无害化处理、销毁等措施，防止其再次流入市场。但是，对因标签、标志或者说明书不符合食品安全标准而被召回的食品，食品生产者在采取补救措施且能保证食品安全的情况下可以继续销售；销售时应当向消费者明示补救措施。

（6）餐饮服务提供者的特殊要求制度

a. 餐饮服务提供者应当规定并实施原料控制要求，不得采购不符合食品安全标准的食品原料。倡导餐饮服务提供者公开加工过程，公示食品原料及其来源等信息。

b. 餐饮服务提供者在加工过程中应当检查待加工的食品及原料，发现有《食品安全法》规定禁止生产经营情形的，不得加工或者使用。

c. 餐饮服务提供者应当定期维护食品加工、贮存、陈列等设施、设备；定期清洗、校验保温设施及冷藏、冷冻设施。

d. 餐饮服务提供者应当按照要求对餐具、饮具进行清洗消毒，不得使用未经清洗消毒的餐具、饮具；餐饮服务提供者委托清洗消毒餐具、饮具的，应当委托符合本法规定条件的餐具、饮具集中消毒服务单位。

(7) 学校、托幼机构等食堂特殊要求制度

学校、托幼机构等集中用餐单位的食堂应当严格遵守法律、法规和食品安全标准；从供餐单位订餐的，应当从取得食品生产经营许可的企业订购，并按照要求对订购的食品进行查验。供餐单位应当严格遵守法律、法规和食品安全标准，当餐加工，确保食品安全。

学校、托幼机构、养老机构、建筑工地等集中用餐单位的主管部门应当加强对集中用餐单位的食品安全教育和日常管理，降低食品安全风险，及时消除食品安全隐患。

7. 构建食品安全社会共治格局

除了政府、食品安全监管部门和食品生产经营企业外，与食品相关的行业协会、新闻媒体、第三方检验认证机构以及广大消费者也是食品安全的利益方，发挥这些机构、部门和群体在保障食品安全中的作用，构筑食品安全社会共治的局面，形成社会监督。与食品相关行业协会加强行业自律，按照章程建立健全行业规范和奖惩机制，提供食品安全信息、技术等服务，引导和督促食品生产经营者依法生产经营，推动行业诚信建设，宣传、普及食品安全知识。建立食品安全有奖举报制度，激励消费者和业内人士对违反本法规定、损害消费者合法权益的行为，依法进行社会监督，形成全社会有序参与食品安全共治格局。鼓励食品生产经营企业参加食品安全责任保险，发挥责任保险化解社会危害风险的作用，提高消费信息透明度。

8. 特殊食品实施严格监督管理

保健食品、婴幼儿配方食品和特殊医学用途配方食品等特殊食品，由于消费对象特殊，食品安全风险高，必须严格监督管理，确保食品安全。保健食品和特殊医学用途配方食品以及婴幼儿配方乳粉的配方向国家食品药品监督管理总局注册；使用保健食品原料目录生产的保健食品向国家食品药品监督管理总局备案，婴幼儿配方食品的原料、食品添加剂、产品配方和标签向省级食品药品监督管理局备案。保健食品、婴幼儿配方食品和特殊医学用途配方食品生产强制性实行危害分析与关键控制点体系，实施从原料进厂到成品出厂的全过程质量控制和逐批全项目出厂检验。

9. 加强对食用农产品的管理

对农药的使用实行严格的监管，加快淘汰剧毒、高毒、高残留农药，推动替代产品的研发应用；严格执行农业投入品使用安全间隔期或者休药期的规定，激励使用高效低毒低残留的农药；禁止在瓜果、蔬菜、茶叶、中草药材使用剧毒、高毒农药，违者可由公安机关予以拘留处罚。

食用农产品批发市场应当配备检验设备和检验人员或者委托符合本法规定的食品检验机构，对进入该批发市场销售的食用农产品进行抽样检验；发现不符合食品安全标准的，应当要求销售者立即停止销售，并向食品药品监督管理部门报告。

食用农产品销售者应当建立食用农产品进货查验记录制度，如实记录食用农产品的名称、数量、进货日期以及供货者名称、地址、联系方式等内容，并保存相关凭证。进入市场销售的食用农产品在包装、保鲜、贮存、运输中使用保鲜剂、防腐剂等食品添加剂和包装材料等食品相关产品，应当符合食品安全国家标准。

10. 建立最严格的法律责任追究制度

(1) 行政责任

《食品安全法》大幅度提高了行政罚款的额度，其中行政罚款最高可达到50万元或者货值金额的30倍。加大累犯处罚，食品生产经营者在一年内累计三次受到责令停产停业、吊销许可证以外处罚的，可责令其停产停业，直至吊销许可证。

食品生产经营过程中存在食品安全隐患，未及时采取措施消除的，食药监部门可以对食品生产经营者的法定代表人或者主要负责人进行责任约谈。责任约谈情况和整改情况应当纳入食品生产经营者食品安全信用档案。

(2) 行政拘留

有下列情形之一且情节严重的，可以由公安机关对其直接负责的主管人员和其他直接责任人员处五日以上十五日以下拘留：

a. 用非食品原料生产食品、在食品中添加食品添加剂以外的化学物质和其他可能危害人体健康的物质，或者用回收食品作为原料生产食品，或者经营上述食品；
b. 生产经营营养成分不符合食品安全标准的专供婴幼儿和其他特定人群的主辅食品；
c. 经营病死、毒死或者死因不明的禽、畜、兽、水产动物肉类，或者生产经营其制品；
e. 经营未按规定进行检疫或者检疫不合格的肉类，或者生产经营未经检验或者检验不合格的肉类制品；
f. 生产经营国家为防病等特殊需要明令禁止生产经营的食品；
g. 生产经营添加药品的食品；
h. 将剧毒、高毒农药用于瓜果、蔬菜、茶叶、中草药材等国家规定的农作物的行为。

(3) 民事责任

媒体编造、散布虚假食品安全信息，使公民、法人或者其他组织的合法权益受到损害的，依法承担消除影响、恢复名誉、赔偿损失、赔礼道歉等责任；消费者因不符合食品安全标准的食品受到损害的，可以向经营者要求赔偿损失，也可以向生产者要求赔偿损失；建立惩罚性赔偿制度。

（二）食品安全法实施条例

国务院于1965年和1979年先后颁布《食品卫生管理试行条例》和《食品卫生管理条例》，统领全国食品卫生工作。2004年《国务院关于进一步加强食品安全工作的决定》确立了分段监管的体制。2007年《国务院关于加强食品等产品安全监督管理的特别规定》，对严重危害食品等产品的行为实施严惩。2008年，针对"三聚氰胺事件"，国务院颁布《乳品质量安全监督管理条例》，对乳与乳制品实施严格管理。2009年继全国人大颁布《中华人民共和国食品安全法》后，国务院及时颁布《中华人民共和国食品安全法实施条例》，进一步完善和细化《中华人民共和国食品安全法》，其中对餐饮服务提供者的定义、原料采购控制、食品加工贮存设施设备的定期维护和清洗消毒、餐具饮具的清洗和消毒都提出了具体要求。这些要求也都被写入2015年颁布的《食品安全法》中。

（三）食品经营许可管理办法

2015年8月31日，国家食品药品监督管理总局以局长令公布《食品经营许可管理办法》，替代了2010年3月4日原卫生部颁发的《餐饮服务许可管理办法》（卫生部令第70号）。

1. 食品经营许可制度

在中华人民共和国境内，从事食品销售和餐饮服务活动，应当依法取得食品经营许可。食品经营许可实行一地一证原则，即食品经营者在一个经营场所从事食品经营活动，应当取得一个食品经营许可证。

2. 申请主体

申请食品经营许可，应当先行取得营业执照等合法主体资格。企业法人、合伙企业、个人独资企业、个体工商户等，以营业执照载明的主体作为申请人。

机关、事业单位、社会团体、民办非企业单位、企业等申办单位食堂，以机关或者事业单位法人登记证、社会团体登记证或者营业执照等载明的主体作为申请人。

3. 食品经营主体业态和经营项目

食品经营主体业态分为食品销售经营者、餐饮服务经营者、单位食堂。申请通过网络经营、建立中央厨房或者从事集体用餐配送的，应当在主体业态后以括号标注。

餐饮服务经营项目分为热食类食品制售、冷食类食品制售、生食类食品制售、糕点类食品制售、自制饮品制售、其他类食品制售等。

4. 申请食品经营许可的条件

① 具有与经营的食品品种、数量相适应的食品原料处理和食品加工、销售、贮存等场所，保持该场所环境整洁，并与有毒、有害场所以及其他污染源保持规定的距离；

② 具有与经营的食品品种、数量相适应的经营设备或者设施，有相应的消毒、更衣、盥洗、采光、照明、通风、防腐、防尘、防蝇、防鼠、防虫、洗涤以及处理废水、存放垃圾和废弃物的设备或者设施；

③ 有专职或者兼职的食品安全管理人员和保证食品安全的规章制度；

④ 具有合理的设备布局和工艺流程，防止待加工食品与直接入口食品、原料与成品交叉污染，避免食品接触有毒物、不洁物；

⑤ 法律、法规规定的其他条件。

5. 申请食品经营许可需要提交的材料

① 食品经营许可申请书；

② 营业执照或者其他主体资格证明文件复印件；

③ 与食品经营相适应的主要设备设施布局、操作流程等文件；

④ 食品安全自查、从业人员健康管理、进货查验记录、食品安全事故处置等保证食品安全的规章制度。

6. 许可证的有效期和管理

食品经营许可证发证日期为许可决定作出的日期，有效期为5年。食品经营许可证分为正本、副本。正本、副本具有同等法律效力。

食品经营者应当妥善保管食品经营许可证，不得伪造、涂改、倒卖、出租、出借、转让，并在经营场所的显著位置悬挂或者摆放食品经营许可证正本。

7. 变更、延续、补办

① 食品经营许可证载明的许可事项发生变化的，食品经营者应当在变化后10个工作日内向原发证的食品药品监督管理部门申请变更经营许可；

② 经营场所发生变化的，应当重新申请食品经营许可；外设仓库地址发生变化的，食品经营者应当在变化后10个工作日内向原发证的食品药品监督管理部门报告；

③ 食品经营者需要延续依法取得的食品经营许可的有效期的，应当在该食品经营许可有效期届满30个工作日前，向原发证的食品药品监督管理部门提出申请；

④ 食品经营许可证遗失、损坏的，应当向原发证的食品药品监督管理部门申请补办，并提交相关材料；

⑤ 食品经营者终止食品经营，食品经营许可被撤回、撤销或者食品经营许可证被吊销的，应当在30个工作日内向原发证的食品药品监督管理部门申请办理注销手续。

8. 有下列情形之一，食品经营者未按规定申请办理注销手续的，原发证的食品药品监督管理部门应当依法办理食品经营许可注销手续：

① 食品经营许可有效期届满未申请延续的；

② 食品经营者主体资格依法终止的；

③ 食品经营许可依法被撤回、撤销或者食品经营许可证依法被吊销的；

④ 因不可抗力导致食品经营许可事项无法实施的；

⑤ 法律法规规定的应当注销食品经营许可的其他情形。

9. 相关用语的含义

① 单位食堂，指设于机关、事业单位、社会团体、民办非企业单位、企业等，供应内部职工、学生等集中就餐的餐饮服务提供者；

② 热食类食品，指食品原料经粗加工、切配并经过蒸、煮、烹、煎、炒、烤、炸等烹饪工艺制作，在一定热度状态下食用的即食食品，含火锅和烧烤等烹饪方式加工而成的食品等；

③ 冷食类食品，指一般无需再加热，在常温或者低温状态下即可食用的食品，含熟食卤味、生食瓜果蔬菜、腌菜等；

④ 生食类食品，一般特指生食水产品；

⑤ 糕点类食品，指以粮、糖、油、蛋、奶等为主要原料经焙烤等工艺现场加工而成的食品，含裱花蛋糕等；

⑥ 自制饮品，指经营者现场制作的各种饮料，含冰淇淋等；

⑦ 中央厨房，指由餐饮单位建立的，具有独立场所及设施设备，集中完成食品成品或者半成品加工制作并配送的食品经营者；

⑧ 集体用餐配送单位，指根据服务对象订购要求，集中加工、分送食品但不提供就餐场所的食品经营者；

⑨ 其他类食品，指区域性销售食品、民族特色食品、地方特色食品等。

（四）餐饮服务食品安全监督管理办法

2010年3月4日，原卫生部颁布《餐饮服务食品安全监督管理办法》(卫生部令第71号)。具体解读如下：

1. 餐饮服务提供者的食品安全责任

餐饮服务提供者应当依照法律、法规、食品安全标准及有关要求从事餐饮服务活动，对社会和公众负责，保证食品安全，接受社会监督，承担餐饮服务食品安全责任。

2. 餐饮服务的基本要求

① 餐饮服务提供者必须依法取得《餐饮服务许可证》，按照许可范围依法经营，并在就餐场所醒目位置悬挂或者摆放《餐饮服务许可证》；

② 餐饮服务提供者应当建立健全食品安全管理制度，配备专职或者兼职食品安全管理人员；

③ 餐饮服务提供者应当按照《食品安全法》(指2009年版《食品安全法》，下同)第三十四条的规定，建立并执行从业人员健康管理制度，建立从业人员健康档案；餐饮服务从业人员应当依照《食品安全法》第三十四条第二款的规定每年进行健康检查，取得健康合格证明后方可参加工作；从事直接入口食品工作的人员患有《食品安全法实施条例》第二十三条规定的有碍食品安全疾病的，应当将其调整到其他不影响食品安全的工作岗位；

④ 餐饮服务提供者应当依照《食品安全法》第三十二条的规定组织从业人员参加食品安全培训，学习食品安全法律、法规、标准和食品安全知识，明确食品安全责任，并建立培训档案；应当加强专(兼)职食品安全管理人员食品安全法律法规和相关食品安全管理知识的培训；

⑤ 餐饮服务提供者应当建立食品、食品原料、食品添加剂和食品相关产品的采购查验和索证索票制度。从食品生产单位、批发市场等采购的，应当查验、索取并留存供货者的相关许可证和产品合格证明等文件；从固定供货商或者供货基地采购的，应当查验、索取并留存供货商或者供货基地的资质证明、每笔供货清单等；从超市、农贸市场、个体经营商户等采购的，应当索取并留存采购清单。

应当建立食品、食品原料、食品添加剂和食品相关产品的采购记录制度。采购记录应当如实记录产品名称、规格、数量、生产批号、保质期、供货者名称及联系方式、进货日期等内容，或者保留载有上述信息的进货票据。应当按照产品品种、进货时间先后次序有序整理采购记录及相关资料,妥善保存备查。记录、票据的保存期限不得少于2年。

3. 餐饮服务提供者禁止采购、使用和经营下列食品:
　　① 《食品安全法》第二十八条规定禁止生产经营的食品;
　　② 违反《食品安全法》第四十八条规定的食品;
　　③ 违反《食品安全法》第五十条规定的食品;
　　④ 违反《食品安全法》第六十六条规定的进口预包装食品。

4. 食品添加剂的管理
　　餐饮服务提供者应当按照国家有关规定和食品安全标准采购、保存和使用食品添加剂,应当将食品添加剂存放于专用橱柜等设施中。

5. 餐饮服务食品安全操作规范
　　餐饮服务应当符合下列要求:
　　① 在制作加工过程中应当检查待加工的食品及食品原料,发现有腐败变质或者其他感官性状异常的,不得加工或者使用;
　　② 贮存食品原料的场所、设备应当保持清洁,禁止存放有毒、有害物品及个人生活物品,应当分类、分架、隔墙、离地存放食品原料,并定期检查、处理变质或者超过保质期限的食品;
　　③ 应当保持食品加工经营场所的内外环境整洁,消除老鼠、蟑螂、苍蝇和其他有害昆虫及其孳生条件;
　　④ 应当定期维护食品加工、贮存、陈列、消毒、保洁、保温、冷藏、冷冻等设备与设施,校验计量器具,及时清理清洗,确保正常运转和使用;
　　⑤ 操作人员应当保持良好的个人卫生;
　　⑥ 需要熟制加工的食品,应当烧熟煮透,需要冷藏的熟制品,应当在冷却后及时冷藏,直接入口的食品与食品原料或半成品应分开存放,半成品应与食品原料分开存放;
　　⑦ 制作凉菜应当达到专人负责、专室制作、工具专用、消毒专用和冷藏专用的要求;
　　⑧ 用于餐饮加工操作的工具、设备必须无毒无害,标志或者区分明显,并做到分开使用、定位存放、用后洗净、保持清洁,接触直接入口食品的工具、设备应当在使用前进行消毒;
　　⑨ 应当按照要求对餐具、饮具进行清洗、消毒,并在专用保洁设施内备用,不得使用未经清洗和消毒的餐具、饮具,购置、使用集中消毒企业供应的餐具、饮具,应当查验其经营资质,索取消毒合格凭证;

⑩ 应当保持运输食品原料的工具与设备设施的清洁，必要时应当消毒，运输保温、冷藏（冻）食品应当有必要的且与提供的食品品种、数量相适应的保温、冷藏（冻）设备设施。

6. 食品安全事故的防范

① 餐饮服务提供者应当制订食品安全事故处置方案，定期检查各项食品安全防范措施的落实情况，及时消除食品安全事故隐患；

② 餐饮服务提供者发生食品安全事故，应当立即封存导致或者可能导致食品安全事故的食品及其原料、工具及用具、设备设施和现场，在2小时之内向所在地县级人民政府卫生部门和食品药品监督管理部门报告，并按照相关监管部门的要求采取控制措施；

③ 餐饮服务提供者应当配合食品安全监督管理部门进行食品安全事故调查处理，按照要求提供相关资料和样品，不得拒绝。

（五）其他相关规范性文件

原卫生部和原国家食品药品监督管理局先后颁布餐饮业和集体用餐配送单位卫生规范、餐饮服务食品采购索证索票管理规定、餐饮服务单位食品安全管理人员培训管理办法等餐饮服务食品安全管理的相关规范行文件。

1. 餐饮业和集体用餐配送单位卫生规范

2005年6月27日，原卫生部颁布《餐饮业和集体用餐配送单位卫生规范》，对餐饮业和集体用餐配送单位食品安全卫生管理和生产经营食品行为进行规范。

(1) 规范食品加工经营场所的卫生条件

包括选址卫生要求；建筑结构、场所设置、布局、分隔、面积卫生要求；设施设备卫生要求（地面与排水、墙壁与门窗、屋顶与天花板、厕所、更衣场所、库房、专间、洗手消毒设施、供水设施、通风排烟设施、餐用具清洗消毒和保洁设施、防尘防鼠防虫害设施、采光照明设施、废弃物暂存设施等卫生要求）。

(2) 食品加工操作卫生要求

包括加工操作规程的制订与执行、原料采购、食品运输贮存、粗加工及切配、烹调加工、凉菜配制、现榨果蔬汁及水果拼盘制作、点心加工、裱花操作、烧烤加工、生食海产品加工、备餐及供餐、食品再加热、餐用具等卫生要求。

(3) 集体用餐配送的特殊卫生要求

a. 集体用餐配送的食品不得在10～60℃的温度条件下贮存和运输；

    b. 烧熟后 2 小时的食品中心温度保持在 60℃以上（热藏）的，其保质期为烧熟后 4 小时；在 10℃以下（冷藏）的，保质期为烧熟后 24 小时，但供餐前要求充分再加热。

    c. 盛装、分送集体用餐的容器表面宜标明加工单位、生产日期及时间、保质期，必要时标注保存条件和食用方法。

    d. 运送集体用餐的容器和车辆应安装食品热藏和冷藏设备，在每次配送前应进行清洗消毒。

(4) 企业的卫生管理

包括卫生管理机构与人员要求、主要职责、从业人员食品卫生上岗前及在职培训、内部卫生管理制度、环境卫生管理要求、场所及设施卫生管理、设备及工具卫生管理、清洗和消毒卫生管理、杀虫剂、杀鼠剂、清洗剂、消毒剂及有毒有害物管理、食品添加剂的使用和管理、食品留样要求、消费者投诉处理、管理记录等。

2. 餐饮服务食品采购索证索票管理规定

2011 年 4 月 8 日，原国家食品药品监督管理局颁布《餐饮服务食品采购索证索票管理规定》，对餐饮服务提供者食品（含原料）、食品添加剂及食品相关产品采购索证索票、进货查验和采购记录行为进行规范。

(1) 建立采购索证索票、进货查验制度

餐饮服务提供者应当建立并落实食品、食品添加剂及食品相关产品采购索证索票、进货查验和采购记录制度，保障食品安全。不得采购没有相关许可证、营业执照、产品合格证明文件、动物产品检疫合格证明等证明材料的食品、食品添加剂及食品相关产品。鼓励餐饮服务提供者采用先进的索证索票方式。支持和鼓励餐饮行业协会加强行业自律，引导餐饮服务提供者依法规范食品、食品添加剂及食品相关产品采购索证索票、进货查验和采购记录行为。

(2) 采购及索证索票要求

    a. 采购场所和合同采购

餐饮服务提供者采购食品、食品添加剂及食品相关产品，应当到证照齐全的食品生产经营单位或批发市场采购，并应当索取、留存有供货方盖章（或签字）的购物凭证。购物凭证应当包括供货方名称、产品名称、产品数量、送货或购买日期等内容。长期定点采购的，餐饮服务提供者应当与供应商签订包括保证食品安全内容的采购供应合同。

    b. 直接采购要求

从生产加工单位或生产基地直接采购时，应当查验、索取并留存加盖有供货方公章的许可证、营业执照和产品合格证明文件复印件；留存盖有供货方公章（或签字）的每笔购物凭证或每笔送货单。

c. 流通经营单位采购要求

从流通经营单位(商场、超市、批发零售市场等)批量或长期采购时,应当查验并留存加盖有公章的营业执照和食品流通许可证等复印件;留存盖有供货方公章(或签字)的每笔购物凭证或每笔送货单。少量或临时采购时,应当确认其是否有营业执照和食品流通许可证,留存盖有供货方公章(或签字)的每笔购物凭证或每笔送货单。

d. 农贸市场采购要求

从农贸市场采购的,应当索取并留存市场管理部门或经营户出具的加盖公章(或签字)的购物凭证;从个体工商户采购的,应当查验并留存供应者盖章(或签字)的许可证、营业执照或复印件、购物凭证和每笔供应清单。

e. 畜禽肉类采购要求

从食品流通经营单位和农贸市场采购畜禽肉类的,应当查验动物产品检疫合格证明原件;从屠宰企业直接采购的,应当索取并留存供货方盖章(或签字)的许可证、营业执照复印件和动物产品检疫合格证明原件。

f. 统一配送采购要求

实行统一配送经营方式的,可以由餐饮服务企业总部统一查验、索取并留存供货方盖章(或签字)的许可证、营业执照、产品合格证明文件,建立采购记录;各门店应当建立并留存日常采购记录;门店自行采购的产品,应当严格落实索证索票、进货查验和采购记录制度。

g. 采购集中消毒餐饮具的要求

采购集中消毒企业供应的餐饮具的,应当查验、索取并留存集中消毒企业盖章(或签字)的营业执照复印件、盖章的批次出厂检验报告(或复印件)。

(3) 采购记录

a. 食品、食品添加剂及食品相关产品采购入库前,应当查验所购产品外包装、包装标识是否符合规定,与购物凭证是否相符,并建立采购记录。

b. 采购记录应当如实记录产品的名称、规格、数量、生产批号、保质期、供应单位名称及联系方式、进货日期等。

c. 从固定供应基地或供应商采购的,应当留存每笔供应清单,前款信息齐全的,可不再重新登记记录。

d. 应当按产品类别或供应商、进货时间顺序整理、妥善保管索取的相关证照、产品合格证明文件和进货记录,不得涂改、伪造,其保存期限不得少于2年。

3. 餐饮服务单位食品安全管理人员培训管理办法

2011年5月24日,原国家食品药品监督管理局颁布《餐饮服务单位食品安全管理人员培训管理办法》，规范餐饮服务单位食品安全管理人员的培训和考核要求。

(1) 培训时间

餐饮安全管理人员原则上每年应接受不少于40小时的餐饮服务食品安全集中培训。

(2) 培训内容

  a. 与餐饮服务有关的食品安全法律、法规、规章、规范性文件、标准；

  b. 餐饮服务食品安全基本知识；

  c. 餐饮服务食品安全管理技能；

  d. 食品安全事故应急处置知识；

  e. 其他需要培训的内容。

(3) 考核

餐饮安全管理人员考核成绩合格的，由考核部门发给培训合格证明。培训合格证明有效期3年。餐饮安全管理人员在从事相关食品安全管理工作前，应取得餐饮服务食品安全培训合格证明。

二、上海市有关食品安全法律法规

根据国家食品安全法律法规，上海市人大、市政府和食品安全监管部门颁布了一系列上海地方食品安全法规和规章，包括地方法规《上海市食品安全条例》以及地方规章《上海市食品安全信息追溯管理办法》《上海市餐厨废弃油脂处理管理办法》《上海市人民政府关于禁止生产经营食品品种的公告》《上海市生猪产品质量安全监督管理办法》《上海市集体用餐配送监督管理办法》《上海市食用农产品安全监管暂行办法》等。

（一）上海市食品安全条例

2017年1月20日，上海市第十四届人民代表大会第五次会议审议通过了《上海市食品安全条例》，共八章115条。包括第一章总则，第二章食品安全风险监测、评估和食品安全标准，第三章食品生产经营（第一节市场准入的一般规定、第二节生产经营过程控制、第三节食用农产品、第四节网络食品经营），第四章食品生产加工小作坊和食品摊贩（第一节食品生产加工小作坊、第二节食品摊贩），第五章食品安全事故预防与处置，第六章监督管理，第七章法律责任和第八章附则。

1. 完善上海市食品安全监管体制

《上海市食品安全条例》从三方面进一步完善了食品安全监管体制和相关的政府

职责：一是建立市、区和乡、镇三级食品安全监管协调机制,协调、解决多头分管、责任不清、职能交叉的问题；二是通过列举方式重点规定政府主要监管部门职责,着力消除食品安全监管缝隙；三是将市场监管体制改革的成果予以总结和固化,对区市场监管部门及其派出机构的主要职责作了原则性规定。

2. 设置严格的市场准入门槛

强化源头治理,通过严格的市场准入,防止不合格的食品流入市场。一是明确食品生产经营许可和食品相关产品生产许可要求；二是完善进沪食品和食用农产品的食品安全信息登记制度；三是建立进口食品安全信息监管部门相互通报制度；四是对从事食品和食用农产品贮存、运输服务经营者实施备案管理；五是对重点监管的食品和食用农产品实施信息追溯管理,建立全市统一的信息追溯平台,运用大数据处理等现代科技手段对食品生产经营活动实施监督管理。

3. 落实生产经营各环节企业主体责任

一是在食品生产方面,加强食品生产企业标准化管理。明确取得食品生产许可的企业应当按照良好生产规范要求组织生产,建立危害分析与关键控制点体系。

二是在食品流通方面,强化食品安全全过程控制,对食用农产品批发交易市场、临近保质期和超过保质期食品、食品贮存运输的温度湿度、散装食品销售提出了更高的管理要求。

三是在餐饮服务方面,严格规范了餐饮服务场所公共卫生要求、公开食品加工过程和食品原料及其来源信息、餐饮服务食品安全量化分级管理制度。

四是对从业人员健康管理依法进行了细化规定。

4. 加强食用农产品监管

规定食用农产品销售要求,上市销售的肉类产品应当附有检验合格证明,其他食用农产品应当附有产地证明和检测合格证明；要求建立农业投入品经营记录、使用记录等管理制度,相关记录保存期限不得少于两年；将使用国家禁止使用的农业投入品、超范围或者超剂量使用国家限制使用的农业投入品、添加可能危害人体健康的物质列为禁止行为。

5. 加强网络食品经营的监管

一是对网络食品交易第三方平台、自建平台和网络食品经营者提出备案义务、管理制度责任、停止服务制度。

二是网络食品经营者的许可公示制度、网络交易食品储存、运输和配送要求。

6. 综合治理无证经营活动

从保障食品安全和满足市民日常饮食需求相结合出发,着力加强对无证食品生产经营活动的综合治理。

一是加强商业规划和配套建设,要求在严管食品安全的同时充分考虑群众的日常生活必需。

二是实施分类管理,对经营食品符合食品安全卫生要求、不影响周边居民正常生活的小型餐饮服务提供者,通过临时备案这一救济措施予以纳管;对未依法取得食品经营许可或者不符合临时备案条件的小型餐饮予以禁止。

三是要求市场监督管理、环境保护、房屋管理、消防安全、城市管理行政执法等部门加强事中事后监管工作。

7. 强化事中事后监管

根据食品安全的实际,扩大监管覆盖面,强化重点食品和相关业态的事中事后监管。

一是增加了与消费者日常生活密切相关的酒类、食用盐、粮食等重点食品的监管。严禁使用工业酒精、工业盐、被污染或者发霉变质的原粮等从事食品生产经营活动。

二是明确餐饮配送服务的相关要求。

三是增加对食品展销会管理的规定,明确各方食品安全责任。

四是将农村集体聚餐纳入食品安全监管范畴。

8. 加强风险监测与事故处置

延续和固化上海市食品安全风险监测和风险评估体系建设,加强对食品安全风险评估结果的运用,增加食品安全风险信息交流等内容。

细化和完善了上海市食品安全事故应急预案、食品安全事故处置与报告、食品安全事故调查处理、食品安全应急控制等措施。

9. 强化社会共治与社会监督

实行预防为主、风险管理、全程控制、属地监管、部门协作、社会共治的食品安全工作原则。

行业组织要加强行业自律,建立健全行业规范和奖惩机制,提供食品安全信息、技术、培训等服务,引导和督促食品生产经营者依法生产经营,推动行业诚信建设,宣传、普及食品安全知识,为政府完善食品安全管理制度提出意见和建议。

进一步完善食品安全信息主动公开制度和统一的食品安全投诉举报制度,发挥第三方在食品安全监管中的作用,鼓励广大市民积极参与本市食品安全监管工作。

10. 严厉打击食品安全违法行为

一是严格落实《食品安全法》对食品安全违法行为设定的法律责任。

二是对创设的部分从严设定相应的法律责任。

三是依法提高处罚幅度。最高给予50万元或者货值金额的30倍罚款。

四是根据《食品安全法》的授权,对小型餐饮服务提供者、食品加工小作坊、食品摊贩等有关违法行为的处罚作出特别规定。

五是细化和完善食品安全犯罪行刑衔接工作机制。

(二)上海市食品安全信息追溯管理办法

2015年7月27日,上海市人民政府颁布《上海市食品安全信息追溯管理办法》(上海市人民政府令第33号),对食品安全信息追溯作出相关规定。

1. 追溯的食品类别与品种

上海市对下列类别的食品和食用农产品,在本市行政区域内生产(含种植、养殖、加工)、流通(含销售、贮存、运输)以及餐饮服务环节实施信息追溯管理:

① 粮食及其制品;

② 畜产品及其制品;

③ 禽及其产品、制品;

④ 蔬菜;

⑤ 水果;

⑥ 水产品;

⑦ 豆制品;

⑧ 乳品;

⑨ 食用油;

⑩ 经市人民政府批准的其他类别的食品和食用农产品。

具体需要追溯的食品和食用农产品由市食品药品监管部门会同市农业、商务、卫生计生等部门确定,报市食品安全委员会批准后,向社会公布。2015年市食品药品监管局公布了20种需要追溯的食品和食用农产品品种,详见下表:

表1-1 需追溯的食品和食用农产品品种

序号	类别	品种	实施日期
1	粮食及其制品	粳米（包装）	2015年10月1日
2	畜产品及其制品	猪肉	2015年10月1日
		牛羊肉（包装）	
3	禽及其产品、制品	活鸡、肉鸽	2015年10月1日
		冷鲜鸡（包装）	
4	蔬菜	豇豆、土豆、番茄、辣椒、冬瓜	2015年10月1日
5	水果	苹果、香蕉	2015年10月1日
6	水产品	带鱼、黄鱼、鲳鱼	2015年10月1日
7	豆制品	内酯豆腐（盒装）	2015年12月1日
8	乳制品	婴幼儿配方乳粉	2015年12月1日
9	食用油	大豆油	2015年12月1日

2. 实施追溯的食品生产经营者

实施对象包括从事追溯食品和食用农产品生产经营的生产企业、农民专业合作经济组织、屠宰厂（场）、批发经营企业、批发市场、兼营批发业务的储运配送企业、标准化菜市场、连锁超市、中型以上食品店、集体用餐配送单位、中央厨房、学校食堂、中型以上饭店以及连锁餐饮企业等。

3. 追溯食品生产企业信息上传的要求

追溯食品的生产企业应当将下列信息上传至食品安全信息追溯平台：

① 采购的追溯食品的原料、食品添加剂、食品相关产品的名称、规格、数量、生产日期或者生产批号、保质期、进货日期以及供货者名称、地址、联系方式等；

② 出厂销售的追溯食品的名称、规格、数量、生产日期或者生产批号、保质期、检验合格证号、销售日期以及购货者名称、地址、联系方式等。

4. 追溯食用农产品生产企业等信息上传的要求

追溯食用农产品的生产企业、农民专业合作经济组织、屠宰厂（场）应当将下列信息上传至食品安全信息追溯平台：

① 使用农业投入品的名称、来源、用法、用量和使用、停用的日期；

② 动物疫情、植物病虫草害的发生和防治情况；

③ 收获、屠宰或者捕捞的日期；

④ 上市销售的追溯食用农产品的名称、数量、销售日期以及购货者名称、地址、联系方式等；

⑤ 上市销售的追溯食用农产品的产地证明、质量安全检测、动物检疫等信息。

5. 批发经营者信息上传的要求

追溯食品和食用农产品的批发经营企业、批发市场的经营管理者以及兼营追溯食品和食用农产品批发业务的储运配送企业应当将下列信息上传至食品安全信息追溯平台：

① 追溯食品和食用农产品的名称、数量、进货日期、销售日期以及供货者和购货者的名称、地址、联系方式等；

② 追溯食品的生产企业名称、生产日期或者生产批号、保质期；

③ 追溯食用农产品的产地证明、质量安全检测、动物检疫等信息。

6. 餐饮服务提供者信息上传的要求

集体用餐配送单位、中央厨房、学校食堂、中型以上饭店及连锁餐饮企业应当将下列信息上传至食品安全信息追溯平台：

① 采购的追溯食品和食用农产品的名称、数量、进货日期、配送日期，以及供货者的名称、地址、联系方式等；

② 采购的追溯食品的生产企业名称、生产日期或者生产批号、保质期；

③ 直接从食用农产品生产企业或者农民专业合作经济组织采购的追溯食用农产品的产地证明、质量安全检测、动物检疫等信息。

集体用餐配送单位、中央厨房还应当将收货者或者配送门店的名称、地址、联系方式等信息上传至食品安全信息追溯平台。

7. 消费者知情权的保护

消费者有权通过食品安全信息追溯平台、专用查询设备等，查询追溯食品和食用农产品的来源信息。追溯食品和食用农产品的生产经营者应当根据消费者的要求，向其提供追溯食品和食用农产品的来源信息。

鼓励生产经营者在生产经营场所或者企业网站上主动向消费者公示追溯食品与食用农产品的供货者名称与资质证明材料、检验检测结果等信息，接受消费者监督。

消费者发现追溯食品和食用农产品的生产经营者有违反本办法规定行为的，可以通过食品安全信息追溯平台或者食品安全投诉电话进行投诉举报。食品药品监管、市场监管、农业等部门应当按照各自职责及时核实处理，并将结果告知投诉举报人。

（三）上海市餐厨废弃油脂处理管理办法

2012年12月26日，上海市人民政府颁布《上海市餐厨废弃油脂处理管理办法》（上海市人民政府令第97号），对本市餐厨废弃油脂的产生、收运、处置及其相关监督管理活动作出相关规定。

1. 定义

餐厨废弃油脂是指除居民日常生活以外的在餐饮服务（含单位供餐，以下统称"餐饮服务"）、食品生产加工以及食品现制现售等活动中产生的废弃食用动植物油脂和含食用动植物油脂的废水。

2. 单位主体责任

对于餐饮服务、食品生产加工以及食品现制现售等活动，产生餐厨废弃油脂的经营单位（以下统称"产生单位"）应当严格执行国家和本市有关法律、法规、规章和食品安全标准，建立健全相关管理制度，发现问题立即处理，并向相关行政管理部门报告。

3. 源头减量、资源化利用和一体化经营

鼓励通过改进加工工艺、引导公众科学饮食消费等方式，减少餐厨废弃油脂的产生数量。对餐厨废弃油脂实行符合产业发展导向的资源化利用，推进实行餐厨废弃油脂收运、处置的一体化经营模式。

4. 餐厨废弃油脂定向收运的要求

产生餐厨废弃油脂单位应当将产生的餐厨废弃油脂交有资质的收运单位收运，并与收运单位签订收运合同。收运合同应当明确收运的时间、频次、数量和餐厨废弃油脂收购价格等内容。

5. 产生单位的设施设置要求

产生餐厨废弃油脂单位应当设置专门的餐厨废弃油脂收集容器。其中，餐饮服务

单位还应当安装符合要求的油水分离器。

新设立的餐饮服务单位未按照要求安装油水分离器的,食品药品监督管理部门不予核发餐饮服务许可证,出入境检验检疫部门不予核发口岸卫生许可证,环保部门不予批准环境影响评价文件。

(四)上海市集体用餐配送监督管理办法

2010年12月20日,上海市人民政府修订颁布了《上海市集体用餐配送监督管理办法》(上海市人民政府令第52号),对本市从事集体用餐配送的生产经营活动和相对固定订购集体用餐的管理活动作出相关规定。

1. 定义

集体用餐配送是指餐饮生产经营单位根据机关、企事业单位和其他组织的订购要求,对膳食进行集中加工、分装和分送的生产经营活动。

2. 食品安全承诺制

本市实行集体用餐配送单位食品安全承诺制度。集体用餐配送单位在申领餐饮服务许可证以及与用餐单位签订订购合同时,应当就其食品安全以及承担的相应法律责任,分别向所在地的区、县食品药品监督管理局及用餐单位作出承诺。

3. 生产经营基本条件

从事集体用餐配送活动的单位,应当符合下列基本条件:

① 具有与其生产加工经营要求相适应的场地、设施设备;

② 配备与其生产经营规模要求相适应的专职食品安全管理人员、食品安全检验机构或者检验人员;

③ 建立符合管理要求的自检制度;

④ 法律、法规、规章规定的其他条件。

4. 加工方式及温度控制

集体用餐的膳食可以采用冷藏、加热保温或者高温灭菌以及符合要求的其他方式进行加工。

① 采用冷藏方式加工的,应当在膳食烧熟后充分冷却(在2小时内中心温度降至10℃以下),并在10℃以下分装、储存、运输,食用前须加热至中心温度75℃以上;

② 采用加热保温方式加工的,应当在膳食烧煮后加热保温,使膳食在食用前中心温度始终保持在65℃以上;

③ 采用高温灭菌方式加工的,应当将膳食盛装于密闭容器中经高温灭菌,达到商业无菌要求。

5. 食用时间和包装

冷藏方式加工的膳食从烧熟至食用的时间不得超过24小时;加热保温方式加工的膳食从烧熟至食用的时间不得超过3小时。

采用高温灭菌方式加工的膳食,应当在其包装上标明品名、厂名、厂址、生产日期和时间、保质期限、保存条件及食用方法等。

6. 订购要求

集体用餐单位应当向具有有效餐饮服务许可证、营业执照的生产经营单位订购本单位集体用餐的膳食;无法订购有合法经营资格的单位配送的膳食的,应当要求职工到附近具备经营资格和条件的单位食堂、餐饮场所用餐。

(五)上海市人民政府关于禁止生产经营食品品种的公告

2013年9月25日,上海市人民政府发布《上海市人民政府关于禁止生产经营食品品种的公告》(沪府发〔2013〕70号),为防止疾病和控制重大食品安全风险,现就本市行政区域内禁止生产经营的食品品种公告如下:

禁止生产经营《中华人民共和国食品安全法》第二十八条、《上海市实施〈中华人民共和国食品安全法〉办法》第十三条以及国家有关部门明令禁止生产经营的食品。

禁止生产经营毛蚶、泥蚶、魁蚶等蚶类,炝虾和死的黄鳝、甲鱼、乌龟、河蟹、螃蜞、螯虾和死的贝壳类水产品。

每年5月1日至10月31日期间,禁止生产经营醉虾、醉蟹、醉螃蜞、咸蟹。

禁止在商场、超市、菜市场、商品交易市场和餐饮服务经营场所加工制售一矾海蜇、二矾海蜇。

禁止在流通环节和餐饮服务环节经营自行添加亚硝酸盐加工的食品,以及未经许可自行加工的醉虾、醉蟹、醉螃蜞、咸蟹和醉泥螺。

禁止食品摊贩经营生食水产品、生鱼片、凉拌菜、色拉等生食类食品,不经加热处理的改刀熟食,以及现榨饮料、现制乳制品和裱花蛋糕。

三、上海市餐饮业"ABC"规范化管理

上海市食品安全地方标准 DB 31/2015—2013《餐饮服务单位食品安全管理指导原则》，适用于餐饮服务单位的食品安全管理，也适用于餐饮服务单位总部对其门店的食品安全管理。

（一）总体管理要求

餐饮服务单位开展食品安全管理，应以控制食品安全危害、确保所供应食品的安全、预防食品安全事故为宗旨。

餐饮服务单位应将确保食品安全作为本单位的重要政策，并向全体食品从业人员表明遵守食品安全法律法规和本单位食品安全制度的重要性。

餐饮服务单位应确定本单位的食品安全目标。食品安全目标包括：应符合食品安全法律法规要求；应经过适宜性、可行性的评估；应经过与本单位各部门的沟通；是否达到目标应进行评估。

餐饮服务单位应使全体食品从业人员积极参与确定管理目标和制订管理措施，并在工作中实行自我控制、自我管理，保证食品安全目标的实现。

餐饮服务单位应确保管理中可获得各种有助于保证食品安全的管理资源。

（二）管理职责

餐饮服务单位应按《餐饮服务食品安全操作规范》的要求，设置从事食品安全管理的专门机构，并配备专兼职食品安全管理人员。

食品安全管理机构和人员应由单位负责人直接领导，并在食品安全管理方面具有一定的处置权限，如纠正不规范的操作行为、停止使用损坏的设施设备、要求停止加工或供应不符合食品安全要求的食品、对未严格执行制度的食品从业人员给予惩处等。

餐饮服务单位负责人、食品安全管理机构和人员以及厨房、餐厅、采购、仓库、保洁、财务、维修等各部门（或相关人员）在食品安全管理中均负有相应职责，其中：

① 单位负责人：负责决定单位食品安全政策、确定食品安全管理目标、制度，配备必要的人员、场所、设施、设备，创造有利的工作条件，并为食品从业人员提供培训机会等；

② 部门负责人：负责本部门职责范围内的食品安全管理的相关工作，对本部门落

实食品安全管理制度的情况进行检查,并向单位负责人或食品安全管理人员反映食品安全相关情况等;

③ 食品安全管理机构和人员:承担《餐饮服务食品安全操作规范》《餐饮服务单位食品安全管理人员培训管理办法》(国食药监食〔2011〕211号)中规定的食品安全管理职责,并向单位负责人或部门负责人反映食品安全情况等;

④ 食品加工操作人员:按照单位食品安全管理制度的规定开展食品加工操作。对本岗位食品安全管理制度的执行情况进行自我检查,并向部门负责人或食品安全管理人员反映食品安全情况等。

(三)重点环节管理措施

1. 食品从业人员

(1) 健康管理

餐饮服务单位应要求食品从业人员按照《中华人民共和国食品安全法》及其实施条例的规定进行健康检查,取得有效健康证明后上岗。将健康证明整理成册,统一进行保管,并记录每名食品从业人员健康证明的有效日期。在食品从业人员每次上岗前询问和检查其健康状况,发现有碍食品安全疾病或病症的人员应立即将其调离工作岗位,询问和检查结果应做好记录。

(2) 教育培训

餐饮服务单位应组织食品从业人员按照《中华人民共和国食品安全法》及其实施条例等规定,接受诚信守法意识、职业道德教育、食品安全法律规范、本单位食品安全管理制度、食品安全知识和操作技能的培训。培训情况应做好记录,并对培训的效果进行评估。评估中,可考核食品从业人员是否按照法律规范和本单位制度规定的方法进行加工操作。

(3) 个人卫生

餐饮服务单位应按照《餐饮服务食品安全操作规范》的要求,为食品从业人员配备清洁的工作服,并设置固定场所存放使用后的工作服。应制订各岗位工作服穿着和更换要求、手部卫生等要求,并可在员工更衣场所张贴或放置不同岗位人员的标准着装、手部卫生等照片。在员工洗手区域张贴标识,提示应洗手消毒的情形、手部清洁的重要性以及规范的洗手消毒步骤。

2. 场所和设施设备

① 餐饮服务单位应按照《餐饮服务食品安全操作规范》的规定,选择和设置相应

的加工操作场所,配备相应的设施设备;

② 各种加工操作场所、设施设备和工用具应区分使用,以避免食品受到污染;

③ 餐饮服务单位可为场所内的各类物品设置固定存放位置,必要时,可在存放位置处以文字、图案等方式标明物品的名称;

④ 食品从业人员应检查本岗位的各种场所和设施设备是否状态良好,维修部门应定期进行检查;如发现场所和设施设备运行不良的,该岗位食品从业人员应及时报告部门负责人或食品安全管理人员,维修部门应及时进行维护和检修;设施设备在修缮前,应明确标示不得使用;

⑤ 餐饮服务单位应制订各场所和设施设备的清洁计划,配备相应的清洁工具和清洁剂、消毒剂,确定各部门和食品从业人员的清洁责任区,并要求按照计划进行清洁,随时保持各场所和设施设备的清洁;

⑥ 食品从业人员应每日对工作场所内的物品进行清理,与工作无关的物品及时放入库房或废弃处理,确保加工操作场所内没有和工作无关的物品;

⑦ 餐饮服务单位应设置食品从业人员必需私人物品(如饮水杯)的统一放置场所,该场所应不会污染食品和影响食品加工操作。

3. 原辅料采购和贮存

① 餐饮服务单位应按照《餐饮服务食品采购索证索票管理规定》(国食药监食〔2011〕178号)的规定,对采购的食品、食品添加剂、食品相关产品和集中消毒企业供应的餐饮具开展索证索票、进货查验和采购记录,不采购国家和本市禁止经营的品种;

② 餐饮服务单位应分别制订原辅料查验、贮存操作规程;

③ 餐饮服务单位应对所采购原料的索证索票资料按进货日期或食品种类整理成册,保证每件原料能够及时追溯到上一级供应商;

④ 餐饮服务单位对于长期或大量使用的原料应建立固定的供应商,并签订包括食品安全内容的合同。餐饮服务单位应对原料供应商的食品安全管理状况进行评估,必要时可抽取所供应的食品送有资质的实验室进行检验。

4. 食品制作供应

① 餐饮服务单位应按照《餐饮服务食品安全操作规范》的规定,规范地进行食品的制作供应;

② 餐饮服务单位应分别制订原料加工、烹饪、冷菜制作、备餐供餐、餐用具清洗、消毒、保洁、配送等环节操作规程;

③《餐饮服务食品安全操作规范》规定应留样的,餐饮服务单位应按照规定对制

作供应的食品进行留样。

5. 餐用具清洗消毒

① 餐饮服务单位应按照《餐饮服务食品安全操作规范》的规定,对餐用具进行清洗、消毒和保洁;

② 餐饮服务单位应制订餐用具清洗消毒规程;

③ 餐饮服务单位应配备餐用具清洗、消毒、保洁的工具和设施,以及安全和有效的清洁剂、消毒剂。

(四) 记 录 要 求

餐饮服务单位应按《餐饮服务食品安全操作规范》的规定,对人员健康状况、培训情况、原料采购验收情况、加工操作过程关键项目、食品安全检查情况、食品留样情况、按照规定开展食品和食品接触表面检验的情况,以及顾客投诉的内容、处理结果、发现问题后采取的措施进行记录,记录应保存2年以上。

记录加工操作过程关键项目,包括但不仅限于以下各项:

① 冰箱和冷库内温度;

② 消毒水配制浓度和消毒时间;

③ 大块食品中心温度;

④ 熟制冷菜烹饪后的冷却温度和时间;

⑤ 膳食配送过程存放温度和时间;

⑥ 使用食品添加剂的食品和使用量;

⑦ 超过保质期食品的处置。

(五) 管理评估和改进

1. 评估内容

餐饮服务单位应至少每年对本单位食品安全管理情况进行评估,评估内容包括但不仅限于以下各项:本单位食品安全管理目标是否达到;每项食品安全管理制度是否良好执行;每项食品安全管理措施是否得到落实等。

2. 评估可利用但不仅限于以下信息

(1) 食品安全法律法规的变化;

（2）制度执行情况的检查结果；
（3）对食品、食品接触表面的检验结果；
（4）以往评估中发现问题的改进情况；
（5）政府部门检查结果；
（6）第三方机构的评审结果；
（7）发生的食品安全事故；
（8）发生的顾客投诉。

3. 分析问题

对评估中发现的问题，应逐项分析具体原因。如：食品安全目标的适宜性；场所和设施设备的配备、使用和维护等情况；制度及其有效性、可操作性和落实情况；责任是否明确；员工的培训和沟通情况；影响员工规范操作的因素；工作条件是否有利于保证食品安全等。

4. 解决问题

根据评估过程发现的问题及对具体原因的分析，应采用以下方式加以改进并落实：修订管理目标；修订管理制度；改善资源配置（包括人员、场所和设施设备等）；改进管理措施；加强员工培训和沟通；营造有利的工作条件。

5. 再次评估

采取改进措施后，应定期对食品安全管理情况进行再次评估。

四、餐饮业现场管理规范

餐饮业现场管理规范（简称六T实务）是由上海市餐饮烹饪行业协会根据日本5S法和中国香港5常法的基本原理，结合餐饮行业管理的特点研发的餐饮业现场管理规范。

（一）日本 5S 法

日本5S法管理源自日本企业现场管理的"5S法则"，即：整理、整顿、清扫、清洁、素养。这几个词在日文罗马字中都以"S"起头，故称之为"5S"。

整理（Seiri）：整理出需要的和不需要的，需要的妥善保管，不需要的果断废弃。

整顿（Seiton）：分类保管，固定存放，物归原处，无论是物品还是资料信息，都要保持在需要时便可"随手拿来"的状态。

清扫（Seisou）：扫除灰尘污垢，时刻保持干净明快的作业环境。

清洁（Seiketsu）：就是保持和彻底维持上述的"整理—整顿—清扫"这3S。

素质（Shitsuke）："整理—整顿—清扫"是行为，彻底的保持和维护"清洁"是过程，令这些行为与过程成为一种良性循环的习惯。

"5S法管理"不仅可以减少经营成本，避免浪费，而且还能保证产品品质，提升企业形象。"5S法管理"不仅适用于企业，也适用于日常生活。

（二）香港5常法

1994年，香港地区的何广明教授始创了5常法的的概念。何教授在日本研究优秀企业时，发现5S法在其中所起的巨大作用。1994年，他整理出了基于5S的优质管理方法——5常法，即常组织、常整顿、常清洁、常规范、常自律。它是一个由内向外、由人到物、由软件到硬件、由理论到实践、由制度到流程、由考评到自省的完整的管理体系。

常组织（Structurise）：判断必需与非必需的物品，并将必需物品的数量降到最低，将非必需物品清理掉。

常整顿（Systematise）：将物品标出名称，并放在规定的地方，30秒内就可找到。

常清洁（Sanitise）：个人清洁责任的划分及认同和环境整洁等。

常规范（Standardise）：安全、卫生、服务、菜品标准、设备操作等。

常自律（Self-discipline）：履行个人职责（包括优良环境、问责、守时和遵守专业守则工作等）。

5常法是用来维持品质环境的一种有效管理方法，能协助企业建立持续改善文化及良好品质环境，也是一种低成本管理方法。它能有效帮助企业资源增值、开源节流，更能改善企业产品及服务的安全（S）、卫生（H）、品质（Q）、效率（P）、形象（I）及竞争力；改善工作环境，改善人的思考过程，令人养成良好的自律性。

（三）六T实务

1. 六T实务的定义

六T实务是指以六个需要天天做到的工作为主要内容的餐饮管理规范，包括：天天处理、天天整合、天天清扫、天天规范、天天检查、天天改进。

2. 六T实务的宗旨

餐饮管理的目标是要能找到简单易行、适合餐饮管理特点的现场管理规范,使工作在第一线的餐饮从业员一看就能明白自己应该做什么、怎么做。六T实务的宗旨就是:让管理者和第一线员工都行动起来,一起找出问题、制订办法、坚持执行。

3. 六T实务的内涵

(1) 天天处理

a. 定义:区别工作现场中必要与不必要的东西,只保留必要的东西。

b. 目标:适物、适所、适位、适量。

c. 执行重点:使用价值/购买价值,需要/想要。

d. 改善重点:不必要物品的浪费,如空余的柜子、档案夹的浪费使用等,一方面会使工作环境恶化,另一方面增加工作的疲劳感和压力。

(2) 天天整合

a. 定义:将必要的东西加以定位、收放整齐、明确标示、保持随时可取用的状态,养成物归原位的习惯。

b. 目标:三定(定名、定位、定量)。

c. 执行重点:现场物品的整理,以先进先出为原则。

d. 改善重点:过量购买物品,同时浪费了找寻时间。

(3) 天天清扫

a. 定义:维持工作场所无垃圾、无污秽、无退色、无剥落、无油渍、无生锈的状态,打扫用具定位、清洁。

b. 目标:还原物品本来面貌,清洁、修补、保养光亮,清理死角。

c. 执行重点:每个人都养成随手清理的习惯。

d. 改善重点:打扫花费时长、生产率低、设备使用寿命短。

(4) 天天规范

a. 定义:采用一目了然的现场管理方法,使各项现场管理要求实现规范化、持续化,让员工明白自己的管理责任。

b. 目标:将前3T实施的成果制度化、规范化,建立经常性的激励制度,全面推行颜色和视觉管理。

c. 执行重点:透明度、颜色和视觉管理、看板管理。

d. 改善重点:责任不清、制度不实、执行力低下、制度不细化。

(5) 天天检查

a. 定义:创造一个具有良好习惯的工作场所,持续地、自律地执行规范标准。

  b. 目标：交叉管理、责任心培养、管理权下放、员工自信心提升。
  c. 执行重点：承诺的事一定完成、看到就做、率先行动、下班前做6T、问责守时。
  d. 改善重点：为了应付检查而制订的制度。
（6）天天改进
  a. 定义：管理坚持正常化、日常化、习惯化、自然化、真实化，能提升自我品质与效率。
  b. 目标：自我突破与追求卓越。
  c. 执行重点：集中精力，目标清晰、唯一。
  d. 改善重点：一劳永逸、安于现状。

4. 六T实务产生的效果
（1）提高效率

  将长期无用的物品或清除或归仓，将有用的物品按使用量的大小分高、中、低分别存放，所有物品贴有清楚的标签，"有名有家"，保证需要的东西在30秒内找到。

  在设备上标明操作规程，维持透明度、视觉及颜色管理，即使该岗位员工离开，接替者也能准确操作，管理者与员工的效率大为提高。

（2）降低成本

  通过执行物料先进先出，设置物料库存标准和控制量表的方法，使库存保证不超过3~7天的量，减少由于一时找不到物品而重复采购的成本浪费，减少流动资金，提高资金周转率。

（3）工作的自觉性

  每一个岗位、区域都有区域专门的负责人，并将负责人的名字及照片贴在相应处，避免了责任不清、互相推诿的情况发生，并通过不断鼓励与进步，增强员工荣誉感与上进心，即使主管与经理不在，员工也知道该怎么做以及自己要负的责任，坚持每天收工前5分钟行6T。

（4）提升环境的整洁度

  通过对店内所有范围死角的彻底清扫，使各处看起来井井有条、光洁明亮，给顾客以信任感，使清洁和检查更容易。

（5）提高员工素质

  员工在工作过程中通过反复执行正确的操作要求而形成良好的行为规范，养成讲秩序、爱清洁、负责任的习惯，并在不知不觉中将这种好的习惯带到家庭和生活中，行为举止变得更加文明。

第二节 中小学食品安全要求

一、中小学食堂食品安全要求

中小学校食堂应当依照国家和上海市食品安全法律法规和标准的要求，围绕预防食物中毒等食源性疾病开展工作，保证食品安全。

（一）依法取得食品安全许可证

严把许可关。中小学校食堂必须依法取得《食品经营许可证》或《餐饮服务许可证》后，方可从事食堂经营活动，并且在许可证有效期满30日前到原发证机关申请办理延续手续。《食品经营许可证》或《餐饮服务许可证》记载的许可事项发生变化的，应当在变化后10个工作日内向原发证的食品药品监督管理部门申请变更经营许可。

（二）完善食品安全管理制度

建立健全管理制度。学校应当建立校长负责制，配备专职或兼职的食品安全管理人员，同时建立健全食品安全管理制度，包括食品原料采购、储存、加工、备餐、留样以及餐具和工用具清洗消毒、从业人员健康和个人卫生管理、环境卫生等食品安全管理制度及岗位责任制，强化安全防范措施，严禁非食堂工作人员随意进入学校食堂的食品加工间及食品原料存放场所，防止投毒事件的发生。学校分管领导应当不定期到学校食堂检查各项制度的落实情况。校医和总务科主管食堂的负责人应当每天到食堂检查工作，并做好记录。

（三）食品采购储存

严格把好食品原辅料采购关。学校应当严格把控进货渠道，建立相对固定的采购商和采购进货索证索票登记制度，确保食品可追溯，并建立索证索票、查证验货档案。禁止采购超过保质期、腐败变质等不符合食品安全要求的食品。应当根据各类食品原辅料的特点，严格控制温度，妥善保存。仓库做到阴凉通风、先进先出、离地隔墙和进出库记录；冷库要有温度记录，定期除霜，肉类与水产品分开冷藏。

（四）食品烹饪加工

严把供餐卫生质量关。食堂炊事员必须采用新鲜洁净的原料制作食品，在加工过程中应当检查待加工的食品及原料，发现不符合食品安全要求的，不得加工或者使用；蔬菜、肉类与水产品应当分水池清洗、分容器盛放；加工食品必须做到烧熟煮透，大块食品的中心温度不低于70℃，豆角先过水再煸炒；加工后的熟制品应当在专用且已消毒的容器盛放，与食品原料或半成品分开，防止交叉污染。不得供应冷拌菜，外购熟食必须彻底加热。

（五）菜肴备餐与保存

严把熟食供应关。做到"一市一烧"，烹调后到熟食供应前，不能超过2小时，并在备餐专间内盛放和备餐。工作人员必须经清洗消毒双手、更衣、戴口罩后方可进入备餐间，备餐间所用工用具和抹布必须专用，并配备独立空调和紫外灯。隔顿隔夜熟食必须冷藏，经充分加热后才能供应。所有膳食（包括米饭、点心和菜肴）必须分别留至于消毒容器内冷藏48小时。

（六）食品从业人员健康与卫生管理

严把人员安全关。学校必须每年组织食堂从业人员（包括新参加工作和临时参加工作的从业人员）进行健康检查，取得健康合格证明后方可参加工作。学校应当每天对从业人员健康状况进行晨检，发现患有或者可能患有有碍食品安全疾病的，应当立即调离接触食品的岗位，并做好记录。

食堂从业人员工作期间应穿戴清洁的工作衣帽，养成良好的个人卫生习惯。接触食品、餐具和工用具前以及上厕所后都必须洗净双手；接触熟食前，还必须消毒双手。

学校应当组织或者委托专业机构对食堂从业人员进行食品安全法律法规、标准等食品安全知识学习，并经考核合格后才能上岗，每年的集中学习不少于40小时。

（七）餐具和工用具清洗与消毒

严把餐具工用具清洗消毒关。餐具和接触熟食的工用具、容器做到专用并有明显标志,使用前必须洗净、消毒,耐热的餐具、工用具、容器应当使用蒸煮或者洗碗机消毒,确保符合国家有关食品安全标准。消毒后的餐具、容器和工用具必须贮存在专用保洁柜内备用,未经消毒的餐饮具不得使用。

(八)环境卫生

严把环境卫生关。食堂应当保持内外环境整洁和下水道畅通;垃圾及时放入专用且加盖的容器,每天清除垃圾。与有资质的餐厨废弃油脂收运机构签订餐厨废弃油脂收运合同,餐厨废弃油脂必须交有资质收运机构定期收运。采取有效措施,消除老鼠、蟑螂、苍蝇等有害生物和昆虫孳生的条件。灭老鼠、蟑螂、苍蝇的药物以及消毒药物要妥善存放,防止污染食品。

二、供应学校团餐公司食品安全要求

供应学校团餐的食品生产经营单位(以下简称"供应学校团餐单位")除了遵守本章第一节有关要求外,还必须符合下列要求。

(一)行政许可

供应学校团餐单位应当向所在地的区、县食品安全管理部门提出申请,取得经营范围包括集体用餐配送的,方可从事供应学校食堂团餐加工、分装和分送等生产经营活动。

(二)食品安全承诺制

供应学校团餐单位与供应的学校签订订购合时,应当就其食品安全以及承担的相应法律责任,分别向所在地的区、县食品药品监督管理局及用餐单位作出承诺。

(三)生产经营基本条件

从事供应学校团餐的单位,应当符合下列基本条件:
一是具有与其生产加工经营要求相适应的场地、设施设备;
二是配备与其生产经营规模要求相适应的专职食品安全管理人员、食品安全检验机构或者检验人员；

三是建立符合管理要求的自检制度；

四是市食品药品监督管理局制订，并向社会公布的具体要求；

五是法律、法规、规章规定的其他条件。

（四）生产工艺、数量要求

供应学校团餐单位必须严格按照区食品安全监督管理部门核准的生产加工工艺和生产加工数量，生产加工和配送集体用餐。

（五）原料采购

供应学校团餐单位应当向依法取得食品生产、食品流通、餐饮服务许可证的生产经营单位和依法设置的食用农产品交易市场采购原料、半成品和食用农产品。采购原料和半成品时，应当按照有关规定索证验证，查验食品质量和定型包装食品标签。禁止向无证商贩采购食品原料、半成品或者食用农产品。

（六）加工方式及温度控制

供应学校团餐单位可以采用冷藏、加热保温或者高温灭菌等符合要求的其他方式进行加工。

采用冷藏方式加工的，应当在膳食烧熟后充分冷却（在2小时内中心温度降至10℃以下），并在10℃以下分装、储存、运输，食用前须加热至中心温度75℃以上。

采用加热保温方式加工的，应当在膳食烧煮后加热保温，使膳食在食用前中心温度始终保持在65℃以上。

采用高温灭菌方式加工的，应当将膳食盛装于密闭容器中经高温灭菌，达到商业无菌要求。

（七）成品运输

供应学校团餐单位向学校分送膳食应当采用封闭式专用车辆。车辆运输前应当进行清洗、消毒，在运输装卸过程中应当注意操作卫生，防止污染膳食。

运送膳食的专用车辆及其车内容器应当根据膳食的要求，设定并保持相应的温度。

（八）食用时间和包装

冷藏方式加工的膳食从烧熟至食用的时间不得超过24小时；加热保温方式加工的膳食从烧熟至食用的时间不得超过3小时。

采用高温灭菌方式加工的膳食，应当在其包装上标明品名、厂名、厂址、生产日期和时间、保质期限、保存条件及食用方法等。

（九）禁 止 行 为

禁止向学校配送生拌菜、改刀熟食、生食水产品以及国家和本市禁止出售的其他食品。

（十）学校的相关责任

接受团餐的学校应当符合下列要求：

1. 学校校长责任制

学校校长对本学校用餐活动负有相应的管理责任，应当保证本学校集体用餐的安全，向学校师生公布供餐单位的有关情况，防止因组织本学校用餐而发生食物中毒事故或者食源性疾患。

2. 订购要求

学校应当向具有有效《食品经营许可证》或者《餐饮服务许可证》、营业执照的生产经营单位订购膳食。

3. 学校配备的场所、设施、人员要求

学校膳食暂存场所应当保持清洁卫生；需要进行现场膳食分装的，还应当配备符合要求的场地、设施设备。从事膳食分装、发放的人员必须每年进行健康检查，并取得健康合格证明。发现有咳嗽、发热、腹泻或者化脓性、渗出性皮肤病等症状的人员，不得安排从事膳食的分装、发放。

4. 事故报告

一旦发生疑似食物中毒事故的，应当立即采取有效措施组织救治，控制剩余膳食，

并在事发2小时内,向所在地区食品安全监督管理部门报告,同时配合开展中毒事故的相关调查。不得隐瞒不报、谎报或者缓报疑似食物中毒事故的情况。

5. 对供餐单位的不定期检查

学校应当每天安排专门人员对供应学校团餐单位提供的膳食进行检查,并定期或者不定期对其生产经营场所进行实地检查,发现其有违反食品安全法律法规和要求的行为,应当要求其及时采取有效措施予以改正或者消除事故隐患,必要时,停止供餐,并向所在区食品安全监督管理部门报告。

第三节
食品污染与预防

食品在种植、养殖、生长、收割或宰杀、生产、加工、贮存、运输、销售、烹饪至食用前的各个环节中，由于环境或人为因素的作用，可能使食品中混进了对人体健康有害或有毒的物质，这个过程就是食品污染。

一、食品污染的分类

食品的污染按其性质可分为生物性污染、化学性污染和物理性污染三大类。

（一）生物性污染

食品受生物性污染包括微生物、寄生虫、昆虫及病毒的污染。微生物污染主要有细菌与细菌毒素、霉菌与霉菌毒素、病毒等。食品中的细菌除包括可引起食物中毒、人畜共患传染病等的致病菌外，还包括能引起食品腐败变质并可作为食品受到污染标志的非致病菌；霉菌主要有黄曲霉菌、展青霉菌和节菱孢霉菌等，这些霉菌都会产生毒素；病毒主要有甲肝病毒、口蹄疫病毒和禽流感病毒等；寄生虫及其虫卵的污染主要有绦虫、旋毛虫、华支睾吸虫和卫氏并殖吸虫等；昆虫污染主要包括粮食中的甲虫类、螨类、谷蛾类以及动物食品和某些发酵食品中的蝇、蛆等。

（二）化学性污染

食品受化学性污染的范围较广，情况也较复杂。主要包括生产、生活和环境中的污染物，如农药、兽药、有毒金属、多环芳烃化合物、N-亚硝基化合物、杂环胺、二噁英、三氯丙醇等；食品容器、包装材料、运输工具等接触食品时溶入食品中的有害物质；滥用食品添加剂；食品在加工、贮存过程中产生的物质，如酒中有害的醇类、醛类等；此外，还有掺假、制假过程中加入的非食用化学物质。

（三）物理性污染

物理性污染主要源于复杂的多种非化学性杂物，虽然有的污染物可能并不威胁消费者的健康，但是严重影响了食品应有的感官性状和营养价值，食品质量得不到保证。食品在产、储、运、销过程中的污染物，如粮食收割时混入的草籽，液体食品容器池中的杂物，食品运、销过程中的灰尘及苍蝇等的污染；食品的掺假使假，如粮食中掺入沙石、糯米中掺大米、豆粉中掺玉米粉、黑木耳中掺入"白糖"，更有甚者将陈米洗后上色充当新米，在面粉中加石膏、滑石粉、吊白块等。

二、食品中污染物的来源

（一）生物性污染

生物性污染包括细菌及细菌毒素、霉菌及霉菌毒素、病毒等微生物的污染。这些微生物污染食品后，在适宜的条件下可大量生长繁殖，致使食品感官性状发生改变、霉变、腐败变质，食用后对人体健康造成危害，引起食源性疾病。此外，还有寄生虫、病毒、昆虫等对食品造成的污染。

1. 细菌与细菌毒素

（1）细菌污染食品的途径

　　a. 食品原料的污染

　　食品原料在采集、加工之前就已经被细菌污染，食品原料品种多、来源广，细菌污染的程度因不同的品种和来源而异。

　　b. 食品加工过程中的污染

　　食品在生产、储存、运输、销售过程中被细菌污染，这也是细菌污染食品最多的一些环节。

　　c. 操作人员带菌对食品造成的污染

　　直接接触食品的操作人员不注意个人卫生或自身带菌，从而造成对食品的人为污染。

　　d. 吃生的食物或食物没有烧熟煮透

　　有人喜欢吃生的食物，如生鱼片或半生不熟的肉制品，特别是畜禽肉类没有烧熟煮透的。

　　e. 操作不当，生熟交叉污染

　　生熟食品的用具没有严格分开，剩余食品没有及时低温贮藏。

（2）食品受细菌污染的卫生学意义

　　a. 菌落总数及其食品卫生学意义

　　食品检样经过处理，在一定条件下（如培养基、培养温度和培养时间等）培养后，所得每g(mL)检样中形成的微生物菌落总数。菌落计数以菌落形成单位(CFU)表示。食品中菌落总数是判断食品清洁状态的标志,并可预测食品的耐保藏性。食品中细菌数量越多,食品腐败变质的速度就越快。消费者食用菌落总数超标严重的食品,很可能引起呕吐、腹泻等胃肠道症状,危害人体健康。

b. 大肠菌群及其食品卫生学意义

在一定培养条件下能发酵乳糖、产酸产气的需氧和兼性厌氧革兰氏阴性无芽胞杆菌。大肠菌群以最可能数(MPN)表示。大肠菌群主要源于人畜粪便,通常可作为水体粪便污染的指标菌。食品中检出大肠菌群,表示食品曾受到人或动物粪便的污染。

2. 霉菌与霉菌毒素

霉菌在自然界的分布极广,土壤、水体、空气及动、植物体中都有它们的踪迹,它们往往易在潮湿的条件下大量生长繁殖,多数都能形成肉眼可见的丝状、绒状或蛛网状的菌丝体。霉菌对各类食品污染的机会很多,当环境条件适宜时,食物就有发生霉变的可能。不同的霉菌菌种易于在不同的食品中繁殖。一般而言,大米、面粉、玉米、花生、发酵食品中,主要以黄曲霉菌及其毒素检出率最高;小麦和玉米以镰刀菌及其毒素污染为主。据不完全统计,全世界每年平均有2%的谷物由于霉变不能食用。

(1) 黄曲霉菌

黄曲霉菌广泛存在于自然环境中,其中大约有30%~60%的菌株能产生黄曲霉毒素(以黄曲霉毒素B_1为代表),黄曲霉毒素是黄曲霉菌产生的一种代谢产物。受污染的食物主要有粮食、花生、豆类、食用油、发酵食品等,其中以玉米、花生和花生油最易霉变而产生黄曲霉毒素。霉菌在食品原料的贮运和加工过程中生长繁殖产生的毒素污染食品,此时食品的感官性状一般没有明显的变化,但若摄入该类食品则有可能引起食物中毒,即霉菌毒素引起的食物中毒。

(2) 展青霉素

展青霉素又称棒曲霉素,是一种有毒的真菌代谢产物,在自然界分布广泛,主要污染水果及其制品,尤其是苹果、山楂、梨、番茄、苹果汁和山楂片等。芬兰在苹果制品抽样检测中发现,20%~40%的样品产生展青霉素;澳大利亚、智利、英国、日本、丹麦等国家发现,展青霉素不同程度地污染果汁及果酱;中国预防医学科学院等单位曾对我国各地水果制品中展青霉素的污染情况进行调查,发现76.9%的水果原汁、原酱等半成品中均检出展青霉素,含量在18~953 μg/kg范围内,19.6%水果制品的成品检出展青霉素,含量在4~262 μg/kg范围内。

(3) 节菱孢霉菌

从霉变甘蔗中可分离出真菌,称为甘蔗节菱孢霉菌。甘蔗收割后储存至越冬才出售，由于储存、运输不当，造成霉菌生长。尤其是未完全成熟的甘蔗，含糖量低，更容易发霉变质，这种情况在我国北方的河北、山东、河南、内蒙古、辽宁等省份较多见。北方的甘蔗大部分来自南方，大量甘蔗往往因其存放时间长，加之长途运输过程中的堆积、碰撞等原因，造成温度升高，导致霉菌在其中大量繁殖，从而使甘蔗发生霉变。目前认为引起甘蔗变质的霉菌为节菱孢霉菌，该菌为世界性分布的一种植物腐生菌，其产生的毒素为3-硝基丙酸。

3. 病毒

目前发现的能够以食物为传播载体和经消化道传染的致病性病毒主要有甲型肝炎病毒、口蹄疫病毒、诺瓦克病毒（诺如病毒）、禽流感病毒及其他肠道病毒，这些病毒的特点是随粪便排泄，经口感染。由于病毒在外环境中绝不繁殖，作为食源性传播时大多为粪便直接污染或受粪便污染的水、食具间接污染食品，只有少数动物性疾病，如口蹄疫可通过患病动物的肉或乳直接传播。

（1）甲肝病毒（HAV）

HAV是传播甲型肝炎的致病因子，是肠道病毒中最容易通过食物传播的病毒。粪—口途径是甲肝病毒的主要传播途径，随水和食物传播是甲肝暴发流行的主要传播方式，HAV在清水、海水、污水、泥土中及毛蚶等水产品中能存活数天至数月，这种稳定性保证了HAV易通过食物和水在人群中经口感染。甲肝患者在甲肝潜伏期和黄疸出现前数日是病毒排放高峰，尤其是无症状的亚临床感染者，是最危险的传染源。他们的粪便、尿液、呕吐物中的甲肝病毒，如果未经消毒处理，就会污染周围环境、食物、水源和健康人的手。另外，患者的手及带病毒的苍蝇，也能污染食物、饮用水和用具。一旦易感者吃了含有甲肝病毒的食品或被污染的饮用水，或生食用粪便浇灌过的蔬菜、瓜果等，均可感染甲肝。最常见的污染食物是水产品类，如蛤类、牡蛎、泥蚶、蟹等。

（2）禽流感病毒

禽流感主要发生在鸡、鸭、鹅、鸽等禽类动物中，是由A型流感病毒引起的急性传染病。禽流感是通过进食病禽的肉、病禽的蛋及其制品，病禽污染的水、食物等传播。用病禽污染的食具、饮具，或用被污染的手拿食物吃，受到传染而发病。据研究人员研究推断，人食用带病毒的鸭肉及其制品可能会增加感染禽流感的机会。

（3）诺如病毒（NV）

诺如病毒过去称诺瓦克病毒，目前被视为世界范围内流行的非细菌性肠炎的主要原因，也是最重要的食源性病毒。NV可通过被污染的水和食物（如食用未经煮熟的贝类、色拉）感染。研究表明，NV引发的食源性疾病占所有食品安全事件的半数以上，超过56%都与色拉、三明治或生鲜食品有关，即受污染的食品未经热处理。美国CDC

食源性暴发监测网络数据显示，由诺如病毒引起的暴发涉及一种食物污染的占32%，主要涉及的食物有绿叶蔬菜（30%）、水果（16%）和贝类水产品（13%）；欧盟有明显证据的食源性诺如病毒暴发事件，主要涉及的食物有贝类水产品（25%）、自助餐食物（22.6%）和水果类食物（9.5%）；日本和英国发生的史上规模最大的诺如病毒疫情均由生食受污染的贝类有关；德国多所学校同时引起的诺如病毒感染事件涉及冷冻草莓；我国近年来诺如病毒暴发也呈上升趋势，广州大学城6所学校发生的涉及与诺如病毒感染的厨师通过污染食物而引起。

（4）口蹄疫病毒

口蹄疫是由口蹄疫病毒引起的严重危害牛、羊、猪、骆驼、鹿等偶蹄类动物的一种烈性传染病。牛、羊、猪等高易感动物，感染发病率几乎为100%。其特征是口腔黏膜、口鼻周围、乳房和蹄部等多处皮肤出现水疱及发生溃烂。口蹄疫是人和牲畜共患的急性接触性传染病，在世界许多国家和地区流行。人类因接触口蹄疫病畜及其污染的毛皮或误食病畜的奶、肉类食品而感染，但很少见到典型病例。此外，人类也可能成为病毒载体，把病毒传染给畜类，而人与人之间不易互相传染。

4. 寄生虫的污染

食源性寄生虫病是因摄入含有感染阶段寄生虫及虫卵而使人罹患的寄生虫病。寄生虫和虫卵污染食物，污染源主要为病畜及水生物。污染方式多为病畜的粪便污染水源或土壤，从而使家畜、鱼类及蔬菜受到感染或污染。目前，存在于我国畜肉和水产品中且对人类健康危害较大的寄生虫有旋毛虫、绦虫、广州管圆线虫、华支睾吸虫、卫氏并殖吸虫、姜片虫等。

（1）旋毛虫病

旋毛虫病是一种常见的人畜共患病。旋毛虫分布于世界各地，几乎所有的哺乳动物甚至某些昆虫均可感染。由于这些动物互相抓捕食物或新感染的宿主排出的粪便污染了食物，便可能成为感染源。猪旋毛虫病是由旋毛虫寄生于猪而引起的一种寄生虫病，人感染旋毛虫病与食肉习惯有关，90%以上与吃生的或半生不熟的患旋毛虫病的猪肉有关，少数也有食入其他肉类而感染，因为肉传热不良，普通的烹调加工条件不能杀死旋毛虫幼虫；感染也可通过肉屑污染餐具、手指和其他食品等引起，尤其是烹调加工时工具、用具生熟不分造成污染；此外，粪便、土壤和昆虫体内的旋毛虫幼虫也可能成为感染源。

（2）囊虫病

囊虫病是由猪囊尾蚴寄生于人体组织内主要引起脑、眼等重要器官或组织损害的人畜共患寄生虫病。污染的途径主要是猪带绦虫或牛带绦虫孕卵节片可随粪便排出体外,散发大量绦虫卵。人食用生的或未煮熟的含囊尾蚴的猪肉(米猪肉)或牛肉后,即感染猪肉绦虫病或牛肉绦虫病。食用被绦虫卵所污染的水源、熟副食品、瓜果、蔬菜等而被感染,或因患猪带绦虫病者便后不洗手,将自身排出的绦虫卵食入体内感染而形成囊尾蚴病。

(3) 广州管圆线虫病

广州管圆线虫病是由广州管圆线虫引起的一种人畜共患寄生虫病。食用感染了广州管圆线虫幼虫的中间宿主、转续宿主,甚至被污染的水、蔬菜等,均可致广州管圆线虫病。鱼、虾、蟹、蛙如摄食带有第三期幼虫的螺类,则幼虫即被转入其肌肉内长期存在,称为转续宿主,人食用未煮熟的转续宿主亦可感染。此外,被螺爬过的蔬菜亦常粘留有三期幼虫的螺类而具有传染性。归纳起来,主要因生食或半生食含有广州管圆线虫第三期幼虫的淡水螺、鱼、虾或被幼虫污染的蔬菜、瓜果和生饮被污染的水而经口感染。

(4) 华支睾吸虫病

华支睾吸虫病是由华支睾吸虫寄生于胆道所引起的以肝胆病变为主的一种人兽共患性寄生虫病,也称为肝吸虫病,我国广东省是华支睾吸虫病最严重的流行地区之一。华支睾吸虫病是由于生食或未经煮熟含有华支睾吸虫囊蚴的淡水鱼或虾而被感染。第一中间宿主是淡水螺,第二中间宿主是淡水鱼。鱼类以新腌鱼、食生鱼片或生鱼佐酒为主,淡水鱼类型主要包括鲫鱼、麦穗鱼、鲤鱼和草鱼等。华支睾吸虫感染与饮食习惯密切相关,感染者多有吃生鱼片、鱼生粥、生虾等饮食习惯。使用未清洗的切过生鱼的刀及砧板切熟食、用盛装过生鱼的器皿盛放熟食以及食用未烤熟的鱼等不良习惯,导致感染华支睾吸虫病的机会增加。

(5) 卫氏并殖吸虫病

卫氏并殖吸虫病主要是由并殖科卫氏并殖吸虫寄生在犬、猫、人以及多种野生动物的肺脏而引起的,又称肺吸虫病。肺吸虫病是由动物传播引起的一种食源性人兽共患寄生虫病。卫氏并殖吸虫的第一中间宿主为淡水螺类,第二中间宿主甲壳类。猫、犬及人体感染肺吸虫主要是由于食入含有肺吸虫囊蚴的淡水蟹(溪蟹、石蟹或沼虾)、蝲蛄(小龙虾)或溪水后被感染。

(6) 姜片虫病

人和猪是姜片虫病的主要传染源,粪便污染水源是造成本病流行的重要因素。绝大多数水生植物都可成为姜片虫的传播媒介,其中水红菱、大菱、四角菱、马蹄、茭白等都是人体感染的主要媒介。人们生吃这些水生植物时,虽然经过自来水反复冲洗后外表看上去很干净,但是洗不掉藕节缝、菱角、菱体凹凸不平处及荸荠芽部分隐藏的"囊蚴",而且人的肉眼根本看不见"囊蚴"。一旦吃进"囊蚴",便可发育成姜片虫。"囊蚴"吃得愈多,肠道中姜片虫也愈多。

5. 昆虫的污染

昆虫污染食物是通过昆虫卵污染的，在温度、湿度适宜时，各种害虫可迅速繁殖，如粮食中的甲虫类，如玉米象、谷蠹、赤拟谷盗、锯谷盗、长角扁谷盗、绿豆象、豌豆象、蚕豆象、大谷盗、黑皮蠹等；蛾虫类，如麦蛾、印度谷螟、粉斑螟、地中海粉螟、粉虱；螨虫类，主要是粉螨；鱼、肉、酱、腌菜中的蝇蛆；腌鱼中的干酪蝇幼虫等。干果、枣、栗及含糖多的食品易受昆虫侵害。

（二）化学性污染

化学性污染包括农药、重金属、非食用添加剂、食品包装容器、抗生素和激素以及其他有机化学物质，如苯并（a）芘、亚硝胺等。

1. 农药污染

（1）直接或间接污染

喷洒农药可造成农作物表面粘附污染，被吸收后转运至各个部分而造成农药残留；由于大量施用农药以及工业"三废"的污染，大量农药喷洒经空气、水和土壤等途径污染植物。农作物长期从污染的环境中吸收农药，可引起食品二次污染。

（2）生物富集作用

某些化学物质在沿着食物链转移的过程中产生生物富集作用，即每经过一种生物体，其浓度就有一次明显的提高。生物富集作用以水生生物最为明显。研究表明，通过大气和饮用水进入人体的农药仅占10%，通过食物链进入人体的占90%。

2. 重金属

（1）铅

铅是一种有毒重金属。铅污染食品主要通过以下几种途径：

a. 工业"三废"的污染

铅矿的开采、冶炼及铅制品制造业产生的"三废"排入环境造成污染，增加了铅本底的含量；含铅汽车尾气污染周围的农作物，使农作物受到铅污染；用含铅废水对农田进行灌溉，农作物通过根部吸收土壤中的溶解性铅，如根茎类的农作物的含铅量要比其他种类的农作物的含铅量要高。

b. 含铅农药的污染

通过含铅农药喷洒对农作物造成污染，如砷酸铅仍被广泛用作水果的杀虫剂，使水果皮含铅量较高。

c. 食品加工中的污染

食品添加剂的超剂量、超范围使用、食品加工用机械设备和管道以及餐饮具含铅对食品的污染；食品容器和包装材料中铅溶出污染食品，如含铅的马口铁、陶瓷、搪瓷、锡壶、食品包装的印刷颜料和油墨等。

d. 饮用水中铅的污染

大多数自来水管的材料是含铅的，水龙头也存在一定的铅含量。

(2) 砷

砷是一种具有蓄积性毒性的类金属元素，广泛存在于土壤、水体和生物体中，是一种毒性较高的污染元素，其天然形态中的无机砷具有较高的毒性，有机砷毒性则相对较低。环境中的砷通过各种途径可以污染食品，继而经口进入人体造成危害。食品中砷的主要来源：

a. 工业"三废"的污染

砷和含砷金属的开采、冶炼，用砷或砷化合物作原料的玻璃、颜料、原药、纸张的生产以及煤的燃烧等过程，都可产生含砷废水、废气和废渣，常造成砷对环境的持续污染，从而造成食品的砷污染；使用化工含砷污水灌溉农田可造成农作物的污染；燃料燃烧排入大气中的砷对食品造成间接污染；砷矿本身及其他矿产的开采、运输、加工和矿井水的排放，是造成环境中砷污染的重要途径，通过含砷矿渣可直接污染食品。

b. 含砷农药的污染

由于无机砷的毒性较大、半衰期长，目前已禁止生产使用。但有机砷农药的使用并没有受到严格限制，含砷农药的使用，如杀虫剂、杀菌剂、除草剂、脱叶剂和种子消毒剂，可引起砷在土壤中积累污染环境，从而直接造成粮食、蔬菜中砷的含量超标，也可通过施药造成对农作物的直接污染。

c. 食品加工的污染

食品在生产加工过程中，使用食用色素、葡萄糖及无机酸等化合物，如果质地不纯，就可能含有较高的砷而污染食品。如生产酱油时使用砷含量较高的盐酸水解豆饼，并用碱中和，就会造成酱油含砷量升高。

d. 海洋生物的污染

海洋生物砷含量高于陆地生物，如虾、蟹、贝类及其某些海藻中砷的含量特别高，海洋生物对砷有很大的富集作用。据报道，海洋生物体内砷含量比相应陆地的动物高 10 倍，如海鱼的砷含量可以达到 5.0 mg/kg，贝类可达到 10 mg/kg；鱼肉与水体砷量比例为 6.5∶1。广州市对 166 份海产品的砷含量进行了检测，结果发现砷的平均含量为 1.79 mg/kg，其中墨鱼的砷含量最高，平均可达 4.28 mg/kg，带鱼砷含量最低，平均为 0.88 mg/kg。一般认为，砷在鱼体内的富集与水体砷浓度呈正比，也与时间的延长成正比，但海产品中的砷以有机砷为主。食品是人体摄入砷的主要来源，如食品中主要以鱼、虾、肉、奶等的砷含量较高。

(3) 汞

汞俗称水银，呈银白色，是室温下唯一呈现液体的金属，且在室温下具有挥发性。由于其具有良好的性能，在工业、农业和医药生产等领域用途广泛，但也是公认的全球性环境污染的公害之一。

a. 工业"三废"的污染

汞以各种化学形态排入环境，污染空气、水质和土壤，如工厂排放含汞的废水，是水体污染的主要来源；农药和化肥的不合理使用，造成汞元素进入土壤并随之积累，使一部分汞散落在土壤、大气和水等环境中，导致汞元素对食品的污染。

b. 含汞农药的污染

农业上使用含汞杀螨剂，用于种子消毒或者生长期杀菌，致使汞对土壤、水、大气造成污染，可直接污染植物性食品原料和饲料；同时，农田淤泥中含汞量过高，也会导致农产品或其他水生植物受到污染；有机汞化肥的施用，导致灌溉农作物根系从土壤中吸收并富集汞而使农产品受到污染。

c. 食品中汞的污染

当含汞废水排入水体后，使得水体中的鱼、贝类受到严重污染，水中的无机汞在重力的作用下伴随颗粒物沉降到海底或者河底的污泥中，污泥中的微生物通过体内的甲基谷氨酸转移酶的作用，使无机汞转变为能溶解于水的甲基汞或者二甲基汞，渗透到水中的浮游生物体内。鱼类通过摄食浮游生物和用鳃呼吸的方式摄入汞，使甲基汞浓度比水中高上万倍，因此，鱼、贝类水产品是人体食品中汞的主要来源。除水产品外，谷类、蔬菜、水果、动物性食品均会受到汞的污染；食品包装材料上印刷油墨中的汞也有可能随食物进入人体。

(4) 镉

镉的有机化合物很不稳定，自然界中以硫镉矿形式存在，并常与锌、铅、铜、锰等矿共存，镉在自然界中分布广泛，但其含量甚微。

a. 本底含镉量高

在特殊的地区，如矿区和火山区等的地层中存在含量较大的镉元素，这就造成了当地的动植物镉含量比其他地区高。

b. 工业"三废"的污染

镉污染源主要来自于工业"三废"，如铅锌矿冶炼产生的废弃物、电镀镉排放的废液等，在经过含镉的废气、水以及废渣等进一步污染环境致使食品受到污染，如动物性食品中肝脏和肾脏含镉量高，贝、蟹、虾、鱼类的肝脏含镉量也很高。

c. 农药和化肥的污染

有些化肥如磷肥等含镉量较高,在施用过程中可造成农作物的镉污染,如植物性食品中谷类含镉量是最高的。

d. 食品中镉的污染

镉可以通过作物根系吸收进入植物性食品,并通过饮水与饲料迁移到动物性食品中,使畜禽类产品中含有镉;在加工食品时,如果使用了被镉污染的食品添加剂,也会造成对食品的镉污染。

e. 食品容器、包装材料的污染

镉是合金、釉彩、颜料和电镀层的组成成分之一,当使用含镉容器盛放和包装食品,特别是酸性食品时,镉从容器或包装材料上迁移到食品中,从而造成食品的污染。

3. 其他有机化合物
(1) 苯并(a)芘

苯并(a)芘的化学性能稳定,在烹调过程中不易破坏,苯并(a)芘是多环芳香烃类代表,主要产生于煤、石油、天然气等物质的燃烧过程中,是一种强致癌物质。食品中的苯并(a)芘主要来源有:

a. 工业"三废"污染

煤炭、石油、木柴等燃烧不完全,可产生3,4苯并(a)芘,附着在烟的尘粒中被排入空气,经逐渐沉降或随雨雾降落于作物的叶面或土壤中,被叶、根吸收。生产炭黑、炼油、炼焦、合成橡胶、沥青等行业的废水、废气中均含有大量3,4苯并(a)芘。据报道,沥青中3,4苯并(a)芘含量高达2.5%~3.5%,若将稻谷晾晒在柏油路上,粮食中的3,4苯并(a)芘含量会显著增高。有监测数据表明,公路两旁的粮菜比其他地块的粮菜含3,4苯并(a)芘高得多。

b. 食品加工过程的污染

食品在烧烤、烟熏、烘烤时,受高温影响发生裂解与热聚合等反应形成3,4苯并(a)芘。如生鱼、生猪肉、生羊肉等中一般检出的3,4苯并(a)芘的量极微,但熏制后食品中的3,4苯并(a)芘含量却明显增加,主要附着在食品表层,且随储存时间的延长而逐步向深处浸入。在烘烤动物性食品时,烤制过程中滴下来的油经测定比产品中含量高10~70倍。一般烤肉、烤香肠内3,4苯并(a)芘含量为0.17~0.63 μg/kg,而以炭火烤的肉内可达2.6~11.2 μg/kg。油脂经多次反复加热,可促使脂肪氧化分解而产生3,4苯并(a)芘,如炸油条的油由于反复循环使用,可使油条中3,4苯并(a)芘含量达11 μg/kg左右。

c. 食品材料、包装材料的污染

采用橡胶管道输送原料或产品,可使食品受到3,4苯并(a)芘的污染;矿蜡中3,4苯并(a)芘含量较高,食品带包装纸一起加热,随着温度升高,纸上的油墨颜料和石蜡溶解,进而对食品造成污染;食品加工机械用的润滑油,经测定3,4苯并(a)芘含量高达2 600 μg/kg,若机械转动部分未密封,机械润滑油滴于食品中,即可使食品受到污染。

(2) 亚硝胺

亚硝胺是强致癌物质,是最主要的化学致癌物之一。亚硝胺类化合物普遍存在于谷物、牛奶、干酪、烟酒、熏肉、烤肉、海鱼、发酵食品、罐装食品以及饮用水中。生成亚硝胺的前体物质是亚硝酸盐、硝酸盐。我们应当了解食品中亚硝酸盐、硝酸盐的来源:

a. 新鲜蔬菜中的亚硝酸盐

蔬菜含很少的亚硝酸盐,蔬菜在室温下存放,在细菌及酶的作用下硝酸盐可还原成亚硝酸盐。含大量硝酸盐的蔬菜有莴苣、萝卜、菠菜、芹菜、甜菜等。

b. 腌渍蔬菜中的亚硝酸盐

新鲜蔬菜中含有硝酸盐,由于硝酸盐还原菌的作用可将硝酸盐转变为亚硝酸盐,腌制1周以后亚硝酸盐含量增加,在半个月时达到高峰,在10 ℃以下,可持续到第3周。在比较酸泡菜与腌菜中的硝酸盐和亚硝酸盐时发现,腌菜中的亚硝酸盐含量较高。蔬菜腌渍若时间、盐分不够,腐败菌作用会促使硝酸盐还原为亚硝酸盐。

c. 食品加工过程中的亚硝酸盐

动物性食品在烹调、烟熏和制罐过程中,仲胺含量会增高,食品霉变可使仲胺含量增加数十倍至数百倍,食品中的亚硝酸(或亚硝酸盐)与仲胺能合成强致癌物质——亚硝胺。

d. 不合理使用食品添加剂

原料肉、鱼类在加工时,常用硝酸盐作为发色剂和防腐剂。有些操作人员不按国家规定在原料食品中超剂量使用硝酸盐,致使最终产品中亚硝酸盐残留量超标。

e. 农田化肥的使用

农田使用硝酸盐化肥可使蔬菜中含有较高的硝酸盐,在还原菌的作用下可将硝酸盐转变为亚硝酸盐。

(3) 多氯联苯

多氯联苯最大的特点是化学性质稳定,不易与酸、碱、氧化剂等作用,在环境中不易降解,以多种方式迁移,污染范围广。大气、土壤及农作物、雨水、海洋及海洋生物、食品以及人奶中都可检出多氯联苯。

a. 工业"三废"对食品的污染

含多氯联苯的工业废气、废水、废渣的排放以及工业液体的渗漏均可直接或者通过食物链的生物富集污染食品。

b. 食品容器、包装材料的污染

多氯联苯用于塑料、橡胶、涂料等的添加剂和燃料的生产,这些容器、包装材料与食品接触时,可使其中的多氯联苯迁移至食品中而造成污染。

c. 设备受多氯联苯的污染

日本发生的米糠油事件以及我国台湾疑似的食用油事件,是由于采用多氯联苯作为无火焰加热介质,管道渗漏使多氯联苯进入食用油中造成其受污染。

（三）物理性污染

1. 食品在加工过程中的污染

在暴露场所加工食品可能受到小石子、灰尘对食品的污染。如:在收割粮食时会有不同种类和数量的草籽混入,在宰杀动物时会受到血污、毛发、粪便对畜禽肉的污染,在食品生产过程中由于设备的陈旧或故障引起加工管道中细小金属颗粒、碎屑、玻璃碎片、线头、鼠粪、小昆虫等物质对食品的污染。

2. 食品在储存过程中的污染

未采用防蝇防尘设施,食品受到苍蝇、昆虫的尸体、鼠和雀的毛发、粪便等的污染。此外,包装容器中混入昆虫、动物尸体及脱落的物品对食品造成污染。

3. 食品在运输过程中的污染

由于车辆、工具与用具、铺垫物和遮盖物的不洁造成对散装食品造成污染,装载不妥致使预包装食品的外包装破损而使食品受到污染。

4. 操作人员造成的污染

操作人员在食品的生产与销售过程中不注意个人卫生,如戴戒指、头饰、涂指甲,头发、指甲、废纸、烟头、携带个人物品和杂物等对食品造成污染,打扫卫生的工用具保存不当对食品造成污染。

5. 食品掺杂掺假

食品掺杂掺假是人为故意向食品中加入杂物的过程,其掺杂的目的是非法获得更大利润。掺杂掺假所涉及的食品种类繁杂,掺杂污染物众多,如粮食中掺入的沙石,小麦粉中掺入滑石粉、牛肉中掺入鸭肉、奶粉中掺入白砂糖、淀粉、牛奶中加入米汤水,辣椒粉中掺入红砖粉等。

三、食品污染对健康的危害

（一）生物性污染对健康的危害

1. 细菌及细菌毒素对健康的危害

(1) 细菌及细菌毒素引起食物中毒

a. 感染型：细菌污染食品并在其中大量繁殖，随同食品进入机体后，直接作用于肠道而引起感染型食物中毒。

b. 毒素型：由致病菌在食品中产生毒素，因食入含细菌毒素的食物而引起的食物中毒。

c. 混合型：某些致病菌引起的食物中毒是致病菌的直接参与和其产生的毒素的协同作用，因此称为混合型，如副溶血性弧菌引起的食物中毒。

(2) 对健康的危害

a. 感染型食物中毒：因病原菌污染食品并在其中大量繁殖，随同食品进入机体后，直接作用于肠道而引起的食物中毒，主要对健康造成侵袭性损害，能侵袭肠粘膜上皮细胞，引起粘膜充血、水肿、上皮细胞变性、坏死、脱落并形成溃疡。侵袭性细菌性食物中毒的潜伏期较毒素引起者稍长，大便可见粘液和脓血。如：沙门氏菌食物中毒和致病性大肠杆菌食物中毒等。

b. 肠毒型食物中毒：由致病菌在食品中产生毒素，因食入该毒素而引起食物中毒，如葡萄球菌肠毒素引起的食物中毒，主要表现为恶心、剧烈反复呕吐、上腹痛、腹泻等，特别是呕吐较严重。又如肉毒梭状芽孢杆菌毒素引起的食物中毒，在细菌性食物中毒中最为严重，主要症状为头晕、头痛、恶心、呕吐等症状外，主要表现为视力模糊、复视、眼睑下垂、睁眼困难、吞咽困难、声音嘶哑等，最后可因呼吸困难而死亡。

2. 真菌对健康的危害

食品中真菌所产生的毒素对人体造成危害，如花生、玉米、坚果等食物中可能出现的黄曲霉毒素，水果中常出现的展青霉素，甘蔗中的节菱孢霉菌产生的3-硝基丙酸等都会给身体带来不同程度的危害，其中有的真菌毒素可导致人类急性中毒，有些毒素还具有致癌、致畸和致突变的作用，甚至致命。

(1) 黄曲霉毒素（AFT）

AFT毒性极强，尤其是$AFTB_1$，具有强致癌性和强免疫抑制性。AFT中毒症状主要为发热、呕吐、食欲减退、黄疸,严重的出现腹水、下肢水肿、肝脾肿大。AFT 会引起肝脏机能损伤,低水平的 AFT 即可造成动物生长迟缓和体重降低,甚至诱发儿童肝癌发生。在所有黄曲霉毒素中,$AFTB_1$ 的毒性最强,是氰化钾的 10 倍,砒霜的 68 倍,常见的几种黄曲霉毒素的毒性大小按序排列依次为 $AFTB_1$、$AFTM_1$、$AFTG_1$、$AFTB_2$ 和 $AFTG_2$。$AFTB_1$ 具有致突变、致畸和致癌作用,国际癌症研究机构已将其确定为Ⅰ类致癌物。

AFT 引起的急性中毒主要损害肝脏,表现为肝细胞坏死和胆管上皮细胞增生等;慢性中毒则表现为发育迟缓、肝细胞变性可诱发肝癌,致癌作用为二甲基亚硝胺的 75 倍。AFT 的"三致"(致突变、致癌、致畸性)危害性,备受人类关注。大量的流行病学调查证实,AFT 的高摄入量和人类肝癌的发病率呈正相关。

(2) 展青霉素

许多青霉能产生展青霉素,主要生长在水果上。这种毒素是具有致癌、致畸、致突变作用的神经性毒素,可以引起动物的胃肠道功能紊乱和各种不同器官的水肿和出血,长期食用含展青霉素的水果会导致人体免疫力下降。

(3) 节菱孢霉菌

霉变甘蔗中毒的病因主要为节菱孢霉,其产生的嗜神经毒 3-硝基丙酸选择性地损害基底节、黑质与皮质区,引起脑水肿,神经细胞及神经胶质细胞变性、坏死、皱缩、脑血管充血或出血。

3. 病毒对健康的危害

病毒与细菌不同,在外界可以存活,但不能复制,因此食品中病毒的危害主要是引起病毒性传染病。

(1) 甲肝病毒(HAV)

甲肝病毒是广泛传播的肝炎致病因子,是肠道病毒中最容易通过食物传播的病毒。HAV 攻击的目标是肝脏,感染者包括潜伏期的最后 10～14 天都无症状,成为重要污染源。HAV 引起的急性病症持续 1 至数周,典型症状包括发热、呕吐、厌食、头痛和黄疸等。甲肝病毒与其他肠道病毒相比更耐热和干燥,在海水中可存活数日至数周,粪便中保持传染性至少 2 周。虽然 HAV 感染一般作为严重的食源性疾病,但大多数病例显示,患者能够完全康复,并终身免疫。

(2) 禽流感病毒

患者发病初期表现为流感样症状,包括发热、咳嗽,可伴有头痛、肌肉酸痛和全身不适,也可以出现流涕、鼻塞、咽痛等。部分患者肺部病变较重或病情发展迅速时,出现胸闷和呼吸困难等症状。呼吸系统症状出现较早,一般在发病后 1 周内即可出现,持续时间较长,部分患者在经过治疗1个月后仍有较为严重的咳嗽、咳痰。在疾病初期即有胸闷、气短以及呼吸困难,常提示肺内病变进展迅速,将会迅速发展为严重缺氧状态和呼吸衰竭。重症患者病情发展迅速,多在5~7天出现重症肺炎,体温大多持续在39℃以上,呼吸困难,可伴有咯血痰;可快速进展为急性呼吸窘迫综合征、脓毒症、感染性休克,部分患者可出现纵隔气肿、胸腔积液等。有相当比例的重症患者同时合并其他多个系统或器官的损伤或衰竭,如心肌损伤导致心力衰竭,个别患者也表现有消化道出血和应急性溃疡等消化系统症状,也有的重症患者发生昏迷和意识障碍。

(3) 诺如病毒(NV)

NV是第1个被人类发现的重要的胃肠炎病毒。感染NV的典型症状是剧烈呕吐、腹泻、恶心、腹部绞痛,持续24~48小时。排泄物包括呕吐物中病毒持续7~15天具有传染性。生食贝类食物是导致NV感染性腹泻的最常见原因。感染NV的免疫系统有短暂反应,在0.5~1年内可再次感染。因而,许多成年人显示一生易受感染。

(4) 口蹄疫病毒

人一旦受到口蹄疫病毒传染,经过2~18天的潜伏期后突然发病,表现为发热,口腔干热、唇、齿龈、舌边、颊部、咽部潮红,出现水疱(手指尖、手掌、脚趾),同时伴有头痛、恶心、呕吐或腹泻。患者在数天后痊愈,愈后良好。但有时可并发心肌炎。患者对人基本无传染性,但可把病毒传染给牲畜,再度引起畜间口蹄疫流行。

(5) 朊病毒

众所周知的疯牛病的病源体就是一种朊病毒,被感染动物或人体内形成广泛神经系统空泡,临床表现为神经系统的慢性进行性破坏,最终导致死亡,该病又称为传染性海绵状脑炎(BSE)。疯牛病、羊瘙痒病等都属于BSE的范畴。从1921年开始,医学界就发现人也可患BSE,早期便用发现该病的两个人的名字Creutzfeldt和Jakob命名,称之为"克雅氏病"(CJD)。目前对该病尚无治疗办法,一旦染上此种疾病,迟早脑部会受损,痴呆症状日益严重,最终引起并发症而致死亡。

4. 寄生虫病对健康的危害

我国由食源性寄生虫病造成的食品安全问题日益突出,已成为影响我国食品安全的主要因素之一,对健康的危害主要表现在以下几个方面:

(1) 猪囊尾蚴病

人感染后症状引起皮下及肌肉囊尾蚴病,表现皮下及肌肉内有黄豆粒大小结节,四肢僵硬,酸痛无力;引起的眼囊尾蚴病,囊尾蚴可寄生在眼的任何部位,但绝大多数在眼球的深部,玻璃体(51.6%)、视网膜下(37.1%)寄生,引起视力下降或视力障碍;引起脑囊尾蚴病，表现癫痫发作、颅内压增高、头痛，引起各种神经症状。猪带绦虫寄生于人的小肠，引起消瘦、食量增大、经常性腹痛、腹泻等。

（2）旋毛虫病

人感染后发病初期，表现恶心、呕吐、腹痛、腹泻等急性胃肠道症状，此期极易误诊为其他胃肠道疾病；幼虫移行期，表现发热、嗜酸性白细胞增多，眼部和面部水肿，水肿可扩展到全身，随后出现肺炎、支气管炎、胸膜炎、心肌炎，严重者可发生心力衰竭和呼吸麻痹而死亡；当幼虫在肌肉中形成包囊时，主要表现肌肉酸痛无力，四肢僵硬。

（3）广州管圆线虫病

人们食用了感染广州管圆线虫幼虫的中间宿主、转续宿主，甚至被污染的水、蔬菜等，均可致广州管圆线虫病；如果食用已感染的、未经煮熟的螺类很容易招惹上广州管圆线虫寄生虫病。广州管圆线虫幼虫可进入人脑等器官，使人发生急剧的头痛，甚至不能受到任何震动，走路、坐下、翻身时头痛都会加剧，伴有恶心、呕吐、颈项强直、活动受限、抽搐等症状，重者可导致瘫痪、死亡。

（4）食源性寄生虫肝病

食源性寄生虫肝病是因进食生鲜或未经彻底高温处理的含有寄生虫病原体的食物，导致肝脏寄生虫感染的一类疾病的总称。食源性寄生虫肝病无特征性临床表现，早期症状隐匿不典型，可有食欲不振、肝区隐痛、腹泻等症状，晚期出现黄疸、贫血、消瘦和肝脏肿大等。幼虫游走明显的肝片吸虫病和并殖吸虫病患者可有寒战、发热、盗汗、腹痛、厌食和体质量下降等，并出现嗜酸性粒细胞显著增高、贫血、白蛋白下降、白/球蛋白比例倒置，严重者血清乳酸脱氢酶、转氨酶升高。

a. 华支睾吸虫病

华支睾吸虫病是由华支睾吸虫寄生于人体肝内胆管所引起的寄生虫病，其危害性主要是患者的肝脏受损，故又称为肝吸虫病。人生食或半生食含有华支睾吸虫囊蚴的淡水鱼、虾后，囊蚴在小肠内孵化成幼虫，幼虫对肝内胆管有趋向性，沿胆总管向肝内逆行，对胆道黏膜上皮及血管造成机械损伤而引起急性炎性反应，而且虫体及其代谢物有高度异源性，能引起肝脏免疫性损伤。肝脏损伤后，胆管和门静脉周围结缔组织增生，管腔变窄堵塞，炎性反应加重，形成慢性肉芽肿性炎性反应。胆管狭窄引起阻塞性黄疸和继发性胆汁淤积，胆汁流通不畅诱发的细菌感染与虫卵、虫体碎片、脱落的上皮细胞等形成的胆管内结石使梗阻加重。虫体代谢产物长期刺激、机械损伤和反复的胆管慢性炎性反应与胆管癌的发生密切相关。

b. 卫氏并殖吸虫病

卫氏并殖吸虫主要寄生于人及哺乳动物肺脏，又称肺吸虫。近年来，发现许多并殖吸虫病以肝脏损害为主，人因进食含有并殖吸虫囊蚴的淡水蟹或蝲蛄而感染。并殖吸虫的囊蚴在小肠内脱囊而出，幼虫穿透肠壁进入腹腔，移行于各器官之间或邻近组织及腹壁，并殖吸虫幼虫与成虫具有明显的游走性，除引起肺部病变外，能引起多器官异位性病变。幼虫在肝脏表面移行或穿透肝包膜进入肝组织，引起局部出血、坏死，造成严重的组织损伤和炎性反应。

c. 肝片形吸虫

人多在吞食含有囊蚴的水或水芹、茭白、藕、菱等蔬果时感染。囊蚴在小肠内孵化成尾蚴后能穿过肠壁进入腹腔，并穿透肝包膜到达肝脏实质和胆管。幼虫的移行过程对肝脏及周围组织造成显著破坏，引起急性炎性反应及肝脓肿，出现高热、腹痛、荨麻疹、肝脏肿大及血嗜酸性粒细胞增多等。进入胆管后幼虫发育为成虫，机械性损伤、虫体抗原和脯氨酸等代谢物刺激引起胆管炎性反应、胆管上皮增生及胆管周围的纤维化，造成胆管狭窄和阻塞，胆汁淤积、管腔扩张，引起组织萎缩、坏死和继发细菌感染。

(5) 姜片虫病

人或猪都可以感染姜片虫病，姜片虫寄生于人或猪的小肠内，以十二指肠多见，吸盘肌肉发达，吸附力强。被吸附的肠黏膜及其附近组织可发生炎症，点状出血、水肿，以至形成溃疡或脓肿，并不断摄取人体肠道内的营养物质，遮盖肠壁黏膜，防碍肠道对营养物质的吸收与消化，当感染虫数较多时，可出现不同程度的营养不良和消化功能紊乱，长期营养不良导致白蛋白减少，各种维生素缺乏，特别是维生素C缺乏症。患者可出现消瘦、贫血、浮肿，在反复感染或迁延的病例，少数可因衰竭、虚脱而致死。

5. 仓储害虫对健康的危害

仓储害虫的繁殖增加食品的湿度，导致霉菌生长，降低了粮食的品质和营养价值。最容易受到仓储害虫污染的食品是淀粉含量高的货物，如小麦和谷物及其制品；其次是干豆、调料和干果等；部分仓储害虫可能导致疾病，如皮蠹科甲虫的幼虫有细小体毛，如被食用，会导致严重的肠道不良反应。

（二）化学性污染对健康的危害

化学性污染主要是指农用化学物质、食品添加剂、食品包装容器和工业废弃物的污染，汞、镉、砷、铅、有机磷及其他有机或无机化合物等造成对食品的污染。

1. 有毒重金属

我国食品中重金属方面的风险评估开展相对较多,从已有的重金属膳食评估结果来看,食品中铅、镉、汞和砷的摄入量总体上低于威胁居民健康的水平,但是儿童膳食重金属摄入量偏高,儿童是重金属的敏感人群,重金属摄入的健康风险需引起重视。

(1) 铅

在有毒重金属中,铅对人体的危害最大。日常生活中铅污染主要来源是食品和饮水中,通常铅经过人体消化后,成人可以吸收11%,而儿童吸收可以高达30%~75%。首先过多的铅进入人体会损伤肠胃功能,使消化道、肠道系统发生痉挛,出现腹绞痛、胃肠道出血等症状;铅对人体各系统均有毒害作用,主要病变在神经系统、造血系统、肾脏和骨骼方面。神经系统方面,早期可出现高级神经机能障碍,晚期则可造成器质性脑病及神经麻痹;造血系统方面,主要是铅干扰血红素的合成而造成贫血;铅对肾脏的损害,表现为能毒害人体的肾脏功能,导致急性铅肾病和慢性铅肾病。铅对儿童的生长发育影响极大。幼儿大脑对铅污染更为敏感,严重影响儿童的智力发育和行为。儿童血液中铅的含量超过 $0.6\ \mu g/mL$ 时会出现智能发育障碍和行为异常。铅可通过取代钙离子或干扰钙离子的功能,影响正常骨细胞的信息传导,干扰骨细胞的功能。铅对钙通道的影响可能是骨骼毒性机理的关键,对骨骼系统造成危害。

(2) 砷

环境中的砷受化学和微生物的作用,在体内发生蓄积,造成长期危害。三价砷化合物的毒性大于五价砷化合物,砷化氢和三氧化二砷,俗称砒霜,毒性最大。口服三氧化二砷 5~50 mg 即可中毒,60~100 mg 即可致死。长期接触砷,会引起细胞中毒,有时会诱发恶性肿瘤,特别是无机砷是皮肤癌与肺癌的致癌物质;砷还能透过胎盘损害胎儿。砷可以侵害不同性别和年龄的人员,入侵身体的各个系统、器官。慢性砷中毒临床表现主要在皮肤颜色的改变,皮肤出现白斑后逐渐变黑、角化、肥厚呈橡皮状;急性中毒临床表现在恶心、呕吐、头痛、心悸、气急、腰部酸痛、黄疸、肝脾肿大、尿少、尿毒症和心力衰竭等,造成生命危险。

(3) 汞

汞是一种蓄积能力很强的重金属元素,通过食物链的传递在人体蓄积,蓄积最多的部位为骨髓、肾、肝、脑、肺、心等。汞对人体的神经系统、肾、肝脏等可产生的损害是不可逆的。由呼吸道或消化道进入体内大量的金属汞或汞化物后,数小时至数日内可出现头晕、全身乏力、发热、口腔炎以及恶心、腹痛、腹泻等症状。严重时可导致急性肺水肿和急性肾衰竭。总汞中的甲基汞在人体内极易被肝和肾吸收,其中15%被脑吸收,但首先受损的是脑组织,并且难以治疗;其次甲基汞还可以通过胎盘屏障进入胎儿体内,使胎儿的神经元从中心脑部到外周皮层部分的移动受到抑制,导致大脑麻痹,危害下一代。

(4) 镉

镉进入体内可损害血管,导致组织缺血,引起多系统损伤;镉还可干扰铜、钴、锌等微量元素的代谢,阻碍肠道吸收铁,并能抑制血红蛋白的合成,还能抑制肺泡巨噬细胞的氧化磷酰化的代谢过程,从而引起肺、肾、肝损害。镉是人体非必需且有毒元素,可能具有致癌、致畸和致突变作用,特别是20世纪60年代研究人员提出了镉污染与日本"痛痛病"的因果关系后,环境镉污染与公众健康的关系日益受到人们的关注。

镉在动物体内有明显的蓄积性,吸收后主要与金属硫蛋白结合贮存于肝、肾和骨骼中。长期摄入低浓度的镉或被镉污染的饲料和饮水,会引起慢性镉中毒。临床上表现以骨骼疼痛、骨折、蛋白尿和肝功能障碍等。

2. 农药残留

在我国以占世界7%的耕地面积养活着占世界22%的人口,其中农药的作用功不可没。然而,长期大量使用农药其污染及危害是极为严重的,造成的经济损失也在逐年增加。而且,每年还引发数万起人员中毒伤亡事件。据国家有关部门统计,近年来,在食物中毒事件中,由农药残留引起的中毒死亡人数占总中毒死亡人数的20%左右。农药的环境暴露可引起多种健康效应,如导致神经系统受损、影响生殖系统,干扰人体免疫系统和内分泌系统,甚至农药残留中含有的化学物质可促使人体各组织内细胞发生恶变,通过胚胎和乳汁转移给下一代,并有可能导致"三致"(致癌、致畸、致突变)等。因此,农药残留对健康的危害应引起高度重视。

3. 其他有机化合物

(1) N-亚硝基化合物

目前已有大量的研究结果表明,N-亚硝基化合物对多种实验动物有很强的致癌作用,人类接触N-亚硝基化合物及其前体物质,可能是与某些肿瘤的发生有一定的关系。慢性中毒以肝硬化为主,患者呈肝病面,脸色发青,并常伴腹痛、腹胀、便秘、食欲减退、体重减轻、失眠等症状;N-亚硝基化合物对动物的致癌性已得到许多实验的证实,未发现一种动物对N-亚硝基化合物的致癌作用有抵抗力;许多国家和地区的流行病学调查资料表明,人类的某些癌症(如胃癌、食管癌、肝癌、直肠癌)可能与接触N-亚硝基化合物有关。

(2) 苯并(a)芘

动物实验发现,经口摄入苯并(a)芘可通过胎盘进入胎仔体内,引起毒性及致癌作用。苯并芘是一种强致癌物,它不仅是多环芳烃类中毒性最大的一种(其毒性超过黄曲霉毒素),而且也是所占比率较大的一种,约占全部环境中致癌多环芳烃类化合物的20%;苯并(a)芘对兔、豚鼠、大鼠、鸭、猴等多种动物均能引起胃癌,并可经胎盘使子代发生肿瘤,造成胚胎死亡或畸形及仔鼠免疫功能下降;苯并(a)芘如果在食品中有残留,即使人当时食用后无任何反应,也会在人体内形成长期性和隐匿性的潜伏,在表现出明显的症状之前有一个漫长的潜伏过程,它影响的可能是人类的子孙后代。

(3) 多氯联苯(PCBs)

PCBs为一类广泛存在于环境中的污染物,在环境中的分解速度缓慢且可通过食物链富集。① 急性中毒:患者一开始出现眼皮肿胀,手心出汗,全身起红疹等症状,随后全身肌肉疼痛、咳嗽不止,重者发生恶心呕吐,肝功能下降,急性肝坏死、肝昏迷等,甚至死亡;② 致癌作用:1987年,国际癌症研究机构(IARC)将PCBs列为"人类可能的致癌物质"和"动物已知的致癌物质";③ 对生殖系统的影响:有研究发现,女性受孕能力下降可能与食用大量被PCBs污染的鱼类有关,女性体内PCBs的浓度与流产、早产的发生概率呈正相关;除上述影响之外,PCBs还可能对人类的神经系统以及免疫功能等产生影响。

(三)物理性污染对健康的危害

物理性污染对健康的危害主要表现在以下几个方面:

1. 对人体的伤害

食品生产加工过程中混入食品中的杂质,如沙石、玻璃、铁屑等会造成对人体伤害,如牙齿的损坏、胃黏膜的损伤。

2. 降低营养价值

牛肉注水后,肉的细胞结构会受到破坏,肉中的含氮有机物溶于水,如肌肽、肌酸、肌酐、肌凝蛋白原被稀释流失,使大量水溶性的维生素流失,口感变差,降低了营养价值。

3. 微生物对健康的危害

注水牛肉往往会受到微生物的污染,日常监测中发现,大肠杆菌、痢疾杆菌等微生物严重超标。食品中微生物超标则会对人体造成严重危害。

4. 化学物对健康的危害

不法分子对肉注水后,为了不让注入的水流出,会在水里添加白色粉末和胶粉、卤粉、防腐剂等化学物品,对人体造成危害。

四、食品污染的控制措施

在预防和控制微生物危害的工作中,人的因素是第一要素。因此,要重点加强对食品从业人员的培训,让从业人员充分认识到微生物对食品安全的危害,学会如何预防和控制微生物对食品的污染,杜绝或减少由微生物引起的食源性疾病。

(一)生物性污染的控制

1. 防止微生物对食品的污染

食品在采购、加工、运输、储存、销售过程中应严格执行国家相关的规定,对某些食品原料所带有的泥土和污物进行清洗,以减少或去除大部分所带的微生物,减少和去除微生物的方法很多,如过滤、沉淀、洗涤等,这些方法可以根据食品的不同性质,加以选择应用,但应注意选择的方法应以不损害食品的营养、风味、感官状、内在质地和食用价值为原则;此外,加工、运输、贮藏、销售过程中的环境、设备和操作人员,都应注意防止微生物对食品的污染,尤其应避免加工过程中的交叉污染,做好必要的清洗消毒工作,防止食源性疾病的发生。

2. 控制微生物的生长繁殖

微生物在适宜的环境条件下,不断地吸收营养物质,并按照自己的代谢方式进行代谢活动,即生长繁殖。微生物的生长繁殖必须具备一定的温度和湿度,低温、干燥环境不利于微生物的生长繁殖,甚至还能杀灭微生物,所以可以采用低温和干燥控制微生物生长繁殖;采用酸度、渗透压也是控制微生物生长繁殖的有效措施,基本原理就是创造一个不利于微生物生长繁殖的环境条件,或加入某些化学剂,如防腐剂以抑制微生物的生长;经过加工处理的食品,仍有可能残留一些微生物,控制食品中残留微生物的生长繁殖,就必须降低贮存温度,不仅可以延长食品的贮藏期,还能保证食品的食用安全。

3. 杀灭病原微生物

食品必须烧熟煮透,包括外购熟食也必须再回锅烧熟煮透,因为食品在种植养殖、运输、储存、销售过程中，非常容易染上细菌和寄生虫卵，食用后非常容易引起食源性疾病，食品通过烧熟煮透，可以把其中的病菌、病毒和寄生虫卵杀死；加工食品的工具、用具、设备、容器等用毕后必须经清洗和严格消毒，食品用消毒剂名单必须在《食品用消毒剂原料（成分）名单（2009年版）》中，清洗消毒除去沾染在工具、用具、设备、容器等上的细菌、寄生虫卵；从业人员在加工熟食制品、分装熟食饭菜时，必须先洗净自己的双手，并进行严格消毒，确保熟食品不再受污染。

4. 加强从业人员的培训教育

重点强调食品生产、经营者作为食品安全第一责任人的法律责任，并强调依法生产、经营、诚信经营，确保食品安全的明确要求。培训内容包括：食品相关的法律法规标准；食品原料采购、加工、制作、烹饪、包装等相关的安全知识；预防和控制食源性疾病发生应采取的预警措施等。

（二）化学性污染的控制

1. 控制食品原料农药残留和兽药残留

采购的食品原料农药残留和兽药残留必须符合《食品安全国家标准 食品中农药最大残留限量》（GB 2763-2014）和《动物性食品中兽药最高残留限量》（农业部235号公告）的规定。

2. 控制加工过程的污染

食品加工过程中使用食品添加剂必须符合《食品安全国家标准 食品添加剂使用标准》（GB 2760-2014）规定，不得超出"食品添加剂的允许使用品种、使用范围以及最大使用量或残留量"；未经国务院卫生行政部门评审通过的产品，不得使用；食品用香料使用规定也应符合规定。

3. 控制包装材料、工用具等的污染

目前，越来越多的化工产品作为食品用产品，其中的有毒有害物质在与食品长期接触过程中会迁移到食品中造成化学性污染，因此，食品用包装材料、工具用具、容器、设备等必须符合国家相应的标准或规定；未经国务院卫生行政部门批准的产品，不得用于食品；餐饮具的消毒必须符合《食品安全国家标准 消毒餐（饮）具》（GB 14934-2016）的规定；其他食品用工用具、容器、设备等的消毒必须符合相应的标准和规定。

（三）物理性污染的控制

1. 加强原料检查
　　食品采购、储存、运输、销售过程中加强检查，做好验证工作，把好食品质量关。餐饮业应认真执行国家食品药品监督管理局关于印发《餐饮服务食品安全操作规范》的通知（国食药监食〔2011〕395号）要求。

2. 改进加工工艺
　　食品原料使用前通过采用先进的加工工艺设备和检验设备，如筛选、磁选和风选去石，消除有毒的杂草籽及泥沙、石灰等异物；并定期清洗专用池、槽，确保防尘、防蝇、防鼠、防虫等设施完好，防止粮豆污染。

3. 严格执行国家标准
　　如《小麦粉》（GB 1355）中磁性金属物的限量；坚持不懈地打击掺杂掺假行为。

第四节
各类食品的安全管理

各类食品在生产、运输、储存、销售等环节中,均有可能存在生物性、化学性和物理性的食品安全问题,对人体健康存在潜在威胁。本节主要讨论植物性食物和动物性食物的安全问题和管理。

一、植物性食物的安全与管理

(一)粮豆类

1. 主要的安全问题

(1) 霉菌和霉菌毒素的污染

a. 粮豆中常见的霉菌及霉菌毒素

粮豆中常见的霉菌有曲霉、青霉、毛霉、根霉和镰刀菌等,对健康造成危害的主要是霉菌产生的毒素,尤其是 $AFTB_1$。

b. 霉菌生长的条件

据报道,全世界约有25%的谷物不同程度地受到霉菌毒素的污染。粮豆在农田生长期、收获及贮存过程的各个环节均可受到霉菌的污染。当环境湿度较大、温度增高时,霉菌易在粮豆中生长繁殖并分解其营养成分,产酸产气,使粮豆发生霉变。相对湿度在65%以上、适宜温度为25~30℃的条件下,大多数霉菌繁殖速度最快,这不仅改变粮豆的感官性状,使其降低和失去营养价值,而且还可能产生霉菌毒素,对人体健康造成危害。

(2) 农药残留

农药残留是指农药使用后残存于环境、生物体和食品中的农药及其衍生物和杂质的总称。农药作为农业生产的重要投入物质,对农业发展和人类粮食供给做出了巨大的贡献。有资料表明,世界范围内农药所避免和挽回的农业病、虫、草害损失占粮食产量的1/3。粮豆中农药残留的原因如下:

a. 农药结构不合理、质量差

我国现有农药结构不合理、产品质量不高以及农药具有的药性决定其残留的程度。如有机砷、汞等农药,由于其代谢产物砷、汞等,最终无法降解而残存于环境和植物体中,造成对环境、植物的长期污染。

b. 农药使用不当,药械落后

我国每年化肥和农药年施用量分别达4 700万吨和130多万吨,由于不合理使用农药,利用率仅为30%,又由于施药技术不到位,药械落后,施药中跑、冒、滴、漏问题突出,污染作物和环境。美国康奈尔大学的调查数据显示,全世界每年使用的600余万吨农药,实际发挥效能的仅1%,其余99%都散逸于土壤、空气及水体之中。

c. 使用者对农药缺乏基本知识

农民缺乏安排合理使用农药的意识和基本知识,为了持续保持农作物的稳产、高产,任意加大或减少用药量,长期使用高毒、高残留农药,却没有认识到农药的施用对环境造成一定的污染。

d. 不按照安全间隔期收获农作物

农民为追求农作物产量,在使用农药过程中随意加大药量,不按照安全间隔期收获农作物。

e. 农药储存不当

温度、光照等因素会影响农药的挥发、残留。农民缺乏农药正确存储的意识,没有避光阴凉存储,乱存乱放,有的甚至找不到标签,导致误用、滥用。

(3) 有毒重金属

粮豆受有毒重金属的污染:粮豆中的有毒重金属主要来自未经处理或处理不彻底的工业废水和生活污水对农田、菜地的灌溉。一般情况下,污水中的有害有机成分经过生物、物理及化学方法处理后可减少甚至消除,但以金属毒物为主的无机有害成分或中间产物可通过污水灌溉严重污染农作物。日本曾发生的"水俣病""痛痛病"都是由于重金属污染造成的,即用含汞、镉污水灌溉农田所造成的;"湖南镉大米"事件中,镉含量超过国家标准规定值0.2 mg/kg,也是由于污染而造成。

(4) 仓储害虫

a. 仓储害虫的种类

我国常见的仓储害虫有甲虫(大谷盗、米象、谷蠹和黑粉虫等)、螨虫(粉螨)及蛾类(螟蛾)等50余种。此外,储粮害虫还有米黑虫、黄粉虫、玉米象、豌豆象、蚕豆象、绿豆象、麦蛾等。

b. 仓储害虫产生的条件

我国每年因各种病虫害而损失粮食4 000万吨,约占全国粮食总产量的8.8%。而据联合国粮农组织(FAO)估计,全世界每年因病虫草害损失约占粮食总产量的1/3,其中因病害损失10%，因虫害损失14%，因草害损失11%。农作物病虫害除造成产量损失外，还可以直接造成农产品品质下降，出现腐烂、霉变等，营养、口感也会发生变化，甚至产生对人体有毒，有害的物质。当仓库温度在18～21℃、相对湿度65%以上时，适于虫卵孵化及害虫繁殖。仓储害虫在原粮、半成品粮豆上都能生长并使其发生变质失去或降低食用价值。

（5）物理性杂质

粮豆中物理性杂质包括无机夹杂物和有毒种子的污染。

a. 无机夹杂物

泥土、砂石和金属是粮豆中的主要无机夹杂物，可来自田园、晒场、农具和加工机械，不但影响粮豆的感官性状，而且可能损伤牙齿和胃肠道组织。

b. 有毒种子

麦角、毒麦、麦仙翁籽、槐籽、毛果洋茉莉籽、曼陀罗籽、苍耳子等均是粮豆在农田生长期、收割时混杂的有毒植物种子。

c. 掺杂掺假

一些不法商贩，为了缩短豆芽生长期，往豆芽里施放化肥，如尿素、硫酸铵、硝酸铵等，由于豆芽生长期短，施放化肥后，大部分被豆芽吸收，积存在豆芽体内，使豆芽受到了污染，不仅食用时缺乏豆芽菜应有的脆嫩鲜美味道，且对人体健康产生潜在危害。

2. 粮豆的安全管理

（1）粮豆的采购

采购的粮豆与粮豆相关产品等应符合国家有关食品安全标准和规定的要求；不得采购农药残留、兽药残留、重金属等污染物质以及其他危害人体健康物质的含量超过食品安全标准限量的粮豆与粮豆相关产品；以杀虫为目的，采用 ^{60}Co 或 ^{137}Cs 产生的γ射线，或能量低于10 MeV的电子束照射处理的豆类、谷类及其制品应符合《辐照豆类、谷类及其制品卫生标准》(GB 14891.8)的规定。

（2）粮豆类的要求

a. 大米

大米粒硬度是由蛋白质的含量决定的，米的硬度越强，蛋白质含量越高，透明度也越好。一般新米比陈米硬，水分低的米比水分高的米硬。具体选购方法如下：

一看：米粒大小均匀、丰满、色泽鲜亮而有光泽，罕见碎米和黄粒米及病斑米；

二抓：抓一把大米在手中，放开后观察手里是否粘有白分分的米糠粉，这种米糠粉情况在合格的新米中很少发现；

三闻：手中取少量米粒，用手搓其发热，然后立即嗅其气味，新大米有股扑鼻的清香味，而存放一年以上的陈米只有米糠味，没有清香味；

四尝：取几粒大米放入口中细细咀嚼，合格的新大米味微甜，无霉味和酸味；新米含水量较高，吃口较松，齿间留香；陈米则含水量较低，吃口较硬。

b. 面粉

面粉是由小麦磨制烘干而成的，通常分为标准粉、富强粉和强力粉3种。优质面粉有股小麦香味，颜色略带黄色，干燥，不结块和团；劣质面粉水分重、发霉、结团块、有酸败味，不能食用。因此，采购面粉时主要从所含水分、颜色、面筋质和新鲜度四方面衡量选购：

水分：含水率正常的面粉，手捏有滑爽感，伸手插入阻力小，轻拍面粉即飞扬；受潮含水多的面粉，捏而有形，不易散；手插阻力较大，且内部有发热感，容易发霉结块；

颜色：面粉颜色越白，加工精度越高，但其维生素含量也越低；如果保管时间长了或受潮了，面粉颜色就会加深，这说明面粉品质也降低了；

面筋质：水调后，面筋质含量越高，一般品质就越好，但面筋质量过高，其他成分就相应减少，品质也不一定好；

新鲜度：新鲜的面粉有正常的气味，颜色较淡且清，如有腐败味、霉味、颜色发暗、发黑或结块的现象，说明面粉储存时间过长，已经变质。

c. 大豆

大豆通称黄豆。黄豆以豆粒饱满完整、颗粒大、金黄色为上品，若豆粒有发黑、颜色暗浊或干瘪现象，表示品质较差，也可能存放过久导致。以下是如何挑选优质黄豆的方法：

看颜色，表面有光泽：在挑选黄豆时，一般应该选择为黄色，颗粒鲜艳又有光泽的是好大豆；如果色泽暗淡的，无光泽就表示是劣质黄豆；

辨识大豆饱满、虫害、变质现象：在购买黄豆时要选择颗粒饱满且整齐均匀，无破瓣、无缺损、无虫害、无霉变；颗粒瘦小干瘪的、豆粒不完整的、黄豆总体大小不一、有破瓣、有虫蛀、霉变的就是劣质大豆；

用牙轻咬豆粒，看干燥程度：在购买散装黄豆的时，用牙轻咬豆粒，若发音清脆成碎粒说明大豆干燥；若发音不脆则说明大豆潮湿；

闻味道辨别大豆库存时间：优质大豆具有正常的香气和口味；有酸味或霉味的质量不佳，说明库存时间太久不宜选购。

(3) 加工过程的管理

a. 防止杂物的混入

粮豆中混入的泥土、砂石、金属屑及有毒种籽对粮豆的保管、加工和食用均会造成很大的影响。为此，在粮豆加工过程中安装过筛、吸铁和风车筛选等设备可有效去除有毒种籽和无机夹杂物。

b. 除毒方法

除毒可采用挑选的方法，去除霉变、黄变粒；采用清洗的方法，也能去除部分表面的霉菌。

(4) 控制粮豆水分

粮豆含水分的高低与其贮藏时间的长短和加工密切相关。在贮藏期间粮豆水分含量过高时,其代谢活动增强而发热,使霉菌、仓虫易生长繁殖,致使粮豆发生霉变,而变质的粮豆不利于加工,因此,应将粮豆水分控制在安全贮存所要求的水分含量以下。粮谷的安全水分为12%～14%,豆类为10%～13%,玉米12.5%,面粉13%～15%,花生9%。此外,粮豆籽粒饱满、成熟度高、外壳完整时贮藏性更好,因此应加强粮豆入库前的质量检查,同时还应控制粮豆贮存环境的温度和湿度。

(5) 仓库的安全管理

为使粮豆在贮藏期不受霉菌和昆虫的侵害,保持原有的质量,严格执行《中华人民共和国粮食行业标准粮食仓库安全操作规程》的管理要求:

a. 控制仓库内温度、湿度;保持粮豆类仓库的清洁卫生,定期清扫消毒;定期检测仓库温度和粮豆水分含量,加强粮豆的质量检查,注意霉变及虫害,发现问题时,应立即采取相应措施。

b. 仓库防治虫害时,使用的除虫药物应符合食品安全的相关要求,并注意使用范围和使用量,防止其对粮豆的污染。

(二) 蔬菜水果类

1. 主要安全问题

(1) 细菌及寄生虫卵的污染

蔬菜水果在种植过程中因施用人畜粪便和生活污水灌溉,蔬菜水果生产从开花、结实到收获、包装、运输、储藏、销售的各个环节都可能受到肠道致病菌和寄生虫卵的污染而引起疾病,污染程度和表皮破损有关。据某地调查,葱、香菜以及生菜大肠菌群检出率为78.52%,肠道致病菌检出率34.81%,其中,在生吃蔬菜中沙门氏菌污染率最高(22.96%)。流行病学调查也证实生食不洁的黄瓜和番茄在痢疾的传播途径中占主要地位;水生植物,如水红菱、茭白、荸荠等都有可能污染姜片虫囊蚴,如生吃可导致姜片虫病;水果采摘后在运输、贮存或销售过程中也可受到肠道致病菌的污染,污染程变和表皮破损有关。

(2) 有害化学物质

a. 农药残留

蔬菜和水果施用农药较多,其农药残留较严重。甲胺磷为高毒杀虫剂,应禁止在蔬菜、水果上使用,但调查结果显示甲胺磷不仅广泛存在于各类蔬菜、水果中,且含量也较检出的其他有机磷农药含量高,如在蔬菜、水果中的甲胺磷残留量分别为 14.52 μg/kg、17.70 μg/kg。我国明确规定蔬菜中不得检出对硫磷,但部分蔬菜中仍可检出对硫磷(1.70 μg/kg),显然这是违反《农药安全使用规定》,滥用高毒农药所致。

目前,农药残留状况存在着一些风险隐患,如南方地区或其他地区,夏季由于病虫害发生重、农药使用量大、易造成农产品农药残留超标;反季节栽培蔬果情况下的农药施用也易引起农药残留超标,且随着国内外残留限量标准的提高或监测农药种类的增加,原来不超标的农产品也可能超标等。

b. 重金属的污染

据调查我国平均每人每天摄入铅 86.3 μg,其中 23.7% 来自蔬菜;平均每人每天摄入镉 13.8 μg,其中 23.9% 来自蔬菜,2.9% 来自水果。某地用含砷废水灌溉菜地,使小白菜含砷量高达 60~70 mg/kg,而一般蔬菜中平均含量在 0.5 mg/kg 以下。

c. 其他有害化学物质

一般情况下蔬菜、水果中硝酸盐与亚硝酸盐含量很少,但在生长时遇到干旱或收获后不恰当地存放、贮藏和腌渍时,硝酸盐和亚硝酸盐含量增加,对人体产生不利影响。

2. 蔬菜水果的安全管理

(1) 蔬菜水果的选购

选购蔬菜水果应符合国家相关的标准。采用 ^{60}Co 或 ^{137}Cs 放射性核素产生的 γ 射线辐照,可抑制根茎类或块茎类农产品的发芽和腐烂,如洋葱、土豆、生姜、薯类,还可延长贮存期。

a. 选购蔬菜的方法

首先看蔬菜的颜色,各种蔬菜都具有本品种固有的颜色、光泽,从而来辨别蔬菜的成熟度以及新鲜度;新鲜蔬菜不是颜色越鲜艳越好,如选购干豆角时,发现它的绿色比其他的蔬菜还鲜艳时要慎选;其次要看形状是否有异常,多数蔬菜具有新鲜的状态,如有枯萎、损伤、变色、病变、害虫侵蚀,则为异常形态。还有的蔬菜由于人工使用了激素类物质,会长成畸形;最后要闻一下蔬菜的气味,多数蔬菜具本品种固有的清香味,不应有腐败味或者其他的异味。

b. 选购水果的方法

一般一闻、二看、三捏。先闻有没有水果应有的香味,通过闻水果的气味来辨别。自然成熟的水果,大多在表皮上能闻到一种果香味;催熟的水果不仅没有果香味,甚至还有其他的异味;二看有没有发黑或者腐烂的部位;三捏一捏,软硬是否均匀,太软的不宜选购。尽量选择应季节的水果,反季节的水果在人为的生长条件和运输条件下,容易添加一些激素和不安全的物质;挑选水果的时候,要选择大小适中的,太大的极有可能是激素、膨大剂等催熟的。

(2) 加工过程的管理

水果和生食的蔬菜在食前应清洗干净,挑拣、剔除残叶、烂根、破损及腐烂变质部分,并针对果蔬的特性采用相对应的漂烫、消毒方法;蔬菜的特点是生长期短,植株的大部分或全部均可食用而且无明显成熟期,有的蔬菜自幼苗期即可食用,一部分水果食前也无法去皮,因此,蔬菜和水果中农药的残留限量应符合我国《食品安全国家标准 食品中农药最大残留限量》(GB 2763-2014)的规定。

(3) 蔬菜水果贮藏与运输

　　a. 蔬菜水果的贮藏

　　蔬菜水果含水分多、组织嫩脆、易损伤和腐败变质,因此贮藏的关键是保持蔬菜水果的新鲜度。一般保存蔬菜水果的适宜保存温度是0℃左右,此温度既能抑制微生物生长繁殖,又能防止蔬菜、水果间隙结冰,避免在冰融时因水分溢出而造成蔬菜水果的腐败。防霉剂、杀虫剂、生长调节剂等化学制剂在蔬菜水果贮藏中的应用越来越广泛,可延长贮藏期限并提高保藏效果,但同时也增加了污染食品的机会,因此,应按照国家相关标准进行操作。

　　b. 蔬菜水果的运输

　　蔬菜和水果在运输过程中拼箱的情况经常会发生的,但必须注意,有些蔬菜和水果具有强烈的气味,而有些蔬菜和水果又能吸收异味,这两类蔬菜和水果不能混装。这也是蔬菜和水果不能拼箱混装的一个条件。另外应注意的是,大多数蔬菜和水果要求运输温度保持0～4℃,但也有例外的,如香蕉最好在12～14℃运输才能保持好的质量。因此,应根据蔬菜水果的特性,在合适的温度条件下进行运输。

二、动物性食物的安全问题与管理

(一) 畜肉及其制品

1. 主要食品安全问题

(1) 腐败变质

　　a. 微生物的作用

　　畜肉从新鲜到腐败变质需要经过僵直、后熟、自溶和腐败四个过程。肉中组织酶催化蛋白质、脂肪的分解即为自溶,这为细菌的侵入繁殖创造了条件,肉在细菌的酶作用下,发生腐败变质。不适当的生产加工和保藏条件也会促进肉类腐败变质。

　　此外,酶、水分、pH值、营养等因素也可引起食品腐败变质。以营养因素为例,由于各种食品所含的营养不同,其发生腐败变质的特征也有所不同。含蛋白质丰富的肉、鱼、禽、蛋等动物性食品,以蛋白质腐败发臭为特征;含脂肪丰富的动物性食品,则以酸败发蠔为特征。有些食品在腐败变质过程中的分解产物,如某些青皮红肉鱼类产生组胺,食后可引起过敏性食物中毒。有的腐败变质食品中含有某些有毒物质,食后可能对人体健康造成慢性的潜在性危害。食品氧化酸败后,不仅破坏了它本身的营养价值,食味显著下降,而且过多食用还能破坏人体中的酶,引起生理上的失调,轻者头昏头痛、发冷发热、呕吐腹泻,重者可造成心、肝、肾的肿大和脂肪肝等病变。

腐败变质的食品一是使人产生厌恶感；降低营养成分或丧失食用价值；二是分解产物对人体造成损害,分解产物由于菌量增多,食后可引起人体不良反应或引起食物中毒。

b. 食品腐败变质的预防措施

预防食品腐败变质的措施,主要是设法减弱或消除引起食品腐败变质的各种因素的作用。首先是减少细菌的污染和抑制细菌生长繁殖的能力,延长食品可供食用的期限。为此,常对食品进行加工处理,改变食品的温度、水分、渗透压、氢离子浓度以及采用其他抑菌杀菌措施,达到防止食品腐败变质的目的。一般常用的防腐措施有以下几种：高温处理、低温处理、脱水处理、提高食品的渗透压、提高氢离子浓度等。防止食品腐败变质并不困难,只要掌握食品发生腐败变质的规律,积极采取预防措施就能控制食品发生腐败变质,由腐败变质食品引起的食物中毒事故也完全可以避免。

(2) 常见人畜共患传染病和寄生虫病

a. 人畜共患传染病

常见的人畜共患传染病有口蹄疫、结核病、布氏杆菌病。口蹄疫病原体为口蹄疫病毒,是猪、牛、羊等偶蹄动物的一种急性传染病,是高度接触性人畜共患传染病；结核病是由结核杆菌引起的人畜共患慢性传染病。牛、羊、猪和家禽均可感染。牛型和禽型结核可传染给人；布氏杆菌病是由布氏杆菌引起的慢性接触性传染病,绵羊、山羊、牛、猪易感。布氏杆菌分为六型,其中羊型、牛型、猪型是人类布氏杆菌病的主要致病菌,羊型对人的致病力最强,猪型次之,牛型较弱。

b. 常见人畜共患寄生虫病

如囊虫病、旋毛虫病、华支睾吸虫病、并殖吸虫病、广州管圆线虫病等。人畜共患寄生虫病传播与人们的生活及行为方式密切相关,主要是食用带着血丝的猪肉和牛肉,易引发猪带绦虫、牛带绦虫病等。

(3) 药物残留

为了防治牲畜疫病及提高畜产品的生产效率,经常会使用各种药物,如抗生素、抗寄生虫药、生长促进剂、雌激素等。这些药品不论是大剂量短时间治疗还是小剂量在饲料中长期添加,在畜肉、内脏都会有残留,残留过量会危害食用者健康。

a. 抗生素

常用的抗生素有青霉素、链霉素、庆大霉素、四环素、头孢霉素等,其中青霉素使用最为广泛。抗生素在畜类食品中残留对人体造成危害。经常食用含抗生素残留的畜肉可使人产生耐药性,影响药物治疗效果；对抗生素过敏的人群具有潜在的危险性。

b. 生长促进剂和激素

药物残留对人体是有危害的,如激素药物中的己烯雌酚对动物的正常合成代谢具有促进作用,可提高动物增长率,因此,一直用以促进牛和羊的增长。现已证实己烯雌酚可在肝脏内残留并存在致癌性，2002年已被列入我国农业部《食品动物禁用的兽药及其它化合物清单》之中。

  c. 盐酸克伦特罗

不法分子为了提高牲畜的生长速率，在饲料中添加盐酸克伦特罗。盐酸克伦特罗在体内代谢较慢，添加于饲料中会在畜、禽肌肉，特别是内脏，如肺、肝、肾脏等中残留而引起食用者中毒，中毒症状为头晕、头痛、肌肉震颤、心悸、恶心、呕吐等。严重者可出现心律失常。1999年国务院颁布的《饲料和饲料添加剂管理条例》明确规定，严禁在饲料和饲料添加剂中添加盐酸克伦特罗等激素类药品。

2. 畜肉及其制品的管理

（1）畜肉原料的要求

  a. 牲畜肉应来自非疫区的健康牲畜，并持有产地兽医检疫证明。
  b. 感官要求、理化指标与微生物指标应符合国家相关规定。
  c. 污染物指标应符合《食品安全国家标准 食品中污染物限量》(GB 2762)规定。
  d. 农药残留量应符合《食品安全国家标准 食品中农药最大残留限量》(GB 2763)的规定。
  e. 兽药残留量应符合动物性食品中兽药最高残留限量（农业部235号公告）的规定。

（2）畜肉制品的要求

畜肉制品品种繁多，品种有干制品（如肉干、肉松、其他熟肉干制品）；灌肠制品（香肠、红肠、肉肠等）；熟肉制品（肴肉、酱卤肉等），腌制品（腌腊肉制品、火腿、腊肉、咸肉、香（腊）肠等）及各种烧烤和烟熏肉制品。

  a. 感官要求：无异味、无酸败味、无异物；熟肉干制品无焦斑和霉斑。
  b. 理化和微生物指标：应分别符合《食品安全国家标准 熟肉制品》(GB 2726)和《食品安全国家标准 腌腊肉制品》(GB 2730)相对应的指标和规定，如火腿、腊肉、咸肉、香（腊）肠的过氧化值（以脂肪计）应 ≤ 0.5 mg/kg；腌腊禽制品 ≤ 1.5 mg/kg；火腿的三甲胺氮 ≤ 2.5 mg/kg 的指标；熏、烧、烤肉类制品中苯并(a)芘应 ≤ 5.0 μg/kg；肉制品（肉类罐头除外）中 N-二甲基亚硝胺限量指标 ≤ 3.0 μg/kg。
  c. 贮存与运输的要求：应符合《食品安全国家标准 肉与肉制品经营卫生规范》(GB 20779)的规定。

（二）禽肉类及其制品

1. 主要食品安全问题

禽在养殖、禽肉在加工、销售过程中，均会遭到饲料污染、兽药残留、动物疫情、非法添加物的使用等因素均会使禽肉及其制品受生物污染，农药、兽药和重金属的残留等。

(1) 生物污染

　　a. 腐败变质：禽肉即使在低温贮存下也能受细菌的生长繁殖，如假单胞菌，可引起禽肉感官改变，甚至禽肉发生腐败变质。

　　b. 人畜共患传染病：家禽产业集约化、规模化程度高，在养殖过程中存在养殖空间小、养殖密度大、养殖环境差等情况，容易导致养殖家禽传染病的发生，已知禽类的传染病较多，仅列入我国动物防疫法中的禽病就有25种之多，如禽流感。

　　c. 加工过程的交叉污染：禽肉在加工过程中因操作交叉污染、食用前未充分烧熟煮透经常受沙门氏菌、金黄色葡萄球菌、大肠杆菌、弯曲菌、李斯特菌和其他致病菌的污染引起细菌性食物中毒。

(2) 化学污染

　　a. 重金属污染：家禽在养殖过程中，使用受农药污染的饲料，致使禽肉农药残留、重金属含量超过国家限量标准。

　　b. 药物残留：家禽在养殖过程中生病用药，未按照兽药停药期规定（中华人民共和国农业部公告第278号），禽产品中使用不同兽药的休药期，造成兽药残留。

2. 禽肉及其肉制品的管理

　　采购禽肉时，应索取检验合格证明，未经检验或者检验不合格的禽肉不得采购。包装禽肉的塑料包装材料应符合《食品安全国家标准　食品接触用塑料材料及制品》（GB 4806.7）和《食品安全国家标准　食品接触用纸和纸板材料及制品》（GB 4806.8）的规定。

　　(1) 感官要求、理化指标、微生物指标应符合《食品安全国家标准　鲜、冻禽产品》（GB 16869）的相关规定。

　　(2) 农药残留应符合《食品安全国家标准　食品中农药最大残留限量》（GB 2763）的规定。

　　(3) 兽药残留量应符合动物性食品中兽药最高残留限量（农业部2002年235号公告）的规定。

　　(4) 污染物指标应符合《食品安全国家标准　食品中污染物限量》（GB 2762）的规定。

3. 禽肉及其制品贮存与运输的要求

　　(1) 禽肉的贮存：禽肉在贮存过程中不得与有毒、有害、有异味、易挥发、易腐蚀的物品同处贮存；冻禽产品应贮存在-18℃以下的冷冻库，库温一昼夜升降幅度不得超过1℃。

　　(2) 禽肉的运输：冷藏车（船）或保温车应符合国家相关规定。新鲜禽肉和冻禽肉在运输过程中应有密闭冷藏车，车上设有防尘、防蝇、防晒、防雨淋设备，不得与有毒、有害、有异味或影响产品质量的物品混装运输。

　　(3) 工用具的清洗消毒：在家禽运输后，对搬运的器具必须进行清洗和消毒，并注意洗涤剂和消毒剂的合理选购。

（三）禽蛋及其制品

鲜蛋主要有鸡蛋、鸭蛋、鹅蛋、鹌鹑蛋等禽蛋及其制品。

1. 主要食品安全问题

致病菌（沙门氏菌、金黄色葡萄球菌）和引起腐败变质的微生物污染。禽蛋尤其容易受到沙门氏菌的污染。

（1）微生物污染

　　a. 蛋类的微生物来自卵巢，禽类感染病原菌通过血液进入卵巢，使卵巢中形成的蛋黄带有致病菌，如鸡伤寒沙门菌等。

　　b. 微生物源于泄殖腔、不洁的产蛋场所及运输、贮藏等各环节。在气温适宜条件下，微生物通过蛋壳气孔进入蛋内并迅速生长繁殖，使禽蛋腐败变质。如外界霉菌进入蛋内可形成黑斑，称"黑斑蛋"，微生物分解蛋黄膜形成"散黄蛋"，蛋黄与蛋清混在一起称"浑汤蛋"。由于蛋白质分解形成的硫化氢、胺类、粪臭素使蛋具有恶臭气味。

（2）化学污染

在养殖过程中，不正确地使用抗生素、激素等化学物品，可对禽蛋造成污染。

2. 禽蛋及其制品的安全管理

凡腐败变质、受化学物质污染的禽蛋不得供食用。采购各种禽类生产的鲜蛋，其感官要求和理化指标应符合国家相关规定：

　　a. 感官要求与微生物限量指标应符合《食品安全国家标准　蛋与蛋制品》(GB 2749)的规定。

　　b. 致病菌限量指标应符合《食品安全国家标准　食品中致病菌限量》(GB 29921)的规定。

　　c. 污染物限量指标应符合《食品安全国家标准　食品中污染物限量》(GB 2762)的规定。

　　d. 农药残留限量应符合《食品安全国家标准　食品中农药最大残留限量》(GB 2763)的规定，兽药残留限量应符合国家有关规定和公告。

（四）鲜冻动物性水产品

鲜冻动物性水产品包括海水产品和淡水产品。

1. 鲜冻动物性水产品的安全问题

（1）腐败变质

鱼类离开水后很快死亡，鱼死后的变化与畜肉相似。由于鱼体内酶的作用，鱼体蛋白质分解，肌肉逐渐变软失去弹性，出现自溶。自溶时微生物易侵入鱼体。由于鱼体酶和微生物的作用，鱼体出现腐败，表现为鱼鳞脱落、眼球凹陷、鳃呈褐色并有臭味、腹部膨胀、肛门肛管突出、鱼肌肉碎裂并与鱼骨分离，发生严重腐败变质。

(2) 重金属的污染

鱼类及其他水产品常因生活水域被污染使其体内含有较多的重金属（如汞、镉、铬、砷、铅等）和农药。据报道我国水产品汞含量平均为 0.04 mg/kg，占最大残留限量标准的 13.3%。平均每人每天从水产品中摄入汞的量为 1.0 μg、镉 0.5 μg。

(3) 鱼虾贝类的其他安全问题

a. 鱼类及其他水产品还可受到有机磷、有机氯等农药的污染。

b. 鱼类及其他水产品体内的寄生虫卵可引起人类食源性寄生虫病，如人们会因吃生或半生的淡水鱼而感染华支睾吸虫、卫氏并殖吸虫等。

c. 由于人畜粪便及生活污水对水体污染，使鱼类及其他水产品受到肠道致病菌的污染，如1988年上海甲型肝炎暴发流行，患病人数达30万之多，主要是因食用被甲肝病毒污染的毛蚶所引起。

2. 鲜、冻动物性水产品的管理

为确保鱼类与贝类等水产品的食用安全，食堂不得加工已死亡的黄鳝、甲鱼、乌龟、河蟹及各种贝类；含有天然毒素的水产品，如鲨鱼、魟鱼等必须去除肝脏；新鲜河豚鱼不得供食用。为预防食源性疾病的发生，不提倡食堂供应生食鱼类、贝类等水产品。其他的水产品相关要求如下：

(1) 符合国家相关规定

a. 感官要求和理化指标应符合《食品安全国家标准 鲜、冻动物性水产品》(GB 2733) 的规定。

b. 污染物指标应符合《食品安全国家标准 食品中污染物限量》(GB 2762) 的规定。

c. 贝类毒素的限量：贝类的麻痹性贝类毒素 (PSP) ≤ 4 MU/g；腹泻性贝类毒素 (DSP) ≤ 0.05 MU/g。

d. 农药残留限量和兽药残留限量应分别符合《食品安全国家标准 食品中农药最大残留限量》(GB 2763) 和国家有关规定和公告。

(2) 鲜、冻动物性水产品的贮存要求

a. 采购要求：贝类、淡水蟹类、龟、鳖、黄鳝应活体加工，其冷冻品应在活体状态下清洗（宰杀或去壳）后冷冻；冷冻动物性水产品应贮存在−18℃或更低的温度下，禁止与有毒、有害、有异味物品同库贮存。

b. 低温保鲜：低温保鲜有冷藏和冷冻两种，冷藏多用机冰使鱼体温度降至10℃左右，保存5～14天；冷冻贮存是选用鲜度较高的鱼在−25℃以下速冻，使鱼体内形成的冰块小而均匀,然后在-18～-15℃的冷藏条件下,保鲜期可达6～9个月。含脂肪多的鱼不宜久藏,因鱼的脂肪酶须在-23℃以下温度才会受到抑制。

c. 盐腌保藏:用盐量视鱼的品种、贮存时间及气温高低等因素而定。盐分含量为15%左右的鱼制品具有一定的贮藏性。此方法简易可行、使用广泛。

(3) 鲜冻动物性水产品的运输要求

a. 冷藏工用具要求:生产运输渔船(车)应经常冲洗,保持清洁卫生,减少污染;外运供销的鱼类及水产品应达到规定的鲜度,尽量冷冻调运,用冷藏车(船)装运。

b. 运输销售要求:鱼类在运输销售时应避免污水和化学毒物的污染,凡接触鱼类及水产品的设备、工用具应由无毒无害的材料制成。提倡用桶或箱装运,尽量减少鱼体损伤。

(五)乳与乳制品

1. 乳与乳制品的安全问题与管理

乳与乳制品是一类营养成分丰富、组成比例适宜、易消化吸收、营养价值高的天然食品,市场上常见的主要有液态奶、发酵乳、奶酪、奶粉等。

(1) 乳与乳制品的安全问题

a. 微生物污染

在牛奶中发现的各种微生物有溶血性链球菌、致病性大肠杆菌、沙门氏菌、金黄色葡萄球菌、肉毒杆菌等,造成微生物污染的途径主要有两种:一是由于奶牛场的饲养管理、挤奶、贮藏、运输等方法不当引起牛奶被微生物污染;二是内源性污染,在挤奶之前受到了微生物的污染,如乳房炎等。

b. 人畜共患传染病

主要病原有结核杆菌、布氏杆菌、炭疽杆菌、口蹄疫病毒。由于奶牛养殖时的检疫、防疫措施不当,致使牛感染人畜共患病,通过饮用牛奶传播疾病,影响人类健康。

c. 有毒有害残留

农药残留,如杀虫剂、除草剂,可通过饲料饲草作物,致使籽实、根、茎或叶中大量残留;毒素残留,饲喂变质的饲料饲草,受到霉菌侵染,不仅降低了营养价值,而且产生的霉菌毒素在畜禽产品中残留;

重金属残留,主要有汞、铅、砷等有害元素,由于环境污染或违规使用添加剂所造成;激素,目前多种激素用于畜牧业中,如雌二醇、催产素、黄体酮等均可引起残留。

d. 抗生素残留

乳品中抗生素残留主要是养牛户不遵守休药期规定以及滥用抗生素,使抗生素药物积蓄或贮存在动物细胞组织或器官内的药物原形、代谢产物和药物杂质。由于奶源控制管理原因和检测控制管理原因,原料奶中抗生素超标和交叉污染的情况比较严重,直接导致成品中抗生素残留超标,进而对健康造成危害。

e. 掺杂掺假

部分奶农或奶站为获得更高的利益,在奶牛饲养和原料奶中添加米汤、豆浆以及各种添加剂等,导致奶源出现质量安全问题。

(2) 乳与乳制品的安全管理

a. 感官要求、理化指标

全脂、脱脂和部分脱脂巴氏杀菌乳、灭菌乳、调脂乳、发酵乳、炼乳、乳粉应分别符合《食品安全国家标准 巴氏杀菌乳》(GB 19645)、《食品安全国家标准 灭菌乳》(GB 25190)、《食品安全国家标准 调制乳》(GB 25191)、《食品安全国家标准 发酵乳》(GB 19302)、《食品安全国家标准 炼乳》(GB 13102)和《食品安全国家标准 乳粉》(GB 19644)的规定。

b. 微生物限量

全脂、脱脂和部分脱脂巴氏杀菌乳、调脂乳、发酵乳、炼乳、乳粉应分别符合《食品安全国家标准 巴氏杀菌乳》(GB 19645)、《食品安全国家标准 调制乳》(GB 25191)、《食品安全国家标准 发酵乳》(GB 19302)、《食品安全国家标准 炼乳》(GB 13102)和《食品安全国家标准 乳粉》(GB 19644)的规定。

c. 污染物限量

全脂、脱脂和部分脱脂巴氏杀菌乳、灭菌乳、调脂乳、发酵乳、炼乳、乳粉均应符合《食品安全国家标准 食品中污染物限量》(GB 2762)的规定。

d. 真菌毒素限量

全脂、脱脂和部分脱脂巴氏杀菌乳、灭菌乳、调脂乳、发酵乳、炼乳、乳粉均应符合《食品安全国家标准 食品中真菌毒素限量》(GB 2761)的规定。

(3) 乳与乳制品的贮存和运输要求

a. 贮存要求

各种含水量在4%以下的固态乳制品,如各类乳粉,因乳制品中的酶易受光线影响,再加上包装材料密封不严及包装材料的透湿透气性大而导致乳粉增水、脂肪氧化、结块、微生物生长等,加速产品质量降低。所以,应尽可能在10～20℃的干燥通风、避光、密封、远离热源的环境中贮藏;新鲜牛奶、巴氏杀菌乳、灭菌乳、发酸乳、超高温杀菌乳等液态乳制品应在2～8℃下冷藏,以抑制微生物生长繁殖,但贮藏时间不能太长。鲜奶应该当日加工当日饮用,超高温杀菌乳奶可保存6个月,其他液态乳制品保存10天以内。

b. 运输要求

乳制品的运输应符合《食品安全国家标准 乳制品良好生产规范》(GB 12693)的相关规定。

（六）食用油脂

食用油脂按性状分为两类：在常温下呈液体状态（椰子油例外），如豆油、花生油、菜籽油、棉籽油、茶油、芝麻油等植物油；在常温下呈固体状态，如猪油、牛脂、奶油等动物油脂。

1. 食用油脂的安全问题

(1) 油脂酸败

油脂由于含有杂质或在不适宜条件下久藏而发生一系列化学变化和感官性状恶化，称为油脂酸败。

  a. 酸价（AV）：油脂酸败时游离脂肪酸增加，酸价也随之增高。因此可用酸价来评价油脂的酸败程度。

  b. 过氧化值（POV）：POV是油脂酸败的早期指标，当POV上升到一定程度后，油脂开始出现感官性状上的改变。

  c. 羰基价（CGV）：油脂酸败时可产生含有醛基和酮基的脂肪酸或甘油酯及其聚合物，其总量称羰基价。

  d. 丙二醛：丙二醛是猪油油脂酸败时的产物之一，其含量的多少可灵敏地反映猪油酸败的程度，并且随着氧化时间的延长，丙二醛不断增加。

(2) 食用油脂的其他安全问题

  a. 霉菌毒素

  油料种子被霉菌及其毒素污染后，其毒素可转移到油脂中，最常见的霉菌毒素是黄曲霉毒素。各类油料种子中花生最容易受到霉菌的污染，严重污染的花生榨出的油中每公斤黄曲霉毒素可高达数千微克。

  b. 多环芳烃类化合物

  油脂在生产和使用过程中，可能受到多环芳烃类化合物的污染。一是油料作物生长期间受到环境中多环芳烃的污染；油料种子用直火烟熏烘干时亦可受到污染；二是压榨法使用润滑油混入，浸出法使用有机溶剂在油中残留以及中间产品或生产环境的污染；三是油脂在高温下反复加热也是造成多环芳烃类化合物含量增高的原因。

  c. 芥子甙

  油菜籽中含有较多含量芥子甙。芥子甙在植物组织中葡萄糖硫苷酶作用下可水解为硫氰酸酯、异硫氰酸酯和腈。腈的毒性很强，能抑制动物生长或致死；而硫氰化物具有致甲状腺肿作用。

  d. 芥酸

  在菜籽油中含有的芥酸可使多种动物心肌中脂肪聚积，心肌单核细胞浸润并导致心肌纤维化。除此之外,还可见动物生长发育障碍和生殖功能下降。

2. 食用油脂的安全管理
(1) 食用油脂制品

    a. 感官要求、理化指标、微生物限量指标

    应符合《食品安全国家标准　食用油脂制品》(GB 15196)的规定。

    b. 污染物限量指标

    应符合《食品安全国家标准　食品中污染物限量》(GB 2762)的规定。

    c. 食品添加剂的使用

    应符合《食品安全国家标准　食品添加剂使用标准》(GB 2760)的规定。

    d. 食品营养强化剂的使用

    应符合《食品安全国家标准　食品营养强化剂使用标准》(GB 14880)的规定。

(2) 食用动物油脂

    a. 感官要求

    应符合《食品安全国家标准　食用动物油脂》(GB 10146)的规定。

    b. 污染物限量

    应符合《食品安全国家标准　食品中污染物限量》(GB 2762)的规定。

    c. 兽药残留限量

    应符合国家有关规定和公告。

    d. 食品添加剂的使用

    应符合《食品安全国家标准　食品添加剂使用标准》(GB 2760)的规定。

    e. 食品营养强化剂的使用

    应符合《食品安全国家标准　食品营养强化剂使用标准》(GB 14880)的规定。

(3) 其他管理要求

    采用转基因食用植物油料

    应按国家相关规定标识为转基因食用植物油料。

3. 食用油脂贮存与运输的安全管理

    食用油脂的贮存与运输均应有专用的工具、容器和车辆,以防污染,并定期清洗,保持清洁。为防止与非食用油相混,食用油应有明显标记,分区存放。贮存、运输、装卸时要避免日晒、雨淋,防止有毒有害物质污染。

4. 食用植物油及其制品的生产

    应符合《食品安全国家标准　食用植物油及其制品生产卫生规范》(GB 8955)的要求。

第五节
食源性疾病的预防和处理

食源性疾病是指食品中的致病因素进入人体引起的感染性、中毒性等疾病，包括食物中毒。按致病因素分，食源性疾病包括三大类：第一类是致病微生物引起的食源性疾病，例如致病性的细菌、病毒、寄生虫污染引起的食物中毒和传染病；第二类是有毒动植物引起的食源性疾病，例如河豚毒素、贝类毒素、冷藏不当的青皮红肉鱼类、未煮熟的四季豆、生豆浆、桐油等引起的食物中毒；第三类是受到有毒有害化学物质污染的食品引起的食源性疾病，例如"瘦肉精"、违禁有机磷农药、亚硝酸盐等引起的食物中毒。致病性细菌引起的食物中毒，是上海市目前报告发生的食源性疾病中最为常见的类型。

一、微生物引起的食源性疾病

（一）细菌引起的食源性疾病

1. 细菌的基本特征

致病性细菌称为病原菌或致病菌，是导致大多数食物中毒的罪魁祸首，目前上海市餐饮业食物中毒中的80%以上是由它们引起。细菌可以在食品中存活和繁殖。食品的成品中带有病原菌，可能是由于加工时未彻底去除，但更多的是由于受到污染所致，污染通常可来自于生的食物、操作环境、人和动物等。表1-2是引起食源性疾病的一些重要病原菌。

表1-2 引起食源性疾病的重要病原菌

病原菌	常见食品和污染来源	发病表现	主要预防措施
副溶血弧菌	海产品及受该菌污染的食品	腹痛、呕吐和腹泻	不吃生食海产品，避免交叉污染
金黄色葡萄球菌	生牛奶、熟肉、糕点及其他受该菌污染的食品，常由人体伤口、疖子、鼻子、口腔等污染	腹痛、呕吐	避免手部有伤口从业人员上岗，接触身体后洗手，控制食品加工与食用时间间隔及保存温度

(续表)

病原菌	常见食品和污染来源	发病表现	主要预防措施
沙门氏菌	家禽、蛋、生肉,亦可由老鼠、昆虫和污水污染	腹痛、腹泻、呕吐、高热	避免有腹泻等消化道症状从业人员上岗,食品烧熟煮透,避免交叉污染,严格洗手
蜡样芽胞杆菌	谷物(尤其大米)、含淀粉食品、奶类、肉类、蔬菜,土壤和灰尘较常见	腹痛、腹泻、呕吐	剩余食品彻底回烧,烹饪的食品保存在危险温度带之外
大肠杆菌	生牛肉、受到污染的食品(如蔬果),常由动物粪便、污水等污染	腹痛、腹泻、血便,严重者并发溶血性尿毒综合征引起死亡	避免有腹泻等消化道症状从业人员上岗,食品烧熟煮透,避免交叉污染,严格洗手
痢疾杆菌	水、牛奶、色拉、蔬菜,常由人畜粪便污染的水、食品接触面和手污染	腹痛、腹泻(粪便中可带血)、发热、呕吐	避免有腹泻等消化道症状从业人员上岗,食品烧熟煮透,避免交叉污染,严格洗手,消灭苍蝇
单核细胞增生李斯特菌	冷藏后未经彻底加热的肉制品、水产品、水果蔬菜,常由土壤、污水、动物粪便等污染。5℃以下冷藏条件仍可生长	发热、腹泻,重症可表现为败血症、脑膜炎、心内膜炎、肺炎、孕妇流产	冷藏食品彻底加热后食用,凉拌菜注意避免交叉污染
肉毒梭状芽胞杆菌	自制发酵豆、谷类制品(面酱、臭豆腐),自制罐头,环境、土壤、人畜粪便中较常见	视物模糊、咀嚼无力、呼吸困难等,病死率高	正确冷却食品,自制酱类食品要经常搅拌,使氧气供应充足,自制罐头杀菌彻底

2. 细菌的生长繁殖

细菌是通过1个分裂成2个的方式快速增殖,这个过程被称为二分裂。由于在合适的条件下,细菌只需要10~20分钟就可以分裂繁殖一次,因此,一个细菌经过3~4小时就能繁殖到数以百万计的数量,足以导致食源性疾病。以下是影响细菌生长繁殖的六项重要条件:

(1) 营养

大多数的细菌喜欢蛋白质或碳水化合物含量高的食物,如畜禽肉、水产、禽蛋、奶类、米饭、豆类等。

(2) 温度

大多数细菌适合的生长繁殖温度为5~60℃,这个温度范围被称为"危险温度带"。

(3) 时间

大部分细菌需要达到一定的数量才会使人致病,控制时间以减缓细菌的繁殖,对于预防细菌引起的食源性疾病具有重要意义。

(4) 湿度

水是细菌生长所需的基本物质之一。在潮湿的环境中细菌容易生长,干燥方法加工的食品因细菌生长受到抑制而不易变质。

(5) 酸度

细菌在弱酸性或中性的食品中(如奶类、畜禽肉、水产、禽蛋、大部分果蔬)易于生长,在强酸性食品(如柠檬、醋)或碱性食品(如苏打饼干)中不能生长。

(6) 氧气

氧气对于肉毒梭菌等厌氧菌具有特殊意义,厌氧菌只能在罐头、大块食品(如大块烤肉、烤土豆)、发酵酱类(如豆豉)等食品中的缺氧条件下生长,给予充足的氧气可抑制此类细菌生长。

3. 细菌的芽胞和毒素

(1) 芽胞

某些细菌在缺乏营养物质和不利的环境条件下,可以转化为芽胞状态。处于芽胞状态的细菌对高温、紫外线、化学物质等都有很强的抵抗力。芽胞通常不会对人体产生危害,但一旦条件合适可以重新萌发成具有危害性的细菌。可产生芽胞的细菌在食源性疾病方面具有特殊的意义,因为这类细菌通常能够在烹调温度下存活。

(2) 毒素

许多病原菌可产生使人致病的毒素,大多数毒素在通常的烹调温度条件下即被分解,但有些细菌的毒素(如金黄色葡萄球菌产生的肠毒素)即使经过烹饪烧煮也不能破坏,因此污染了此类毒素的食品危险性极大。细菌产生毒素也需要一定的温度条件,温度越适宜,毒素产生的速度就越快。

4. 常见原因

细菌引起的食源性疾病(包括食物中毒)的原因具有共性,常见原因包括以下几方面:

(1) 交叉污染

即食食品(包括熟食品和生食蔬菜、水果、生鱼片等即食生食品)在食用前一般不再加热,一旦受到致病菌污染,极易引起食物中毒。如发生以下情况,就可能使其受到致病菌的污染:

a. 即食食品和食品原料在存放中相互接触(包括食品汁水的接触)。

b. 即食食品和食品原料的容器、工用具混用。

c. 操作人员接触食品原料后双手未经消毒即接触即食食品等。

> **【真实案例】冰箱放置食品生熟不分，冷菜存放中受到污染**
>
> 某日，本市一居民家庭在某饭店办"豆腐羹饭"，餐后有十余人出现腹痛、腹泻、恶心、呕吐、发热等症状，从患者肛拭及饭店存放熟食的冰箱内壁上均检出副溶血弧菌，确认这是一起食物中毒。事后调查发现，当天存放"豆腐羹饭"中的冷菜盐水鸡和五香牛肉的冰箱曾放过生的海产品、生肉等原料。最终确认的事件原因，是冰箱存放食品生熟不分，致使冷菜在存放中受到了食品原料中致病菌的污染。

(2) 人员带菌污染

一旦操作人员手部皮肤有破损、化脓、疖子，或出现呕吐、腹泻等症状，便会携带大量致病菌。如果患病仍继续接触食品，且不严格按要求进行手部的清洗消毒，就极易使食品受到致病菌污染，从而引发食物中毒。

> **【真实案例1】厨师带菌上岗操作，多名学生发生食物中毒**
>
> 某日，本市两所小学的学生食用本市某营养配膳有限公司供应的盒饭后，有一百余人出现腹泻、呕吐、发热等症状，从患者肛拭、剩余盒饭以及该公司一名厨师的肛拭中均检出痢疾杆菌。进一步调查发现，该厨师在事件发生前数日起就自觉腹部不适、大便稍稀，但仍带病上班，且承担炒菜和分装两项任务，当日上午的工作间隙还上过2次厕所。最终确认的事件原因，是该名厨师带菌操作，使食品受到了污染。

> **【真实案例2】员工卫生习惯不良，多名顾客发生吐泻**
>
> 某日，多名顾客在本市一家快餐店食用鸡腿汉堡后，出现恶心、呕吐、腹痛、腹泻等症状，从鸡腿汉堡中和负责加工的员工咽部均检出金黄色葡萄球菌。通过店内的监控录像发现，该员工在操作过程中咳嗽、打喷嚏，未戴口罩，边操作还边用手擦鼻子。最终确认的事件原因，是该名员工的不良卫生习惯导致其加工的汉堡被金黄色葡萄球菌污染。

> **【真实案例3】员工手部受伤未调离，熟食切配中受到污染**
>
> 某日，一些顾客在本市一家酒店食用盐水鸡、卤水拼盘等熟食后出现恶心、呕吐、腹

痛、腹泻等症状。经调查，该酒店负责熟食切配的员工近日手部有化脓的伤口，手部伤口处和切配的熟食中均检出金黄色葡萄球菌。该员工手部受伤后未调离岗位也未进行包扎处理，继续从事熟食切配工作，导致其切配的熟食受金黄色葡萄球菌污染，引发本起食物中毒。

(3) 食品未烧熟煮透

生的食品即使带有致病菌，通过彻底的加热烹调可杀灭其中的绝大部分。但如果未烧熟煮透就不能彻底杀灭致病菌，从而引发食物中毒。如发生以下情况，就可能发生未烧熟煮透的现象：

a. 烹饪时烧制时间过短；
b. 下锅的食品未彻底解冻，或一锅烧煮量太大，但仍按平常的时间烹饪；
c. 烹饪设备的加热部分发生故障，但仍按平常的时间烹饪等。

【真实案例1】蒸箱维护不及时，肉丸未蒸熟引起食物中毒

某日，本市某学校数十名学生出现腹痛、腹泻、呕吐等症状，供应该校午餐的是学校食堂。部分发病学生反映发病前一日中午供应的菜肴中肉丸的中心部分似乎不太熟，随后的检查发现加工这批肉丸的蒸箱加热管有一根已损坏，而当日加工仍按常规的时间加热，导致部分肉丸未蒸熟，引起了本起食物中毒。

【真实案例2】加工不当引发大规模痢疾，单位负责人被判处有期徒刑

某年10月中旬，本市多所学校学生食用某公司制作的盒饭后出现腹痛、腹泻、高热、里急后重等症状，部分学生症状严重。在盒饭中的葱拌黄瓜片、生黄瓜和多名发病学生肛拭中均检出痢疾杆菌。调查显示，该事件是由于某公司供应的盒饭中的葱拌黄瓜片所致，原因是污染了痢疾杆菌的生黄瓜在粗加工时清洗不彻底，致使生黄瓜表面污染的大量痢疾杆菌未能去除，烹饪的方式又是将切好的黄瓜片在沸水中稍许煮一下后就拌上葱油，使葱拌黄瓜片中残留痢疾杆菌，导致了该起事件的发生。该公司法定代表人被判处有期徒刑。

【真实案例3】未解冻鸡块烹饪时间不够，致病菌残留导致食物中毒

某日，一学校多名学生食用该校食堂供应的咖喱鸡块后出现发热、腹痛、腹泻等症状。在剩余的咖喱鸡块中检出沙门氏菌。调查发现，该学校食堂将未解冻的鸡块按解冻后鸡块的烹饪时间加工成咖喱鸡块，在室温下放置4个多小时后，供应给学生食用。生的鸡块中可能含有沙门氏菌，烹调未解冻的鸡块需要比解冻后鸡块更多的时间。该起事件中烹饪后鸡块含有沙门氏菌，在危险温度带放置4个多小时，造成沙门氏菌大量繁殖，食用后导致食物中毒。

(4) 食品贮存温度、时间控制不当

容易腐败变质的食品在5～60℃的贮存时间如超过2小时，食品中的细菌就可能大量繁殖，有时甚至产生耐热性的毒素，极易引起食物中毒。

【真实案例】海蜇丝提前24小时加工完毕，婚宴宾客进食后集体发病

某日，本市多名市民在某星级宾馆参加婚宴后出现腹痛、腹泻、呕吐等症状，在多名患者肛拭中检出副溶血弧菌。经查，婚宴冷菜中的海蜇丝在宴席前24小时就已经加工完毕，并一直放在冷菜间内直至供餐。加工好的海蜇丝长时间在常温下保存，副溶血弧菌大量繁殖引起了该起食物中毒。最终该宾馆赔偿消费者60余万元。

(5) 餐具、容器、工用具不洁

即食食品餐具、容器或加工工用具清洗消毒不彻底，或者消毒后受到二次污染，致病菌通过餐具等污染到食品，也可以引起食物中毒。

【真实案例】餐具和原料清洗水池混用，师生用餐后发生大规模痢疾

某日，本市一小学百余名师生食用学校食堂午餐后出现严重的腹痛、腹泻、高热、里急后重等症状，在数十名患者的肛拭中检出痢疾杆菌，确认这是一起菌痢爆发。对该校食堂的调查表明，食堂内没有专用的餐具清洗水池，餐具清洗与食品原料清洗共用两个水池。餐具虽规定用蒸饭箱进行消毒，但并未严格落实。食品原料中的痢疾杆菌通过清洗过程交叉污染至餐具，加之餐具未进行严格消毒，导致了本起严重的菌痢暴发事件。

5. 预防原则

针对上述常见的发生原因，应按照以下原则采取措施，预防细菌引起的食源性疾病：首先是防止食品受到细菌污染，其次是控制细菌生长繁殖，最后也是最重要的是杀灭病原菌。具体的措施包括：

原则一：防止食品受到细菌污染

(1) 保持清洁

保持砧板、刀具、操作台等食品接触表面的清洁；保持厨房地面、墙壁、天花板等食品加工环境的清洁；保持手的清洁，不仅在上岗操作前及受到污染后要洗手，在加工食物期间也要经常洗手；避免老鼠、蟑螂等有害动物进入厨房和接近食物。

特别提示：即食食品（包括各种熟食品和生食果蔬、生食海产品等即食生食品）操作区域以及接触即食食品的所有工用具、容器等除应清洗外，还必须进行严格的消毒。

(2) 生熟分开

餐饮单位处理冷菜要做到"五专"，即专间、专人、专用工具、专用冰箱和专用消毒设备。用于即食食品和食品原料的容器、工用具要有明显的区分标记。

特别提示：对于餐饮单位和集体食堂而言，食品工用具、容器分开十分重要，首先要有明显区分标志，其次要固定场所分开存放。常用的区分方法包括：标识不同标记、使用不同的材质或直接注明生熟字样等。

(3) 使用安全的水和食品原料

选择来源正规、优质新鲜的食品原料；浸泡即食食品（如白斩鸡、生食果蔬、海蜇等）要使用净水或煮沸后冷却的水。

特别提示：操作过程复杂的冷菜、预先拌制的色拉、生食水产品等引起细菌性食物中毒的风险较高，在举办宴席时尤其应注意尽量避免或减少上述品种的供应，中小学校食堂更是不应供应这些食品。

原则二：控制细菌生长繁殖

(1) 控制温度

容易腐败变质的即食食品制作完成至食用的时间超过2小时的，应在低于5℃或高于60℃温度条件下保存；容易腐败变质的食品原料应冷冻或冷藏保存；冷冻食品解冻应在5℃以下的冷藏条件或20℃以下的流动水中进行。

特别提示：使用温度计对需要测温的环节进行测量，有助于对温度的控制。

(2) 控制时间

不要过早加工食品，食品制作完成到食用应控制在2小时以内；生食海产品加工好至食用的间隔时间不应超过1小时；冷库或冰箱中的生鲜原料、半成品，储存时间不要太长，使用时要注意先进先出。

特别提示：对于餐饮单位和学校食堂而言，生鲜原料、半成品（如上浆的肉片）可以在容器上贴上时间标签以控制在一定时间内使用。时间标签可以直接标日期，保存期限较短的也可以用7种颜色分别代表周一至周日的方法标示。

原则三：杀灭病原菌

(1) 烧熟煮透

烹饪食品时，必须使食品中心温度超过70℃，保险起见最好能达到75℃并维持15秒以上；常温存放超过2小时的菜肴，食用前应确认未变质并彻底加热（中心温度达到70℃以上）；冷冻食品原料应彻底解冻后加热，避免外熟内生。

特别提示： 判断食品是否烧熟煮透的最好方法是使用中心温度计测温。肉的中心部位不再有粉红色，或肉汤的汁水烧至变清是辨别烧熟煮透的简易方法。

(2) 严格洗消

生鱼片和水果（制作鲜榨果汁、水果拼盘用）应在洗净的基础上进行消毒；餐具、接触成品的容器、工用具要彻底洗净消毒后使用；接触即食食品的从业人员（如备餐等），手部要经常进行清洗消毒。

特别提示： 餐具、容器、工用具最有效和经济的消毒方法是热力消毒，即使用煮沸或者蒸汽加热方法进行消毒。

最后，还有一项预防细菌性食物中毒的重要原则——控制加工量。如果超负荷加工，就会出现食品提前加工、设施设备不够用等现象，从而不能严格按保证食品安全的要求进行操作，上述各项控制措施就难以做到，发生食物中毒的风险会明显增加。

（二）病毒引起的食源性疾病

病毒是一类比细菌更为微小的微生物，引起食源性疾病的常见病毒有甲肝病毒、诺如病毒等。病毒具有以下共同特点：

1. 致病

病毒通常只需极少的数量即可使人致病。

2. 杀灭

病毒不会在食品中增殖，上述细菌生长繁殖的条件并不是病毒生存所需的。彻底加热可以灭活食品中的病毒。

3. 污染

携带病毒的人员如上厕所后不洗手，排泄物中的病毒可通过接触污染食品与水。

4. 传播

病毒可在食品与食品之间、食品接触的表面与食品之间、人与人之间传播。

诺如病毒感染性腹泻是多发于学校、幼托机构等密闭场所的病毒感染性疾病,主要症状以呕吐和腹泻为主,本市多发于秋冬季节,可通过污染的食品、饮用水、密切接触等途径传播,也可通过患者呕吐物、排泄物处理不当使病毒播散至空气中传播。预防该疾病应注意不生食贝类,食品烧熟煮透,严格洗手和消毒,避免交叉污染。如发生诺如病毒感染性腹泻,应及时掩闭覆盖患者的呕吐物、排泄物,并对患者吐泻物和教室、宿舍、校车、厕所等进行严格消毒。

> **【真实案例】幼儿园多名幼儿病毒感染,采取消毒隔离措施后得到控制**
>
> 某月连续多日,本市一幼儿园20名幼儿和1名老师出现呕吐、腹泻等症状。经调查,首发病例为该园某班一幼儿,在家中和班级内均发生呕吐,该班级前后共有14名幼儿发病,多名病例肛拭(粪便)中均检出诺如病毒。该幼儿园对教室、厨房等进行全面消毒,并对与该班同楼层的4个班级采取停课隔离措施,学生在家隔离观察。随后,该幼儿园再无新发病例出现。

(三) 寄生虫引起的食源性疾病

引起食源性疾病的常见寄生虫有旋毛虫、肺吸虫、肝吸虫、蛔虫等。寄生虫具有以下共同特点:

1. 致病

人感染寄生虫大多是通过食用生的或半生的(包括未烧熟煮透)的食品引起的。

2. 杀灭

寄生虫需在特定的宿主(人或动物)的体内才能繁殖。低温冷冻(−20℃ 7天或−35℃ 15小时)或彻底加热食品均能有效杀灭寄生虫。

3. 污染

蔬菜、水果和水都有可能受到寄生虫的污染。

> **【真实案例】螺肉加工中烫煮时间过短，多名消费者食用后感染寄生虫**
>
> 2006年某月，某市多名消费者在食用某餐厅供应的凉拌螺肉后，发生头痛、头晕、发热、颈部僵硬等症状。经调查，该餐厅供应的凉拌螺肉以福寿螺制作，厨师加工时仅用开水烫了几分钟，捞出来晾一下后就切配凉拌。生福寿螺感染了广州管圆线虫，餐厅加工时加热时间过短，未能有效杀死寄生虫，导致了该起事件。监督管理部门对餐厅处以40余万元的罚款。

二、有毒动植物引起的食源性疾病

（一）河豚鱼食物中毒

1. 中毒原因

误食河豚鱼或河豚鱼加工处理中未去除有毒部位。

2. 主要症状

一般在食用后数分钟至3小时内发病，症状为腹部不适、口唇指端麻木、四肢乏力继而麻痹甚至瘫痪、血压下降、昏迷，最后因呼吸麻痹而死亡。

3. 预防方法

不经营生鲜河豚鱼和河豚鱼干制品（包括生制和熟制品）。

政策解读： 2016年9月，农业部和国家食品药品监督管理总局下发通知，有条件放开养殖红鳍东方豚和养殖暗纹东方豚加工经营。通知规定，销售的养殖河豚必须来自经农业部备案的养殖源基地，经具备条件的农产品加工企业去除有毒部位和河豚毒素并包装，包装上应按照要求标示相关信息。禁止经营野生河豚以及养殖河豚活鱼和未经加工的整鱼。

> **【真实案例】餐饮单位随意丢弃河豚鱼内脏，拾荒人员捡食后死亡**
>
> 某日，本市沿海某区一拾荒人员在食用来路不明的鱼内脏后半小时即发生昏迷，最后因呼吸麻痹、抢救无效而死亡。后经调查，死者食用的鱼内脏是从某餐饮街附近的垃圾箱中捡来加工的，在其吃剩的食品中检测出河豚毒素。餐饮单位供应河豚鱼属严重违法行为。河豚鱼内脏含剧毒，餐饮单位非法加工河豚鱼后又将内脏随意丢弃，被该拾荒人员捡到后食用，导致了本起惨剧的发生。

（二）青皮红肉鱼引起的食物中毒

1. 中毒原因

食用了不新鲜的青皮红肉鱼（如青占鱼、秋刀鱼、金枪鱼、三文鱼等），这些鱼中含有高水平的组胺，可引起急性过敏反应。

2. 主要症状

一般在食用后数分钟至数小时内发病，症状为面部、胸部及全身皮肤潮红，眼结膜充血，并伴有头疼、头晕、心跳呼吸加快等，皮肤可出现斑疹或荨麻疹。

3. 预防方法

采购新鲜的鱼，如发现鱼眼变红、色泽不新鲜、鱼体无弹性时，不要购买；运输、储存都要保持低温冷藏；烹调时放醋，可以使鱼体内的组胺含量下降。

特别提示：集体供餐单位加工量大，初加工时应尤其注意鱼的冷藏保鲜，避免长时间室温下存放引起大量组胺产生。

> 【真实案例】青占鱼常温下长时间放置，一公司多名员工食用后中毒
> 某日，本市某快餐服务部外送的盒饭造成本市一家公司60余名职工出现面部潮红、头晕、心慌、胸闷恶心、呕吐等症状的组胺食物中毒。经调查，中毒食品是盒饭中的青占鱼，由于前一天购买的青占鱼在常温下放置了一天多时间，致使鱼体因变质而产生了大量组胺，导致本起食物中毒事件。

（三）四季豆等豆荚类引起的食物中毒

1. 中毒原因

四季豆、扁豆、荷兰豆等豆荚类未烧熟煮透，其中的皂素、红细胞凝集素等有毒物质未被彻底破坏。

2. 主要症状

一般在食用后1～5小时内发病，症状为恶心、呕吐、腹痛、腹泻、头晕、出冷汗等。

3. 预防方法

烹调时先将四季豆放入开水中烫煮10分钟以上再炒熟。

特别提示： 集体食堂、桶饭盒饭生产企业等集体供餐单位多使用大锅，翻炒较困难，四季豆等豆荚类食品不易完全彻底烧熟，较易引发食物中毒，在菜谱设计中应尽可能避免此类菜肴。

> 【真实案例】集体食堂大锅烹制四季豆，未烧熟煮透引发中毒事故
>
> 某日，本市一公司多名职工在该公司食堂就餐后出现恶心、呕吐、头晕等症状。经调查，当天该公司午餐菜谱中有四季豆，因该公司就餐人数众多，食堂炒菜用的锅子较大，每锅炒的四季豆达30千克左右。由于每锅炒制量大，炒制时间仅有5分钟，致使部分四季豆未烧熟煮透，四季豆内的有毒物质皂素未被彻底破坏（留样四季豆中检出皂素），引发食物中毒。

（四）未煮熟豆浆引起的食物中毒

1. 中毒原因

豆浆未经彻底煮沸，其中的皂素、抗胰蛋白酶等有毒物质未被彻底破坏。

2. 主要症状

在食用后30分钟至1小时内，出现胃部不适、恶心、呕吐、腹胀、腹泻、头晕、无力等中毒症状。

3. 预防方法

生豆浆烧煮时将上涌泡沫除净，煮沸后再以文火维持沸腾5分钟左右。

特别提示： 豆浆烧煮到80℃时，会有许多泡沫上浮，这是"假沸"现象，应将上涌的泡沫除净后继续加热，煮沸后再以文火维持沸腾5分钟。

> 【真实案例】豆浆未彻底烧熟至百余名学生食物中毒
>
> 某日，某市一中学150多名学生食用学校供应的豆浆后，发生恶心、呕吐等症状。在随后的抽样检测中发现，当晚学校餐厅为学生提供的豆浆中含有有毒物质皂素，调查亦证实该校供应学生的豆浆未彻底烧熟。

（五）野生蘑菇引起的食物中毒

1. 中毒原因

野生蘑菇中的部分品种含有生物毒素，食用后可导致中毒甚至死亡。

2. 主要症状

误食后的中毒症状因毒素种类的不同而不同，严重的可导致抽搐、痉挛、昏迷，甚至出现幻觉、溶血症状和肝脏损伤等症状，病死率高。

3. 预防方法

需要指出的是，不能仅凭外观确定野生蘑菇是否有毒。牛肝菌等有食用习惯的野生菌中也有部分具有毒性。

特别提示：本市野外和绿地也会有野生蘑菇生长，不应随意采摘食用。

> 【真实案例】随意采摘食用野生蘑菇，发生急性中毒送医救治
>
> 某日，一外地来沪人员将在绿地内采摘的野生蘑菇烧制后食用，食用后不久即出现呕吐、腹泻、黄疸等症状，肝功能指标超过正常值数百倍，出现明显肝功能损害的表现。其食用的野生蘑菇经鉴定为有毒品种。

三、有毒有害化学物质污染食品引起的食源性疾病

（一）"瘦肉精"食物中毒

1. 中毒原因

食用了含有瘦肉精的猪肉、猪内脏等。

2. 主要症状

一般在食用后30分钟至2小时内发病，症状为心跳加快、肌肉震颤、头晕、恶心、脸色潮红等。

3. 预防方法

选择信誉良好的供应商，如果发现猪肉肉色较深、肉质鲜艳、后臀肌肉饱满突出，脂

肪非常薄,这种猪肉则可能使用过瘦肉精。

特别提示: 购买猪肉时索取带有追溯码的标签或小票,猪内脏应该有包装;不要购买市场外无证摊贩销售的产品。

> **【真实案例】生猪饲养违规使用"瘦肉精",百余名市民发生食物中毒**
>
> 2006年某日,本市百余名市民发生心跳加快、肌肉震颤、头晕、恶心等"瘦肉精"食物中毒症状。经调查,中毒市民食用的猪肉均来自本市某大型食用农产品批发市场一户猪肉摊位,剩余猪肉中检出盐酸克伦特罗("瘦肉精"的一种)。该摊位所购猪肉来自本市周边省份的一家屠宰场。食品药品监督管理部门会同公安部门赴当地开展调查,查明该起事件原因是生猪养殖过程喂饲了盐酸克伦特罗。该起事件中的饲养户被依法追究刑事责任。

(二)有机磷农药食物中毒

1. 中毒原因

食用了使用违禁有机磷农药或者农药超标的蔬菜、水果等。

2. 主要症状

一般在食用后2小时内发病,症状为头痛、头晕、恶心、呕吐、视力模糊等,严重者瞳孔缩小、呼吸困难、昏迷,直至呼吸衰竭而死亡。

3. 预防方法

选择信誉良好的供应商;蔬菜初加工时用清水浸泡30分钟,烹调前再经烫泡1分钟,可有效去除蔬菜表面的大部分农药。

特别提示: 农贸市场、餐饮单位、集体食堂、桶饭盒饭生产企业可使用农药速测卡对蔬菜原料进行快速检测。

> **【真实案例】蔬菜使用违禁农药,一家4口食用后中毒**
>
> 2005年某日,某市一村民一家4口人在家吃肉和韭菜馅的水饺,15~20分钟后4人感到头晕、恶心,继而意识模糊,被及时送往医院。经调查,韭菜是在自己菜地割的,前一日为防治虫害,给韭菜打了有机磷农药。当日下午将韭菜用清水稍微冲洗一下,即开始切菜、切肉、搅馅。剩余韭菜中检测出违禁有机磷农药成分。

（三）亚硝酸盐食物中毒

1. 中毒原因

误将亚硝酸盐当作食盐加入食物中，或食用了刚腌渍不久的暴腌菜。

2. 主要症状

一般在食用后1～3小时内发病，主要表现为口唇、舌尖、指尖青紫等缺氧症状，自觉症状有头晕、乏力、心律快、呼吸急促，严重者会出现昏迷，大小便失禁，最严重的可因呼吸衰竭而导致死亡。

3. 预防方法

餐饮单位、集体食堂、食品不使用亚硝酸盐；不使用来历不明的"盐"；尽量少使用暴腌菜。

政策解读：上海市政府禁止生产经营食品品种的公告中明确规定，禁止在流通环节和餐饮服务环节经营自行添加亚硝酸盐加工的食品。

> 【真实案例】亚硝酸盐误当味精使用，多名顾客就餐后食物中毒
>
> 某日，多名顾客在本市一饭店就餐后出现头晕、呕吐、嘴唇发紫等症状，其中一人出现昏迷，医院诊断为亚硝酸盐中毒。经调查，该店加工冷菜时使用了食品添加剂亚硝酸盐，事发前一天由于亚硝酸盐包装袋破损，一名厨师将其倒入无任何标记的食品保鲜袋中放置于厨房操作台上，次日另一厨师误将其当作味精加入菜肴中，造成多名顾客发生食物中毒。

（四）桐油食物中毒

1. 中毒原因

误将桐油当作食用油使用。

2. 主要症状

一般在食用后30分钟至4小时内发病，症状为恶心、呕吐、腹泻、精神倦怠、烦躁、头痛、头晕，严重者可意识模糊、呼吸困难或惊厥，进而引起昏迷和休克。

3. 预防方法

桐油具有特殊的气味，闻味即可辨别。餐饮单位、集体食堂应不使用来历不明的"食用油"。

> **【真实案例】食用油桶装桐油，制作的食品引起食物中毒**
>
> 某日，一快递公司20余名员工食用食堂供应的午餐后，发生呕吐、腹泻症状。经调查，该起食物中毒的原因是客户寄件的桐油包装破损后，食堂一厨师将其倒入食用油空桶中，另一厨师误将其用来炒菜，引起了该起事件。

（五）贝类毒素食物中毒

1. 中毒原因

贝类毒素中毒是由于食用受到赤潮毒素污染的海产贝类引起，中毒的表现根据毒素的不同，可有多种症状。

2. 主要症状

麻痹性贝类毒素食物中毒一般在在进食后0.5~2小时出现症状，包括口部及四肢麻木、刺痛、肠胃不适等，重者可因呼吸肌麻痹而死亡。

3. 预防方法

织纹螺易引起麻痹性贝类毒素中毒，国家明令公告餐饮单位不得采购、加工和销售。贝类的内脏携带毒素的含量最高，应不吃或少吃。

> **【真实案例】食用织纹螺引起2名村民死亡**
>
> 某日，一沿海城市郊区村民一家8口，有6人在食用了经盐水煮熟的织纹螺，1小时后发生口唇麻木、四肢无力等症状，送医院抢救后1名60岁老人和1名10岁儿童先后死亡。

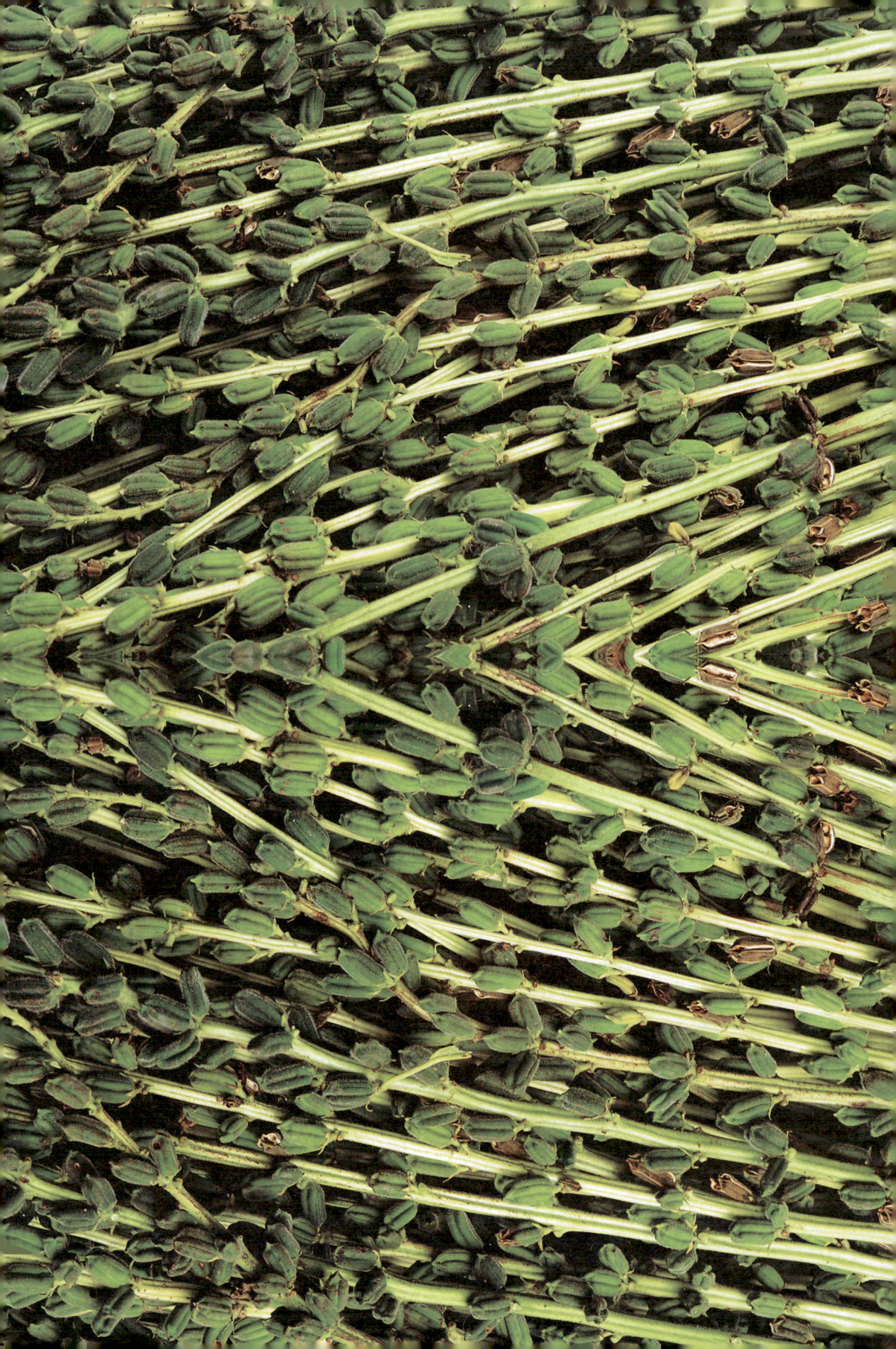

第二章

合理膳食与营养健康

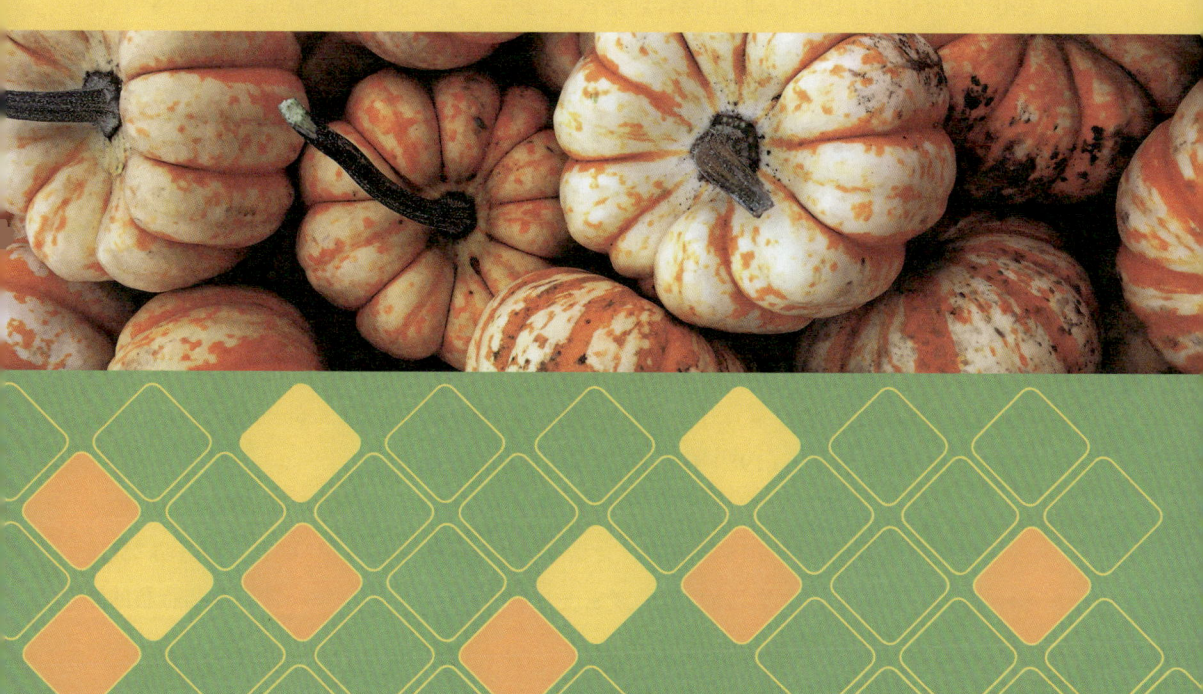

第一节 2016年版中国居民膳食指南

居民营养与慢性病状况是反映一个国家经济发展、卫生保健水平和人口健康素质的重要指标。党中央、国务院始终高度重视人民群众的营养与健康相关工作。为改善居民营养状况，我国政府先后颁布了中国营养改善行动计划、中国食物与营养发展纲要等重要文件，启动了农村义务教育学生营养改善计划、贫困地区儿童营养改善项目等惠民工程。2015年，中共十八届五中全会将推进健康中国建设上升为国家战略，为全面提高全民健康水平、共享美好生活提供了有力的政策基础。膳食指南是根据营养科学原则和人体营养需要，结合当地公共卫生问题和食物生产供应情况，以良好科学证据为基础，提出的对食物选择和身体活动的指导意见。膳食指南是健康教育和公共政策的基础性文件，是国家推动实现食物合理消费及改善人群健康目标的一个重要组成部分。

一、膳食指南发展史

膳食指南是由早期的食物指南、膳食供给量和膳食目标等演变而来的。开始时一些国家的政府和组织向人们推荐合理膳食，主要是针对预防营养不良症。如1918年，英国推荐儿童膳食必须包含一定量的牛乳，20世纪30年代国联向大众推荐，膳食必须包含保健的食品——牛乳、叶菜、鱼肉蛋等。随着工业化带来的体力劳动减少，脂肪摄入增多及其他膳食构成的改变，肥胖及心血管疾病等与膳食有关的慢性病不断增加。针对此种情况，膳食指南增加了对健康膳食模式提出的建议。1968年瑞典出版的《膳食目标》是第一部现代膳食指南。它提出减少脂肪、饱和脂肪和食糖，增加蔬菜、水果、脱脂奶、鱼、瘦肉和谷类，经常运动，防止超重等条目。1977年美国也制订了自己的膳食目标，1980年改为膳食指南，并由政府颁布，以后每5年修订一次。其他国家也纷纷于20世纪70～80年代，制订了各自的膳食指南。如加拿大（1976年）、法国、瑞典、挪威（1981年），新西兰（1982年），丹麦、英国（1983年）、日本（1984年），韩国（1986年），印度（1988年），中国、新加坡（1989年）均制订了本国的膳食指南。

近年来，随着科学发展和进步，特别是社会需求增加，各国膳食指南赋予了更加丰富的内涵和使命。美国2015年新版膳食指南给出了5条核心推荐，即：一生遵循"健康摄食模式"；集中关注食物品种、营养素密度与摄入量；限制来自添加糖与饱和脂肪的能量，减少钠的摄入；转向更健康的食物与饮料；支持全民采用"健康摄食模式"。美国的膳食指南为指导居民健康饮食，也为相关的食品、营养、健康方面的政策制订和相关活动提供依据。

二、我国膳食指南的发展历程

《中国居民膳食指南》在我国已有近30年的历史，是一部深入人心的营养宝典。1989年中国营养学会制订了我国第一个膳食指南。内容为：食物要多样；饥饱要适当；油脂要适量；粗细要搭配；食盐要限量；甜食要少吃；饮酒要节制；三餐要合理。之后结合中国居民膳食和营养摄入情况，营养素需求和营养理论的知识更新，于1997年和2007年对《中国居民膳食指南》进行了两次修订。1997年版《中国居民膳食指南》强调"常吃奶类、豆类或其制品"，提倡居民重视食品卫生。制订了不同人群的膳食指南要点，制作了膳食宝塔。2007版膳食指南由原来8条增加为10条，增加了每天足量饮水，合理选择饮料，强调了加强身体活动、减少烹饪用油和合理选择零食等内容。

随着我国社会经济的快速发展，我国城市化速度也逐步加快，与膳食营养相关的慢性疾病对我国居民健康的威胁更加突出。同时，贫困地区营养不良的问题依然存在。为使中国居民膳食指南更加切合当前我国居民营养状况和健康需要，2014年起，国家卫生计生委委托中国营养学会再次启动膳食指南修订工作，经过修订专家委员会几十位专家两年多的辛勤工作，并广泛征求相关领域专家和社会各界意见，最终形成《中国居民膳食指南（2016）》。2016版膳食指南基于营养科学证据，对部分食物每日摄入量进行了调整，扩大了覆盖人群，增加了对素食人群的膳食指导，更加强调食物的多样化与均衡，以及吃动平衡。膳食指南中还专门提出尊重劳动，珍惜粮食，杜绝浪费，弘扬新饮食文化。

2016年版膳食指南共有2个版本，专业版面向营养教育工作者和健康科普传播工作者，科普版面向大众消费者。

三、《中国居民膳食指南（2016）》主要内容

（一）中国居民膳食指南（2016）组成

《中国居民膳食指南（2016）》由一般人群膳食指南、特定人群膳食指南和中国居民平衡膳食实践三个部分组成。

1. 一般人群膳食指南

一般人群包括2岁以上的所有健康人群。一般人群膳食指南是该指南的核心部分，共有6条核心条目。在每个核心条目下设有提要、关键推荐、实践应用、科学依据等内容。提要是对条目中心内容、关键推荐和关键事实的总结；关键推荐是核心条目建议的具体化操作要点；科学依据集中了科学界的主流观点和共识；关键事实是对科学依据内容的提炼和总结。科普版膳食指南由开篇、核心推荐、如何实践平衡膳食和附录共四个部分组成，着力解决百姓最关心的问题和膳食指导建议。

2. 特定人群膳食指南

特定人群包括孕妇、乳母、2岁以下婴幼儿、2～6岁学龄前儿童、7～17岁儿童和青少年、≥65岁老年人和素食人群。除2岁以下婴幼儿喂养指南外，其他各特定人群的膳食指南是根据这些人群的生理特点和营养需要，在一般人群膳食指南核心推荐的基础上对其膳食选择提出的补充说明。因此，在对2岁以上其他特定人群指导时，应结合一般人群膳食指南和对应的特定人群膳食指南两个部分的内容。

3. 中国居民平衡膳食实践

主要是指导大众在日常生活中具体践行膳食指南的科学推荐，合理安排一日三餐的饮食。为更好地传播和实践膳食指南的主要内容和思想，2016版推出了三个可视化图形，以便于记忆和执行。《中国居民平衡膳食宝塔》是膳食指南的主图形，膳食宝塔每一层表示一类食物，而数值的大小表示了食物推荐摄入量的多少。《中国居民平衡膳食餐盘》是膳食宝塔图形的补充说明，膳食餐盘是一个人一餐的大致的食物组成和结构比例。《儿童平衡膳食算盘》适用于所有儿童，是膳食宝塔图的辅助图形。

（二）中国居民膳食指南（2016）的核心推荐

1. 食物多样，谷类为主

(1) 要点

平衡膳食模式是最大程度上保障人体营养需要和健康的基础，食物多样是平衡膳食模式的基本原则。食物可分为五大类，包括谷薯类、蔬菜水果类、畜禽鱼蛋奶类、大豆坚果类和油脂类，不同食物中的营养素及有益膳食成分的种类和含量不同。除供6月龄内婴儿的母乳外，没有任何一种食物可以满足人体所需的能量及全部营养素。因此，只有多种食物组成的膳食才能满足人体对能量和各种营养素的需求。只有一日三餐食物多样化，才有可能达到平衡膳食。建议平均每天摄入12种以上食物,每周25种以上。

谷类为主是平衡膳食模式的重要特征,谷类食物含有丰富的碳水化合物,它是提供人体所需能量的最经济、最重要的食物来源,也是提供B族维生素、矿物质、膳食纤维和蛋白质的重要食物来源,在保障儿童和青少年生长发育,维持人体健康方面发挥着重要作用。建议每天摄入谷薯类食物250～400克,其中全谷物和杂豆类50～150克,薯类50～100克;膳食中碳水化合物提供的能量应占总能量的50%以上。不同人群谷薯类食物建议摄入量见表2-1:

表2-1 不同人群谷薯类食物建议摄入量

食物类别		谷 类		全谷类和杂豆类	薯 类	
单 位		(g/d)	(份/天)	(g/d)	(g/d)	(份/周)
幼儿(岁)	2～3	85～100	1.5～2	适量	适量	适量
	4～6	100～150	2～3	适量	适量	适量
儿童、青少年(岁)	7～10	150～200	3～4	30～70	25～50	2～4
	11～13	225～250	4.5～5	30～70	25～50	2～4
	14～17	250～300	5～6	50～100	50～100	4～8
成人(岁)	18～64	200～300	4～6	50～150	50～100	4～8
	65岁以上	200～250	4～5	50～100	50～70	4～6

注:能量需要量水平计算按照2～3岁(1 000～1 200 kcal/d),4～6岁(1 200～1 400 kcal/d),7～10岁(1 400～1 600 kcal/d),11～13岁(1 800～2 000 kcal/d),14～17岁(2 000～2 400 kcal/d),18～64岁(1 600～2 400 kcal/d),65岁以上(1 600～2 000 kcal/d);1 kcal=1 000 cal,1 cal=4.186 J

(2) 应用

食物多样化的关键是实现小分量,也就是每餐每样食物少吃点,食物种类多一些。动、植物性食物搭配烹调可以增加食物品种。膳食指南建议除了烹调油和调味品以外,平均每天不重复的食物种类数达到12种以上,每周达到25种以上。

若量化一日三餐的食物"多样"性,其建议指标为:谷类、薯类、杂豆类的食物品种数平均每天3种以上,每周5种以上;蔬菜、菌藻和水果类的食物品种数平均每天有4种以上,每周10种以上;鱼、蛋、禽肉、畜肉类的食物品种数平均每天3种以上,每周5种以上;奶、大豆、坚果类的食物品种数平均每天有2种,每周5种以上。建议摄入的主要食物品类数(种)见表2-2:

表2-2 建议摄入的主要食物品类数(种)

食物类别	平均每天种类数	每周至少种类数
谷类、薯类、杂豆类	3	5
蔬菜、水果类	4	10
畜、禽、鱼、蛋类	3	5
奶、大豆、坚果类	2	5
合　计	12	25

注：未包括油和调味品

按照一日三餐食物品种数的分配，早餐至少摄入4～5个品种，午餐摄入5～6个食物品种；晚餐4～5个食物品种；加上零食1～2个品种。

谷类为主，就是谷薯类食物所提供的能量要占膳食总能量的一半以上。谷类为主是平衡膳食的基础，一日三餐都要摄入充足的谷类食物。主食可选不同种类的谷类食材，应增加全谷物和杂豆类的摄入，注意粗细搭配。

2. 吃动平衡，健康体重

（1）要点

食物摄入量和身体活动量是保持能量平衡，维持健康体重的两个主要因素。吃的过少或/和运动过量，能量摄入不足或/和能量消耗过多，会导致营养不良，体重过低（低体重，消瘦），体虚乏力，增加感染性疾病风险；吃的过多或/和运动不足，能量摄入过量或/和消耗过少，会导致体重超重、肥胖，增加慢性病风险。因此除了合理饮食，还应规律运动，保持健康体重。推荐每周应至少进行5天中等强度身体活动，累计150分钟以上；坚持日常身体活动，平均每天主动身体活动6 000步；尽量减少久坐时间，每小时起来动一动，动则有益。推荐的成人身体活动量见表2-3。

表2-3 推荐的成人身体活动量

	推荐活动量	时　间
每　天	主动性运动，相当于快步走6 000步	30～60分钟
每　周	每周至少进行5天中等强度身体活动	150分钟
提　醒	减少久坐时间，每小时动一动	

(2)应用

预防肥胖要从控制日常的饮食做起,要建立良好的饮食习惯,定时定量进餐,少吃高脂高糖食物,做到食不过量。同时每个人都应设立身体活动目标,将运动的时间列入到每天的日程中,培养运动意识和习惯,按照膳食指南建议每天保持足够的日常身体活动。利用上下班时间,增加走路、骑自行车、爬楼梯的机会。利用外出、工作间隙、家务劳动和闲暇时间,增加户外活动,将生活、娱乐、工作与运动锻炼相结合。尽可能地增加"动"的机会,减少"静坐"的时间。

体重变化是判断一段时间内能量平衡与否的最简便易行的指标。每个人可根据自身体重的变化情况适当调整食物的摄入量和身体活动量。通常采用体质指数(BMI)来判断体重是否健康,BMI的计算是体重(kg)除以身高(m)平方。我国成人正常的BMI应在18.5~23.9之间,如果小于18.5为体重不足,如果大于等于24为超重,大于等于28为肥胖。成人体重分类见表2-4。

表2-4 成人体重分类

分 类	BMI	分 类	BMI
肥 胖	BMI ≥ 28.0	体重正常	18.5 ≤ BMI < 24.0
超 重	24.0 ≤ BMI < 28.0	体重过低	BMI < 18.5

资料来源: WS/T428-2013:成人体重判定

3. 多吃蔬果、奶类、大豆

(1)要点

蔬菜、水果、奶类和大豆及制品是平衡膳食的重要组成部分,坚果是膳食的有益补充。新鲜蔬菜和水果能量低,微量营养素丰富,也是植物化合物的来源。蔬菜水果摄入可降低脑卒中和冠心病的发病风险以及心血管疾病的死亡风险。多摄入蔬菜可降低食管癌和结肠癌的发病风险。奶类和大豆类富含钙、优质蛋白质和B族维生素,对降低慢性病的发病风险具有重要作用。提倡餐餐有蔬菜,推荐每天摄入300~500克,深色蔬菜应占1/2。天天吃水果,推荐每天摄入200~350克的新鲜水果。吃各种奶制品,摄入量相当于每天液态奶300克。平均每天摄入大豆和坚果25~35克。不同人群果蔬奶豆类食物建议摄入量见表2-5。

(2)应用

认真计划一日三餐,保障餐餐有蔬菜,其中深色蔬菜占到蔬菜总摄入量的一半以上。根据蔬菜的特性来选择适宜的加工处理和烹饪方法,减少营养素的损失。先洗后切,急火快炒,现做现吃,避免反复加热,有利于保留蔬菜中的营养物质。

表2-5 不同人群果蔬奶豆类食物建议摄入量

食物类别		蔬菜		水果	
单位		(g/d)	(份/日)	(g/d)	(份/日)
幼儿(岁)	2~3	200~250	2~2.5	100~150	1~1.5
	4~6	250~300	2.5~3	150	1.5
儿童、青少年(岁)	7~10	300	3	150~200	1.5~2
	11~13	400~450	4~4.5	200~300	2~3
	14~17	450~500	4.5~5	300~350	3~3.5
成人(岁)	18~64	300~500	3~5	200~350	2~3.5
	65岁以上	300~450	3~4.5	200~300	2~3

食物类别		乳类		大豆		坚果
单位		(g/d)	(份/日)	(g/周)	(份/周)	(g/周)
幼儿(岁)	2~3	500	2.5	30~105	1.5~4	~
	4~6	350~500	2~2.5	105	4	
儿童、青少年(岁)	7~10	300	1.5	105	4	
	11~13	300	1.5	105	4	
	14~17	300	1.5	105~175	4~7	50~70 (5~7份)
成人(岁)	18~64	300	1.5	105~175	4~7	
	65岁以上	300	1.5	105	4	

注： 能量需要量水平计算按照2~3岁(1 000~1 200 kcal/d)，7~10岁(1 400~1 600 kcal/d)，11~13岁(1 800~2 000 kcal/d)，14~17岁(2 000~2 400 kcal/d)，18~64岁(1 600~2 400 kcal/d)，65岁以上(1 600~2 000 kcal/d)

多种多样、新鲜应季的水果，是挑选和购买水果的基本原则。水果制品维生素等流失较多，不能代替新鲜水果。蔬菜和水果是不同种类的食物，其营养价值各有特点。在膳食中水果可以补充蔬菜摄入不足，但不能代替蔬菜。同样，蔬菜也不能代替水果。

把牛奶当作膳食组成的必需品，每天一杯奶(或奶制品)。常吃豆制品，包括豆腐、豆干、豆浆、豆芽、发酵豆制品等。坚果有益健康，但不可过量，每周可摄入50~70克，食用原味坚果为首选。

4. 适量吃鱼、禽、蛋、瘦肉

(1) 要点

鱼、禽、蛋和瘦肉可提供人体所需要的优质蛋白质、维生素A、B族维生素等,有些也含有较高的脂肪和胆固醇。摄入过多可增加肥胖、心血管疾病的发生风险,因此其摄入量不宜过多,应当适量摄入。

鱼和禽类脂肪含量相对较低,鱼类含有较多的不饱和脂肪酸,动物性食物应优先选鱼和禽类。蛋类各种营养成分齐全,蛋黄是蛋类中维生素和矿物质的集中部位,并富含磷脂和胆碱,吃鸡蛋不要丢弃蛋黄。吃畜肉应选择瘦肉,瘦肉脂肪含量较低,矿物质含量丰富。过多食用烟熏和腌制肉类可增加肿瘤的发生风险,应当少吃。推荐每周吃鱼280~525克,畜禽肉280~525克,蛋类280~350克,平均每天摄入鱼、禽、蛋和瘦肉总量120~200克。不同人群动物性食物建议摄入量见表2-6。

表2-6 不同人群动物性食物建议摄入量

食物类别	单位	畜肉类 (g/d)	畜肉类 (份/周)	蛋类 (g/d)	蛋类 (份/周)	水产类 (g/d)	水产类 (份/周)
幼儿(岁)	2~3	15~25	2~3.5	20~25	2~3.5	15~20	2~3
幼儿(岁)	4~6	25~40	3.5~5.5	25	3.5~5.5	20~40	3~5.5
儿童、青少年(岁)	7~10	40	5.5	25~40	3.5~5.5	40	5.5
儿童、青少年(岁)	11~13	50	7	40~50	5.5~7	50	7
儿童、青少年(岁)	14~17	50~75	7~10.5	50	7	50~75	7~10.5
成人(岁)	18~64	40~75	7~10.5	40~50	5.5~7	40~75	5.5~10.5
成人(岁)	65岁以上	40~50	5.5~7	40~50	5.5~7	40~50	5.5~7

注:能量需要量水平计算按照2~3岁(1 000~1 200 kcal/d),4~6岁(1 200~1 400 kcal/d),7~10岁(1 400~1 600 kcal/d),11~13岁(1 800~2 000 kcal/d),14~17岁(2 000~2 400 kcal/d),18~64岁(1 600~2 400 kcal/d),65岁以上(1 600~2 000 kcal/d)

(2) 应用

"适量摄入"的关键,是控制摄入总量。应了解常见食材或熟食品的重量,以便食用时主动掌握摄入量。建议成人每周摄入水产品和畜禽肉的总量不超过1千克,鸡蛋不超过7个。应将这些食物分散到每天各餐中,避免集中食用。

编制每周食谱有利于合理膳食。食谱中少些大荤,多些小荤,可以控制肉食的摄入,增加蔬菜的摄入。鱼和畜禽肉可以换着吃,不偏食某一类动物性食物。不要求每天各类动物性食物样样齐全,但每天最好不少于3类。

外出就餐往往会过量摄入肉食,应合理安排外出就餐。在外点餐时要做到荤素搭配,清淡为主,尽量用鱼和豆制品代替畜禽肉。

5. 少盐少油,控糖限酒
(1) 要点

目前我国多数居民食盐、烹调油和脂肪摄入过多,这是高血压、肥胖和心脑血管疾病等慢性病发病率居高不下的重要因素,因此应当培养清淡饮食习惯,成人每天食盐不超过6克,每天烹调油25～30克。过多摄入添加糖可增加龋齿和超重发生的风险,推荐每天摄入糖不超过50克,最好控制在25克以下。每天反式脂肪酸摄入量不超过2克。水在生命活动中发挥重要作用,应当足量饮水。建议成年人每天7～8杯(1 500～1 700毫升),提倡饮用白开水和茶水,不喝或少喝含糖饮料。过量饮酒可增加肝损伤、直肠癌、乳腺癌、心血管疾病及胎儿酒精综合征等的发生风险。儿童和青少年、孕妇、乳母不应饮酒,成人如饮酒,一天饮酒的酒精量男性不超过25克,女性不超过15克。推荐的不同人群食盐、烹调油和饮用水摄入量见表2-7。

表2-7 推荐的不同人群(轻身体活动水平)食盐、烹调油和饮用水摄入量

项	目	食盐(g/d)	烹调油(g/d)	水(mL/d)	(杯/日)
幼儿(岁)	2～3	<2	15～20	总1 300	
	4～6	<3	20～25	总1 600	
儿童、青少年(岁)	7～10	<4	20～25	1 000～1 300	5～6杯
	11～13	<6	25～30		
	14～17	<6		1 200～1 400	6～7杯
成人(岁)	18～64	<6		1 500～1 700	7～8杯
	65岁以上	<5			

注:2～6岁儿童的总水摄入量包括了来自粥、奶、汤中的水和饮水。1杯水约为200～250 mL;2～3岁总脂肪占能量的35%,4岁以上占20%～30%。

(2) 应用

少盐:要自觉纠正因口味过咸而过量添加食盐和酱油的不良习惯,对每天食盐摄入采取总量控制,用量具量出,每餐按量放入菜肴,要注意食物中的隐性盐,如果菜肴需要用酱油和酱类,应按比例减少食盐用量。合理运用烹调方法,提高菜肴的鲜香味,帮助自己适应少盐食物。少吃酱菜、腌制食品以及其他过咸的食品。

少油：使用带刻度的油壶来控制炒菜用油，选择合理的烹饪方法，如蒸、煮、炖、拌等，使用煎炸代替油炸；少吃富含饱和脂肪和反式脂肪酸的食物，如饼干、蛋糕、糕点、加工肉制品以及薯条/薯片等。

搭配多种植物油，尽量少食用动物油和人造黄油或起酥油。动物油的饱和脂肪酸比例较高，植物油则以不饱和脂肪酸为主。不同植物油又各具特点，如橄榄油的单不饱和脂肪酸含量较高，玉米油富含亚油酸。因此应当经常更换烹调油的种类，食用多种植物油，减少动物油的用量。

控糖：每天摄入糖不超过50克，建议不喝或少喝含糖饮料、少吃或不吃糕点、甜点、冷饮等。此外，在家庭烹饪时，如红烧、糖醋应注意尽量少加糖。喝茶、咖啡时也容易摄入过多的糖，需要引起注意。

限酒：高度白酒含能量高，几乎不含其他营养素。如要饮酒尽可能饮用低度酒，并控制在适当的限量以下。倡导文明餐饮，不劝酒、不酗酒。酒精换算见表2-8。

表2-8 酒精换算表

酒 类	25 g酒精	15 g酒精	酒 类	25 g酒精	15 g酒精
啤 酒	750 mL	450 mL	38°白酒	75 g	50 g
葡萄酒	250 mL	150 mL	52°白酒	50 g	30 g

足量饮水：人体补充水分的最好方式是饮用白开水。在温和气候条件下，健康成人每日最少饮水1 500～1 700 mL（约7～8杯），在高温或身体活动水平增强的条件下，应适当增加。最好的饮水方式是少量多次，每次1杯。饮水时间可早、晚各1杯水，其他在日常时间里均匀分布。茶水是成年人的又一个较好选择，但不宜长期大量饮用浓茶。茶叶中的鞣酸会阻碍铁的吸收，特别是缺铁性贫血的人应注意补充富含铁的食物。

6. 杜绝浪费，兴新食尚

(1) 要点

勤俭节约是中华民族的美德，应珍惜食物，杜绝浪费，提倡按需备餐、分餐或份餐。食物选购和加工是营养与食品卫生的关键环节，建议选择新鲜卫生的食物和适宜的烹调方式。学会阅读食品标签，合理选择食品。鼓励多回家吃饭，享受食物和亲情。传承优良饮食文化，树健康饮食新风。

(2) 应用

文明餐饮不浪费，应该从每个人做起。日常生活中，家庭应按需购买食物，一次烹饪的食物不宜太多，应根据就餐成员的数量和食量合理安排。如果剩余饭菜实在难以避免，应合理利用。集体用餐时，提倡分餐和简餐，反对铺张浪费。应多回家吃饭，以节俭低碳为美德。

注意饮食卫生，选择本地种植生产的当季食物，这些食物一般比较新鲜。新鲜食物水分多，营养也充足。食物制备生熟要分开、烹调时食物要煮熟，尤其是熟食二次加热要热透，食物储存要得当。

购买食品先读懂食品标签。在预包装食品外包装上的食品标签通常标注了食品的生产日期、保质期、配料、质量（品质）等级等，可以告诉消费者食物是否新鲜、产品特点、营养信息。预包装食品配料表或者标签上的过敏原信息对既往有食物过敏史的消费者也很重要，购买预包装食品时应注意相关信息。

《中国居民膳食指南（2016）》的核心推荐，是为改善大众营养、引导食物消费、促进全民健康而提出的。让我们行动起来，把膳食指南的核心推荐落实到日常生活中，自觉养成合理膳食，均衡营养的生活方式和理念素养，享受美好生活。

第二节 中小学生营养与健康

学龄儿童是指从6岁至未满18岁的未成年人。一般6~12岁人群处于小学学习阶段,青少年一般指13~18岁人群,处于中学学习阶段,正值青春期。儿童和青少年期生长发育迅速,需要充足的营养,对能量和营养素的需要相对高于成年人。均衡的营养是儿童智力和体格正常发育乃至一生健康的基础。这一时期也是饮食行为和生活方式形成的关键时期,家庭、学校和社会对他们从小开展饮食教育将使他们受益终生。

一、儿童和青少年生长发育的特点

儿童和青少年生长发育迅速、代谢旺盛,营养需求不仅要维持新陈代谢,还要满足组织生长发育的需求。因此,他们的单位体重的能量和营养素需求一般高于成年人。学龄儿童身高每年可增高5~6厘米,体重增加2~3千克。女童11~17岁,男童13~18岁进入青春期,是人生第2个身高和体重的突增期,是青春期的主要表现之一。进入突增高峰时身高一年可增长10~14厘米,体重一年可增重8~10千克。据估计,约50%的人体体重和15%的身高是青春期获得的。

学龄儿童的消化系统结构和功能还处于发育阶段。合理和规律的饮食是培养健康饮食行为的基础。

二、中国学龄儿童膳食指南

《中国学龄儿童膳食指南(2016)》是在《中国居民膳食指南(2016)》中一般人群膳食指南的基础上,综合分析了我国学龄儿童的营养和健康状况,探究了合理膳食、饮食行为与健康的关系,更加全面、详细地为学龄儿童提出了膳食方面的建议。其核心信息在一般人群膳食指南(6条)的基础上,增加5条核心推荐构成的。

(一)认识食物,学习烹饪,提高营养科学素养

1. 要点

食物是人类赖以生存的物质基础,供给人体必需的营养素和生物活性物质。我国

学龄儿童营养知识缺乏，饮食行为不合理现象普遍。营养素养是指个人获取、处理与理解食物和营养基本信息及运用信息做出正确的健康决策的能力。营养素养不仅包括营养知识，还包括技能、行为，从知道食物的来源到有能力选择和准备食物，并采取符合膳食指南的行为。学龄儿童期是学习营养健康知识、养成健康生活方式、提高营养健康素养的关键时期。学龄儿童应积极学习营养健康知识，认识食物，了解食物对健康的影响；学会合理搭配食物的生活技能，培养健康饮食行为；参与食物的选择与烹饪，传承我国优秀饮食文化和礼仪；家庭、学校和社会应共同开展饮食教育，提高营养科学素养。

2. 应用

从认识食物开始：了解食物的来源、分类、主要营养特点；了解食物加工烹调及其对食物营养价值的影响；了解食物的消化、吸收及其对身体健康的影响。可通过让儿童参观食品企业、农场，或参与食品种植、养殖及生产，以认识食物。

学习烹饪，传承我国优秀饮食文化，充分发挥家长的引导作用：鼓励学龄儿童参与家庭食物的选择、购买、加工和烹调等。了解和学习食物的合理搭配、烹饪知识和技能。家长和老师要教导儿童了解不同地域的风俗和良好的饮食习惯，学习餐桌礼仪，传承优秀饮食文化。教会儿童珍惜食物不铺张浪费、不剩饭菜。家庭应与儿童共同营造轻松快乐的就餐环境，让儿童在进餐过程中保持心情愉快，不在进餐时批评指责儿童。

营造营养健康教育校园环境，把营养健康融入学校教育：学校是实施营养健康教育的关键场所，以学校为依托开展营养健康教育，开设营养健康教育相关的课程。做好学校食堂的膳食营养氛围建设。增加学生的亲身体验活动。

（二）三餐合理，规律进餐，培养健康饮食行为

1. 要点

学龄儿童需养成良好的饮食习惯，饮食应多样化，保证营养齐全，并且做到清淡饮食。饮食规律一般为一日三餐，两餐间隔4～6小时，三餐定时定量。早餐提供的能量和营养素应占全天的25%～30%，午餐占30%～40%，晚餐占30%～35%。每天吃早餐，保证早餐的营养充足。营养充足的早餐可以改善认知能力，降低发生超重肥胖的风险。儿童和青少年时期的钙营养状况对成年期骨量峰值的高低起决定性的作用，为满足学龄儿童和青少年骨骼生长的需要，建议每天摄入奶或奶制品。常吃快餐特别是西式快餐，是诱发儿童超重肥胖的饮食因素之一。

2. 应用

(1) 吃好早餐

每天吃早餐，并保证早餐的营养充足。充足的早餐应该有以下三类及以上食物：谷类及薯类食物（如馒头、花卷、面包、米线等）；畜禽鱼蛋类（如蛋、猪肉、牛肉、鸡肉等）；奶豆类及其制品（如牛奶、酸奶、豆浆、豆腐脑等）；新鲜蔬菜水果类（如黄瓜、番茄、苹果等）。

(2) 天天喝奶

保证每天喝奶或奶制品300克及以上，可以选择鲜奶、酸奶、奶粉或奶酪。含乳饮料指以乳或乳制品为原料，添加或不添加其他食品原辅料和（或）食品添加剂，经加工或发酵制成的制品，如乳酸菌饮料等。多数含乳饮料的主要成分是水，营养价值远低于奶制品。如100克牛奶中蛋白质含量为3.0克，钙为104毫克，而乳酸饮料中蛋白质仅为0.9克，钙为14毫克。

(3) 合理选择快餐

西式快餐主要由肉类、煎炸食品和含糖饮料组成，含能量高，但维生素、膳食纤维少。应清淡饮食，少在外就餐，少吃含能量、脂肪或含高糖的快餐。

（三）合理选择零食，足量饮水，不喝含糖饮料

1. 要点

零食是指一日三餐以外吃的所有食物和饮料，不包括水。合理地选择零食可以作为日常膳食的有益补充。应选择干净卫生、营养价值高的食物作为零食，可在两餐之间吃适量的零食。足量饮水可以促进儿童健康成长，还能提高学习能力。每天足量饮水800～1 400毫升，首选白开水。少喝或不喝含糖饮料，经常大量饮用含糖饮料会增加发生龋齿和超重肥胖的风险。学龄儿童发育尚未完全，酒精会损伤肝脏和神经系统发育，禁止饮酒。

2. 应用

(1) 合理选择零食

零食是儿童营养的补充，是儿童饮食中的重要部分。以不影响正餐为宜。建议选择新鲜、天然、易消化的食物，如奶制品（液态奶、酸奶、奶酪）、新鲜水果、蔬菜、坚果和豆制品（豆腐干、豆浆）食物；限制果脯、水果罐头、咸鱼、香肠、腊肉、鱼肉罐头等，乳饮料、冷冻甜品类食物（冰淇淋、雪糕等）；少选油炸食品（油条、麻花、油炸土豆等）、膨化食品（薯片、爆米花、虾条等），含人造奶油的甜点和烧烤类食品等。巧用营养标签选零食和饮料。

(2) 足量饮水

每天少量多次、足量喝清洁的饮用水，不要感到口渴时再喝，可以在每个课间喝水 100~200 毫升左右。学校提供的清洁的饮用水，家里常备凉白开水。儿童避免含糖饮料的诱惑。6 岁至 10 岁儿童每天 800~1 000 毫升，11 至 17 岁儿童每天 1 100~1 400 毫升。天气炎热或运动时出汗较多，应增加饮水量。有人对"毫升"没有概念，一瓶普通瓶装的矿泉水一般是 550 毫升，所以 1 100 毫升的量大概就是两瓶矿泉水。

(3) 不喝含糖饮料

儿童游离糖摄入量应在总能量的 10% 以内，可接受的游离糖摄入量每天低于 50 克。含糖饮料中的糖属于游离糖，100 毫升碳酸饮料中含游离糖约 11 克，因此，不喝或少喝含糖饮料，更不能用饮料代替饮用水。

(4) 禁止饮酒

提高学龄儿童对饮酒危害的认识。加强对酒精饮料的管理，普及酒及酒精饮料标示"儿童不饮酒"的警示标识，开展预防儿童酒精滥用的早期预防控制工作。

(四) 不偏食节食，不暴饮暴食，保持适宜体重增长

1. 要点

学龄儿童应做到不偏食挑食、不过度节食，不暴饮暴食，正确认识体型，保证适宜体重增长。挑食偏食不利于学龄儿童的生长发育，会引起营养不良、贫血和维生素缺乏，也容易伴随其他行为问题。通过合理膳食和适宜身体活动预防营养不良和超重肥胖。

2. 应用

(1) 不偏食节食、不暴饮暴食

对学生健康的饮食行为给予鼓励，偏食、过度节食、暴饮暴食都是不健康饮食行为。要及早发现，早纠正儿童的偏食、挑食行为，调整食物结构，增加食物的多样性和食物的可接受程度。学龄儿童应避免过度节食、或采用极端的、不科学的减重方式控制体重。过度节食行为容易导致营养不良，需早发现、早矫正、早干预。避免暴饮暴食，应定时进餐，同时避免在消极的情绪下进食。

(2) 保持适宜的体重增长

学龄儿童正处于生长发育的关键时期，适宜的身高和体重增长是营养均衡的体现。采用我国卫生行业标准《学龄儿童少年营养不良筛查》(WS/T 456-2014)以及国家标准《学生健康检查技术规范》(GB/T 26343-2010)采用分性别和年龄的身高和体质指

数(BMI)判断学龄儿童的营养状况,生长迟缓、消瘦、正常、超重或肥胖。进行营养状况判断时,应先采用身高判断是否是生长迟缓(表2-9);除生长迟缓外,再采用BMI筛查消瘦或超重肥胖(表2-10)。

表2-9 我国6～18岁学龄儿童生长迟缓判别标准 (身高:cm)

年龄(岁)	男生	女生	年龄(岁)	男生	女生
6	≤106.3	≤105.7	12	≤133.1	≤133.6
7	≤111.3	≤110.2	13	≤136.9	≤138.8
8	≤115.4	≤114.5	14	≤141.9	≤142.9
9	≤120.6	≤119.5	15	≤149.6	≤145.4
10	≤125.2	≤123.9	16	≤155.1	≤146.8
11	≤129.1	≤128.6	17	≤156.8	≤147.3

表2-10 中国6～18岁儿童营养状况的BMI标准

年龄(岁)	男生				女生			
	消瘦	正常	超重	肥胖	消瘦	正常	超重	肥胖
6	≤13.4	13.5—16.7	16.8—18.4	≥18.5	≤13.1	13.2—16.9	17.0—19.1	≥19.2
7	≤13.9	14.0—17.3	17.4—19.1	≥19.2	≤13.4	13.5—17.1	17.2—18.8	≥18.9
8	≤14.0	14.1—18.0	18.1—20.2	≥20.3	≤13.6	13.7—18.0	18.1—19.8	≥19.9
9	≤14.1	14.2—18.8	18.9—21.3	≥21.4	≤13.8	13.9—18.9	19.0—20.9	≥21.0
10	≤14.4	14.5—19.5	19.6—22.4	≥22.5	≤14.0	14.1—19.9	20.0—22.0	≥22.1
11	≤14.9	15.0—20.2	20.3—23.5	≥23.6	≤14.3	14.4—21.0	21.1—23.2	≥23.3
12	≤15.4	15.5—20.9	21.0—24.6	≥24.7	≤14.7	14.8—21.8	21.9—24.4	≥24.5
13	≤15.9	16.0—21.8	21.9—25.6	≥25.7	≤15.3	15.4—22.5	22.6—25.5	≥25.6
14	≤16.4	16.5—22.5	22.6—26.3	≥26.4	≤16.0	16.1—22.9	23.0—26.2	≥26.3
15	≤16.9	17.0—23.0	23.1—26.8	≥26.9	≤16.6	16.7—23.3	23.4—26.8	≥26.9
16	≤17.3	17.4—23.4	23.5—27.3	≥27.4	≤17.0	17.1—23.6	23.7—27.3	≥27.4
17	≤17.7	17.8—23.7	23.8—27.7	≥27.8	≤17.2	17.3—23.7	23.8—27.6	≥27.7

（3）控制儿童和青少年超重肥胖

对超重肥胖的儿童和青少年，在保证正常生长发育的前提下，通过调节饮食和合理运动，保持适宜体重增长。调整膳食结构包括控制总能量，减少高脂肪、高能量食物的摄入，高能量食物如油炸食品、肥肉、糖、奶油制品等的摄入。合理安排三餐，避免零食和含糖饮料。同时，超重肥胖儿童应逐步增加运动频率和强度，可增加至每天1小时的中等强度活动，并且减少久坐，如儿童看电视、玩电脑等静态活动方式。

（五）保证每天至少活动60分钟，增加户外活动时间

1. 要点

积极进行身体活动、充足睡眠与减少静坐时间有利于促进生长发育，预防肥胖发生，提高学习效率，促进心理健康。学龄儿童每天应累计至少60分钟中等强度以上的身体活动，其中每周至少3次高强度的身体活动，包括抗阻力运动和骨质增强型运动，增加户外活动时间。视屏时间每天不超过2小时，越少越好。鼓励儿童经常参加户外游戏与活动，可增加体能锻炼，维持能量平衡，促进皮肤中维生素D的合成和钙的吸收利用，并可以有效减缓近视的发生发展。

2. 应用

（1）积极开展身体活动

身体活动包括在家庭、学校和社区中的游戏玩耍、交通往来、家务劳动、体育课或有计划的锻炼等。每天累计至少60分钟中等到高强度的身体活动，大于60分钟的身体活动可提供更多健康效益。以有氧运动为主，每次最好10分钟以上。每周至少进行3次高强度身体活动，3次抗阻力运动（如俯卧撑、仰卧起坐及引体向上等）和骨质增强型运动。避免空腹运动，饭后1小时再进行运动，运动后注意补充水分。雾霾天或空气污染严重时，可在室内进行不明显增加呼吸和心率的运动、进行协调性和平衡性练习等（如仰卧起坐、瑜伽等），适当延长运动间隔，降低运动强度。

（2）减少视屏时间

信息化时代，儿童接触手机、电脑的时间越来越长，可能造成视力下降、睡眠紊乱等问题。让学龄儿童了解久坐不动和长时间视屏带来的危害，提醒他们每坐1小时，都要进行身体活动。不在卧室摆放电视、电脑，减少使用手机、电脑和看电视等视屏时间，每天不超过2小时，越少越好。保证充足的睡眠时间，小学生每天10个小时、初中生9小时、高中生8小时。

第三节 中小学生食品安全营养教育

一、开展中小学生食品安全、营养教育目的

食物的营养与食品安全密切相关，是影响儿童、青少年健康的重要因素，并且与生活方式有着密切的关系。学龄期是学习营养与食品卫生知识，养成健康生活方式的关键时期。运用健康教育理论和方法，增加学生和学校相关工作人员的食品安全常识、膳食营养知识，了解食物中的营养成分、有害成分与健康的关系，将直接影响学生及家庭成员的认识与行为。2017年3月20日实施的《上海市食品安全条例》第十一条明确了"各级各类学校应当将食品安全知识纳入相关教育课程"。

在学校中开展食品安全、营养健康教育是一种有计划、有目的、有评价的教育活动，旨在培养学生的健康意识与食品安全意识，提高自我保健能力，掌握必要的健康知识和技能，促进学生身心和谐健康发展，为一生的健康奠定坚实的基础。

二、学校食品安全、营养教育内容

（一）学校食品安全教育的内容

1. 了解基本食品安全信息

通过开展食品安全教育，使学生了解食品中可能存在有害因素的种类、来源以及对人体健康的影响；食品在生产、运输、储存、销售等过程中容易出现的卫生问题及预防措施；食品污染的种类（微生物污染、化学性污染、物理性污染）食物中毒、食源性疾病的预防和控制；辨别各种媒体、网络上发布的食品安全信息的真伪；了解我国有关法律法规、食品卫生标准等内容。

2. 认识食品添加剂

引导学生认识食品添加剂在食品工业中的重要作用，合理使用食品添加剂可以改善食品的组织状态，增强食品的色香味和口感。正确认识和合理使用食品添加剂，可以最大程度地保证食品安全。同时了解食品中可能违法添加的非食用物质和易滥用的食品添加剂。

3. 预防食源性疾病与食物中毒

食源性疾病是病原体通过食物摄入途径进入人体引起的中毒性或感染性疾病，引起食源性疾病的致病因子包括生物性、化学性、物理性三大因素。食物中毒是食源性疾病中最为常见的疾病。可以分为细菌性食物中毒、真菌及其毒素食物中毒、动物性食物中毒、植物性食物中毒、化学性食物中毒等。要让学生了解各类食物中毒发病的特点、发生的原因及预防的方法。

4. 了解食品安全法律法规

了解国家和上海市主要的食品安全法律法规的基本内容以及食品安全法律法规对全社会的约束力和权威性；了解食品标签的内容和意义；食品安全监督管理对保障人民健康的重要性等。运用学习的知识辨别学校周边食品安全的隐患。

（二）学校营养教育的内容

对学生进行适合我国饮食文化和膳食特点的营养教育，编撰儿童和青少年营养教程，根据上海市《中国食物与营养发展纲要（2014—2020年）》实施意见，将食品安全知识与营养知识纳入中小学课程，通过健康教育使学生了解食物的营养组成，主要营养素的功能，营养素、饮食行为与人体健康的关系。营养素摄入不足及过多对健康的影响；引导学生养成科学的饮食习惯，了解合理的膳食结构，掌握膳食指南的主要内容与实际应用。

1. 膳食营养的需要量

使学生了解通过饮食获得所需要的各种营养素和能量、各类食物的营养特点，合理的饮食和充足的营养是保证儿童、青少年生长发育、增强身体素质、维持学习以及日常生活的必须条件。膳食中营养素的摄入量因年龄有所差异。学生膳食摄入量不合理，营养过度或不足，都会给健康带来不同程度的危害。饮食中长期营养素不足，可导致营养不良，贫血，多种微量元素、维生素缺乏，儿童智力发育受影响，人体抗病能力及学习、运动能力下降。

饮食过度会因为营养过剩导致学生发生肥胖症，长期以往可能导致多种慢性疾病发生，影响身体健康。

2. 合理膳食搭配
(1) 主食与副食搭配

主食与副食，各有所含的营养素，如副食中含维生素、矿物质、纤维素等，远比主食中的含量高,且副食的烹调方式多种多样,色香味形更能刺激人的感官,增进食欲。所以,为保证人们得到所需的全部营养,又便于其消化吸收,增强体质,应将主食与副食搭配食用。

(2) 粗粮与细粮搭配

一般而言,细粮的营养价值和消化吸收率优于粗粮,但粗粮的某些营养成分又比细粮要多一些。例如,小米、玉米面中的钙含量相当于精米的2倍,铁含量为3～4倍,粮食加工越精细,营养素损失得就越多。将粗粮与细粮搭配食用,能够营养互补,还有助于提高食物的营养价值。

(3) 荤菜与蔬菜搭配

荤菜与蔬菜的营养成分各有千秋,如动物蛋白质多为优质蛋白质,营养价值高;荤菜中含磷脂和钙较多,有的还含维生素A、维生素D。蔬菜(特别是绿叶蔬菜)可以为人体提供大量B族维生素和维生素C;植物油中还含较多的维生素E、维生素K以及不饱和脂肪酸;蔬菜中丰富的纤维素还能使大便保持通畅。还应多食用新鲜水果,水果中含有碳水化合物、矿物质、维生素及有机酸和植物化学物等特殊成分,对人体健康具有重要功能。

3. 营养素的供给保持均衡

(1) 热量平衡

产生热量的营养素主要有蛋白质、脂肪与碳水化合物。人体通过摄入食物来获取能量,以维持机体的各种生理功能和生命活动。若摄取的热量超过人体的需要,就会造成体内脂肪堆积,人会变得肥胖,易患高血压、心脏病、糖尿病、脂肪肝等疾病。

(2) 分配合理

一日三餐不仅要定时定量,更重要的是要能保证营养的供应,做到膳食平衡。每日早、午、晚餐的热量分配为占总热量30%、40%、30%较为合理。

(3) 吃好三餐

早餐应吃一些营养价值高、热能高、容易消化的食物。人经过一夜的睡眠,前一天晚上进食的营养已基本消耗完,早上及时地补充,才能满足上午学生学习的精力需要。若长期不吃早餐,不但影响身体生长发育,还易患胆结石。早餐以淀粉类食品、乳制品为主。

午餐要保证充足的质与量。因为午餐既要补偿上午活动量大、能量消耗大的空缺,又要为下午的耗能储备能量。因而,饮食的品质要高,量也相对要足。最好掺些杂粮,副食的花样要多些:肉类、鱼类、豆类、多种蔬菜等。

晚餐宜少而清淡,晚餐吃得过饱,多余的热量会转化为脂肪,使人发胖。晚餐饱食高脂肪食物,会使全身的血液相对集中在肠胃,易造成大脑局部供血不足。此外,晚餐也不宜吃得太晚,在下午6时左右为宜。

4. 常见营养问题的健康教育

(1) 肥胖

　　肥胖是一种慢性疾病,对学龄儿童和青少年的健康危害很大,超重的儿童和青少年到成年后患肥胖、心血管疾病、高血压、糖尿病和癌症的危险较体重正常的儿童高很多。肥胖一旦发生,要减肥是很困难的,因此少吃油炸和油腻食物,控制含糖饮料的摄入,三餐要规律,不暴饮暴食。增加体力活动,尤其是有氧活动。

(2) 缺铁性贫血

　　贫血能引起机体工作效率降低、学习能力下降;免疫和抗感染能力降低;长期缺铁明显影响身体耐力,常有心慌、气短、头晕、眼花、精力不集中等症状。要鼓励学龄儿童和青少年多吃含铁丰富的食物,如动物血、肝、瘦肉和新鲜的蔬菜、水果。或者补充铁强化食品,如铁强化酱油等。

(3) 碘缺乏症

　　学龄儿童和青少年对碘缺乏比较敏感,碘缺乏可表现为甲状腺肿大。这种肿大是渐进的,但通过补碘是可逆的。其他的临床表现还有青春期甲状腺功能减退、缺碘严重可致亚临床型克汀病、智力发育障碍、体格发育障碍、单纯性聋哑等。要多吃海产品类食物,在食盐中加碘是预防碘缺乏症的有效措施。

5. 认识食品营养标签

　　营养标签是预包装食品向消费者提供食品营养信息和特性的说明,在食品标签中标注营养信息可以预防和减少营养相关疾病,也有助于宣传和普及营养知识。标签上的"营养成分表"显示了该食物含有的能量、蛋白质、脂肪、碳水化合物、钠及其他常量和微量元素等,有助于消费者选择。

6. 引导儿童和青少年正确选择零食

　　正视儿童和青少年零食的实际情况,加以正确引导,将有利于他们做到合理膳食,减少和改变不良的零食消费行为。零食应是合理膳食的组成部分,不仅要从口味和喜好选择零食,也要从营养与健康的角度,通过健康教育,强调食物摄入要以正餐为主,零食不可以代替正餐。如果有吃零食的需要,可以参照不同年龄儿童和青少年的零食消费分类指南。

7. 膳食指南

　　了解《中国居民膳食指南(2016)》和《中国学龄儿童膳食指南(2016)》。《中国学龄儿童膳食指南(2016)》是在《中国居民膳食指南(2016)》中一般人群膳食指南的基础上,综合分析了我国学龄儿童的营养和健康状况,探究了合理膳食、饮食行为与健康的关系,更加全面、详细地为学龄儿童提出了膳食方面的建议:认识食物,学习烹饪,提高营养科学素养;三餐合理,规律进餐,培养健康饮食行为;合理选择零食,足量饮水,不喝含糖饮料;不偏食节食,不暴饮暴食,保持适宜体重增长;保证每天至少活动60分钟,增加户外活动时间。

三、食品安全、营养教育课程安排

(一)学校食品安全、营养教育应以预防性教育为主

根据沪教委体(2010)72号上海市教育委员会关于印发《上海市中小学健康教育实施方案》的通知要求,结合儿童和青少年生长发育的不同阶段和学校各年级课程的规划,通过健康教育专题、品德与社会、自然及体育与健身等课程,开展不同形式、内容的教学活动。同时对已经存在的危害青少年身心健康的食品安全、营养问题进行科学的干预。食品安全、营养教育重在开展学生之间、师生之间、亲子之间的互动,要主动开发、利用家庭和社会的教育资源。在学校课程规划、课堂教学、综合实践活动等方面落实健康教育的同时,要注意把课堂内教学与课堂外教学活动结合起来,实地了解食物的种植、养殖、生产、加工、储存、运输、销售的过程,通过参与食物采购、烹饪加工的过程,在享受美食的同时,掌握食物营养的特点和食品安全的关键点,发挥整体教育效应。

在学生中定期开展以营养与健康为主题的班会、板报、知识竞赛等。还应通过家长学校、医疗机构、社区活动、参加社会活动等多种途径,进一步丰富学校健康教育资源。

(二)与其他活动及课程相结合

将学校食品安全、营养教育的教学与校园用餐、文化建设及社会实践等其他相关课程结合,根据儿童和青少年生长发育的不同阶段,把有关内容分配到小学低年级、小学中年级、小学高年级、初中年级、高中年级五级水平中,五个不同水平内容互相衔接开展"食育"工作,其内容分别为:

1. 小学1～2年级

小学低年级学生知道偏食、挑食对健康的影响,了解养成良好的饮食习惯对生长、发育的重要性;对学校周边食品经营场所的卫生状况有辨别能力;知道适量的运动有利于健康。

小学低年级学生食品安全、营养教育内容主要通过"自然"课中的生长发育与青春

期保健的课程实施，组织学生记录一星期的食谱，讨论保持个人卫生和饮食卫生的注意事项，并对自身的卫生习惯进行自我评定。

2. 小学3～5年级

结合学生生长发育与青春期保健的课程，通过教学使小学高年级学生初步了解青少年身体发育的特点，了解食物的主要营养成分，树立健康的生活方式：主要内容包括合理膳食、适量运动、戒烟限酒、心理平衡。注意饮食卫生，了解人体所需的主要营养素；不吃不洁、腐败变质、超过保质期的食品；生吃蔬菜水果要洗净；了解碘缺乏病对人体健康的危害，食用碘盐可以预防碘缺乏病；提高食品卫生意识，养成良好的饮食卫生习惯。

小学高年级学生食品安全、营养教育内容主要通过"自然"课中的生长发育与青春期保健的课程实施，可以组织学生寻找各种食物营养价值数据，制作一个食物营养价值表。

3. 初中阶段

初中学生应初步了解青少年身体发育的特点，青春期充足的营养素是保证生长发育的需要。进一步了解平衡膳食、合理营养的意义，养成科学营养的饮食习惯。了解预防食物中毒的基本知识：食物中毒的常见原因（细菌性、化学性、有毒动植物等）；合理保存食品，了解腐败变质食品的特征；了解不良生活方式有害健康，慢性非传染性疾病（恶性肿瘤、冠心病、糖尿病、脑卒中）的发生与不健康的生活方式和饮食行为有关。

初中学生的食品安全、营养教育内容主要通过"健康教育专题"，引导学生树立健康行为与生活方式，组织学生交流并评价自我健康意识和行为，总结营养、运动、生活规律等方面对健康的影响。

4. 高中阶段

高中学生应了解中国居民膳食指南的作用，学习膳食指南的内容以及关键推荐点，了解常见食物的选购知识。

高中学生的食品安全、营养教育内容主要通过"健康教育专题"，引导学生树立健康行为与生活方式，组织开展如何鉴别食品质量等活动。

四、学校食品安全、膳食营养工作的干预

学校食品安全、膳食营养工作要取得成效，除了健康教育外，应该有学生、家长、老师和食堂等相关人员的共同参与。

学校应按照上海市创建"食品安全城市"的要求,在中小学校和托幼机构食堂全面开展"放心学校食堂"建设。积极配合食品药品监督管理、市场监督管理等部门加强对托幼机构、中小学校周边食品安全的监督管理,查处可能影响儿童、中小学生身体健康的食品生产经营行为。

学校食堂管理人员、操作人员及送餐公司人员对食品安全、膳食营养工作的认识直接关系到学生的饮食健康问题,要有针对性地组织他们学习有关食品安全和营养知识。定期采集评估食谱,与学校食堂和送餐公司的配餐人员定期讨论改善学生膳食营养,加强食品安全管理的措施,评估饮食相关人员的营养与健康的知识、态度、行为及工作情况。

学校、家庭和社会要共同努力,采用各种方式开展教学活动,联系食品企业、农场向社会开放,使学生了解食物来源、分类、主要营养特点,食品安全注意事项。学校食品安全管理(追溯)平台作用。家长应尽可能多地与孩子一起就餐,并和孩子一起到农村,了解食物的种养殖过程,体验种养殖的辛苦、收获的喜悦,学会选择食物,烹饪和合理膳食的生活技能,教育学生珍惜粮食,保护环境,从"光盘行动"做起,不剩饭菜,在外就餐点菜要适量,实行分餐制,不铺张浪费。

利用每年的"学生营养日""全民营养周""食品安全宣传周"等,广泛开展宣传教育活动。

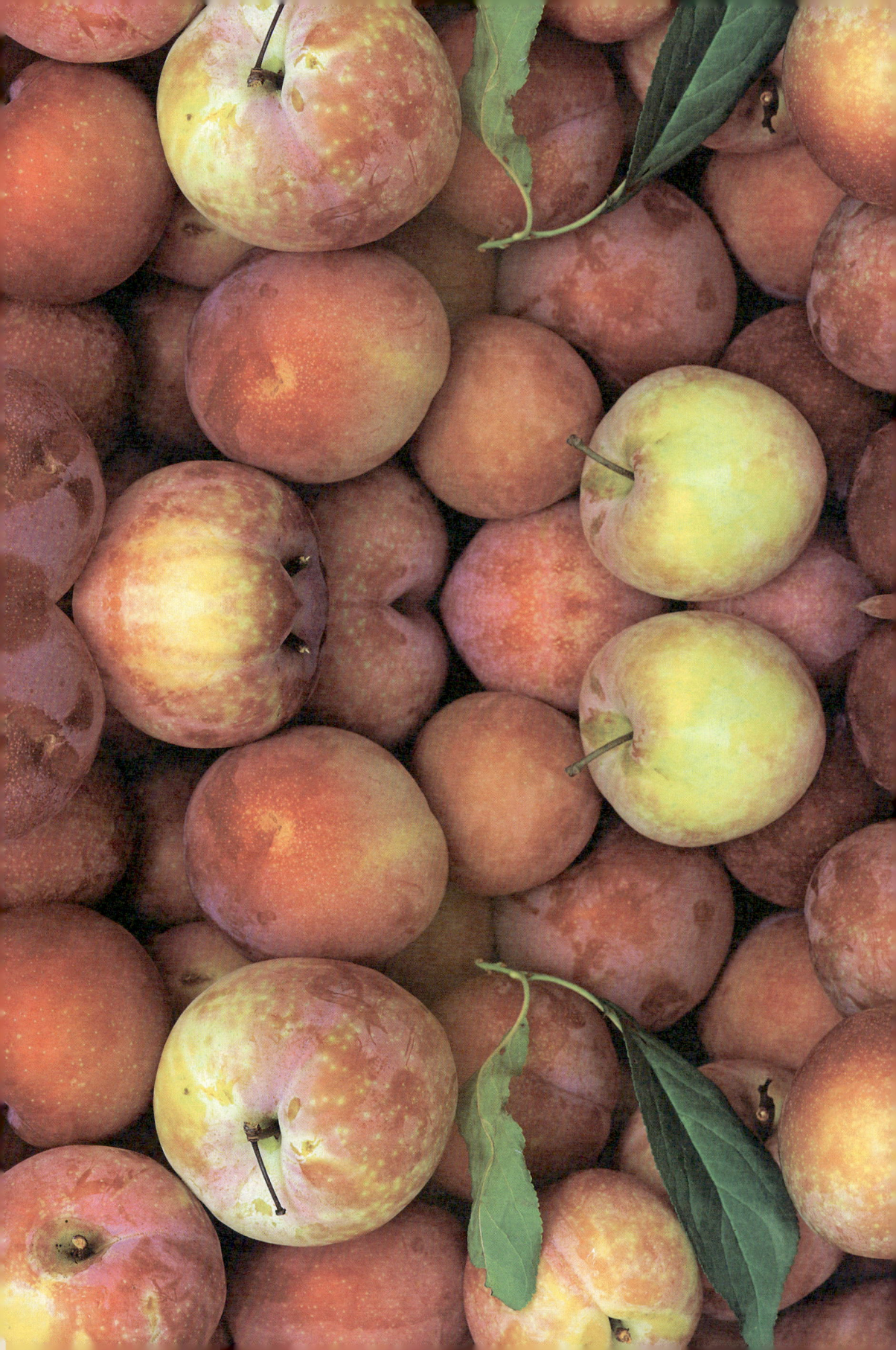

第三章

营养午餐与吃动平衡

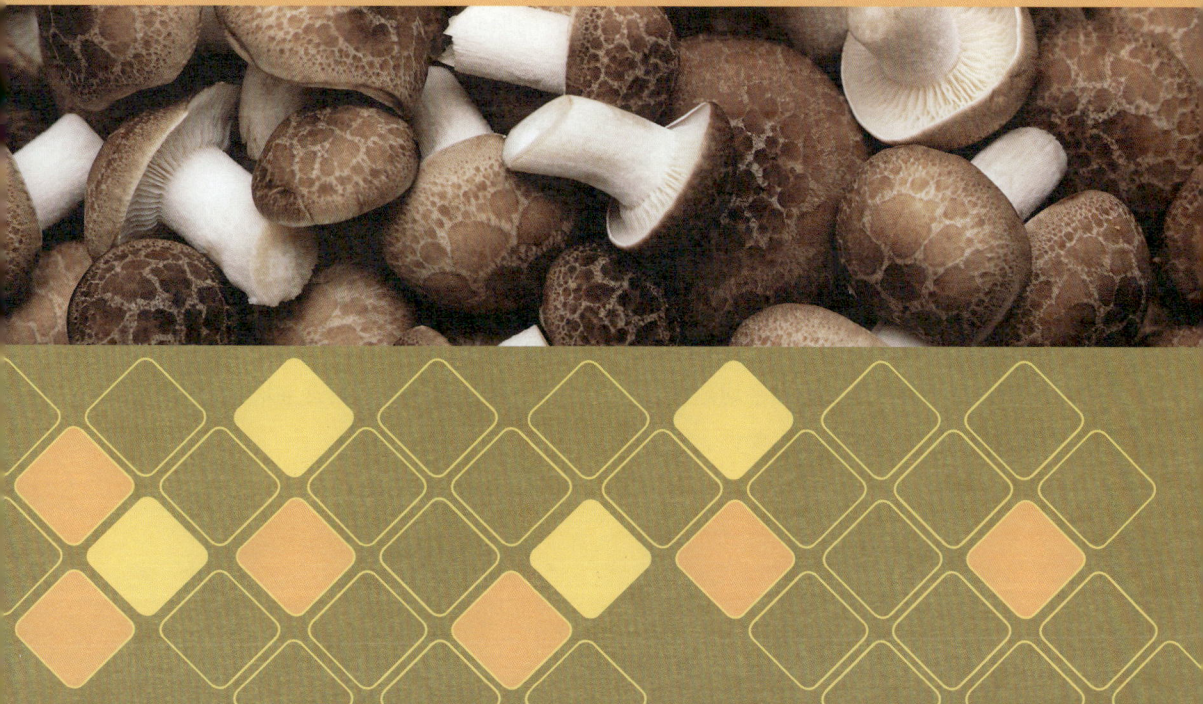

第一节 平衡膳食模式及应用

《中国居民膳食指南（2016）》遵循以食物为基础的原则，以平衡膳食模式为目标。平衡膳食模式是中国居民膳食指南的核心，传承和发扬了"五谷为养、五果为助、五畜为益、五菜为充"的膳食搭配原则。平衡膳食模式所推荐的食物种类和比例能最大程度地满足不同年龄阶段、不同能量需要水平的健康人群的营养与健康需要。通过"中国居民平衡膳食宝塔"和"中国居民平衡膳食餐盘"可更好地传播中国居民膳食指南和平衡膳食的理念。

学龄儿童和青少年由于生长发育迅速，更需强调平衡膳食、合理营养，培养健康的饮食行为、经常进行多样性的身体活动，以保持正常生长发育和促进身心健康。平衡膳食、合理营养是学龄儿童正常生长发育的物质基础。结合《中国儿童平衡膳食算盘》可进一步促进学龄儿童的营养与健康，推广平衡膳食的科学理念，具有可操作性。

一、中国居民平衡膳食宝塔

根据《中国居民膳食指南（2016）》的核心内容和推荐，结合中国居民膳食的实际情况，"中国居民平衡膳食宝塔"是将平衡膳食的原则转化为各类食物的数量和比例的图形化表示，形象化体现了一个在营养上比较理想的基本构成。

平衡膳食宝塔共分5层，各层面积的大小体现了食物种类和食物量的多少。五类食物包括谷薯类、蔬菜水果、畜禽鱼蛋类、奶类及大豆和坚果类、以及烹调用油和盐。膳食宝塔的能量范围在 1 600～2 400 kcal（1 cal=4.186 J），相应的食物数量在宝塔的旁边用文字注释。平衡膳食模式中提及的所有食物推荐量都是以原料的生重可食部分计算。学龄儿童和青少年的不同能量需要水平下的膳食构成见表3-1。膳食由五大类食物组成，每一组基本食物都至少提供了一种以上的营养素，是一段时间内每人每天各类食物摄入量的平均范围。身体活动和水的图示也在膳食宝塔中，强调增加身体活动和足量饮水的重要性。

中国居民平衡膳食宝塔（2016）

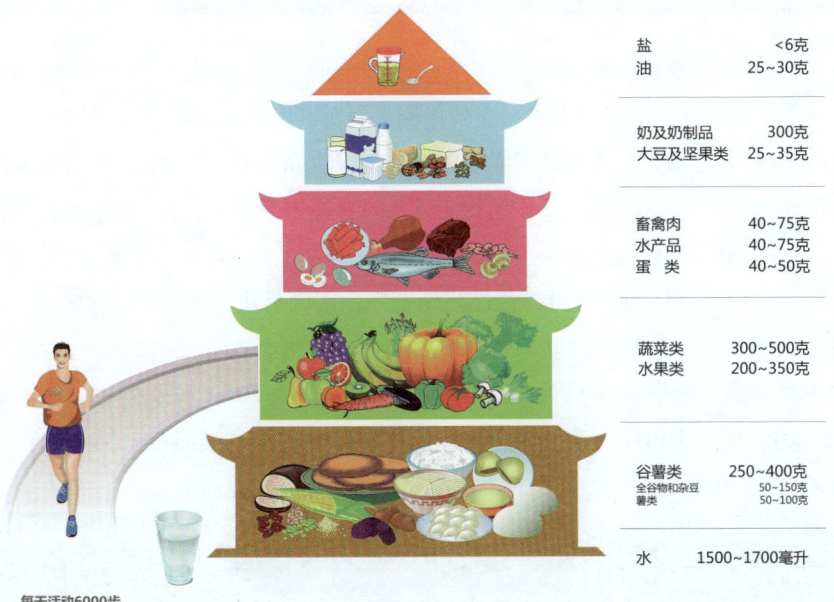

图3-1 中国居民平衡膳食宝塔（2016）

表3-1 不同能量需要水平的平衡膳食模式和食物量　　　　　　　　（g/d·人）

食物种类（g）	不同能量摄入水平（kcal）					
	1 400	1 600	1 800	2 000	2 200	2 400
谷　类	150	200	225	250	275	300
蔬　菜	300	300	400	450	450	500
水　果	150	200	200	300	300	350
畜禽肉类	40	40	50	50	75	75
蛋　类	25	40	40	50	50	50
水产品	40	40	50	50	75	75
乳制品	350	300	300	300	300	300
大　豆	15	15	15	15	25	25
坚　果	适量	10	10	10	10	10
烹调油	20～25	20～25	25	25	25	30
食　盐	<4	<6	<6	<6	<6	<6

注：1. 谷类：其中全谷物及杂豆50～150 g，新鲜薯类50～100 g
　　2. 蔬菜：深色蔬菜占所有蔬菜的1/2

二、中国居民平衡膳食餐盘

"中国居民平衡膳食餐盘"是在不考虑烹饪用油盐的前提下,按照平衡膳食原则描述了一个人一餐中膳食的食物组成和大致比例。餐盘更为直观简明,是一餐中的食物基本构成的描述,分为4部分,分别为谷薯类、动物性食品(鱼肉蛋类)和富含蛋白质的大豆、蔬菜和水果,餐盘旁一杯牛奶。平衡膳食盘图形设计比率为谷薯类占25%,蔬菜占35%,水果和坚果占25%,动物性食物和大豆占15%,牛奶及制品为300克。平衡膳食餐盘更能让学生和家长容易记忆和具有可操作性。结合餐盘图中色块显示,按照1 600~2 400 kcal能量需要水平,食物类别和重量比,其中蔬菜和谷物面积最大占34%~36%,是膳食中的重要部分;依次为谷薯类占总膳食重量的26%~28%、水果类占总膳食重量的20%~25%,提供蛋白质的动物性食物和大豆最少,占膳食总重量的13%~17%,一杯牛奶为300克。用餐时按照重量比计划膳食,将很容易达到营养需求。

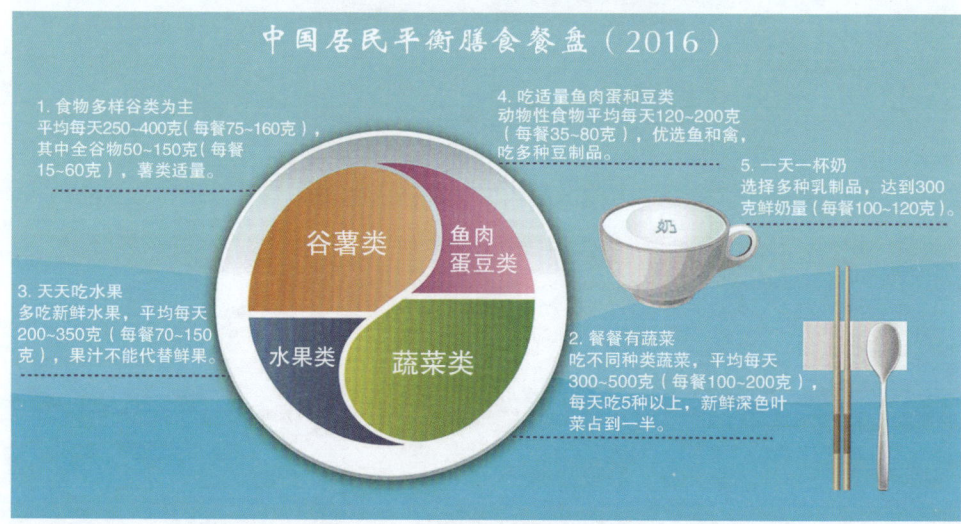

图3-2 中国居民平衡膳食餐盘(2016)

三、中国儿童平衡膳食算盘

为了更形象地展示学龄儿童膳食指南核心推荐内容,"中国儿童平衡膳食算盘"利用色彩和算珠来示意合理膳食的食物搭配,以便更好地指导学龄儿童做到平衡膳食和积极运动,为进一步促进我国学龄儿童的营养与健康状况提供科学指导。平衡膳食算盘是根据平衡膳食的原则转化各食物的分量图形化表示,"中国儿童平衡膳食算盘"适用于所有儿童。在食物分类上把蔬菜、水果分为两类，算盘分成6行，用不同色彩珠标示食物多少，黄色表示谷物，绿色表示蔬菜，蓝色表示水果，紫色表示动物性食物，香槟色表示奶类，红色表示油盐。跑步的儿童身挎水壶，表示鼓励喝白开水、鼓励天天运动、积

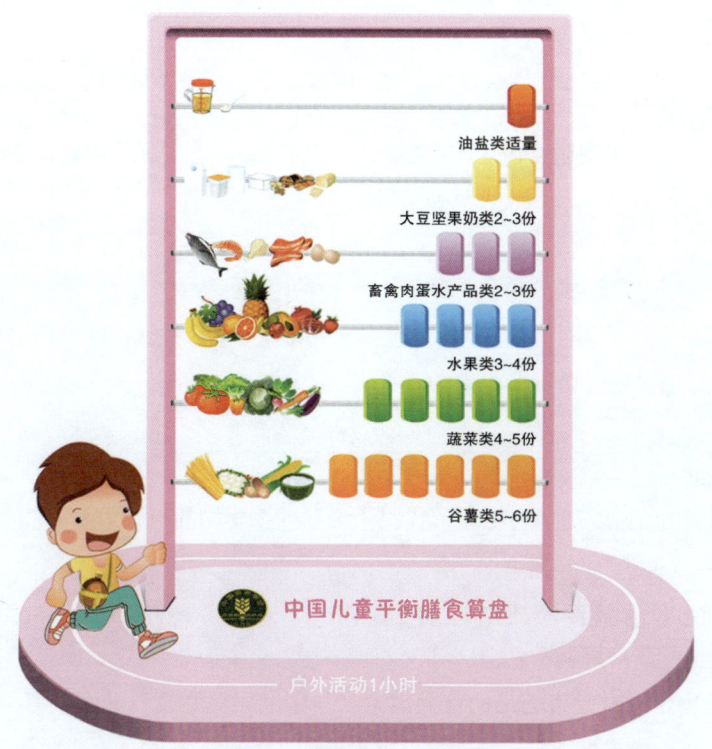

图3-3　中国儿童平衡膳食算盘

极活跃的生活和学习。

图3-3中为适用于中等身体活动水平下8～11岁儿童食物分量谷薯类5～6份，蔬菜类4～5份，水果类3～4份，畜禽肉蛋水产品类2～3份，大豆坚果奶类2～3份，油盐类适量。

四、平衡膳食模式的特点和评价

平衡膳食宝塔涵盖了指南的全面性内容，平衡膳食餐盘将每餐食物组成可视化，更简明和具操作性，但一些细节不能在平衡膳食餐盘上表示。儿童用平衡膳食算盘提出膳食中食物份数，更利于儿童和青少年的理解和记忆。利用平衡膳食模式，开展自我管理，了解"多吃"的食物和控制"少吃"的食物，合理运动和保持健康

的体重。中国居民平衡膳食模式的特点如下：

1. 食物多样化

中国居民平衡膳食模式覆盖了五大类人群必需的基本食物，以保障能量和营养素的充足供给。

2. 植物性食物为主

谷物为主是中国的膳食传统，是能量的主要来源，谷薯类提供能量占总能量的50%左右。鼓励多摄入蔬菜、水果、大豆和坚果。

3. 动物性食物为辅

强调适量摄入动物性食物，既保障优质蛋白摄入，也弥补植物性食物中脂溶性维生素、维生素B_{12}、锌、硒等微量营养素的不足。

4. 少油盐糖

建议每日盐的摄入量少于6克。我国儿童和青少年糖的摄入主要来自含糖饮料。

5. 中国居民平衡膳食模式的评价

（1）能量和主要营养素供给分析

能量是决定膳食是否满足的首要因素。与中国居民膳食营养素参考摄入量相比，推荐的平衡膳食模式可满足不同能量需求人群的主要营养素的日需要量。

（2）能量来源分布

膳食能量来源分布是评价膳食结构合理性的基本指标。中国居民膳食参考摄入量建议的能量来源：糖类（碳水化合物）占50%～65%，脂肪占20%～30%。可根据推荐的平衡膳食模式和食物量，计算各类食物的能量来源。

第二节 中小学生营养午餐配餐模式

学生营养午餐是指以保证学生生长发育和健康为目的,生产单位根据平衡膳食的要求,在严格消毒条件下向学生提供安全卫生,符合营养标准的色、香、味俱佳的配餐。学生营养午餐计划是在政府倡导和推动下,以中小学生为主要对象的营养改善专项计划。学生营养午餐是提高人口素质的重要措施,营养午餐提供给学生平衡膳食,学生得到的是合理营养,从而能促进身体健康成长,降低与营养相关的疾病的发病率。同时,营养午餐的食物种类多,学生集体进食,有利于纠正学生目前普遍存在的偏食和挑食的行为,使学生养成良好的饮食习惯,促进学生的体格发育和健康水平。

营养午餐配餐是针对学龄儿童和青少年群体的平衡膳食计划,包括主食和菜肴的名称和数量,并符合营养目标需要。营养膳食不仅能满足学生的营养需要,也要让学生享受丰富的食物和饮食文化,促进健康。

一、上海儿童和青少年生长发育现况

近年来,上海地区学龄儿童营养与健康状况有很大的改善,但仍面临营养不良和超重、肥胖的双重挑战。中小学生能量、蛋白质摄入充足,脂肪的供能比偏高(>30%),而碳水化合物的供能比偏低。一方面,钙、铁、维生素A等微量营养素缺乏;另一方面,超重、肥胖检出率持续上升。全国学生体质健康标准数据管理中心及上海市学生体质健康监测中心对上海17个区县1 539所中小学校1年级至高中3年级学生《国家学生体质健康标准(2014年修订)》的测试结果表明,受测中小学生人数为1 310 938名,测试学校覆盖率达到100%。2014年本市中小学生体重指数评价统计分析结果显示,低体重率为5.8%;正常体重率为71.4%;超重率为13.1%;肥胖率为9.7%。其中小学、初中、高中肥胖率分别为9.0%,11.0%和10.0%。

二、中小学生营养午餐配餐模式

(一)基本原则

食物多样化,荤素合理搭配。食物种类和数量能满足学生营养需要,学生喜欢的食

物和菜肴、价格适宜；烹饪用较短的时间和较少的劳动，并最大限度地保证营养不损失，食物多样并有饱腹感。

（二）营养午餐配餐模式

根据"上海市中小学校学生营养午餐配餐指导意见"（以下简称"指导意见"），学生营养午餐（student nutritious lunch）指为在校学生提供能量和主要营养素达到膳食营养素平均需要量35%～40%的午餐。

1. 能量和营养素

指导意见中制订能量推荐量时参考了DRIs（2013版）以及全国居民健康与营养调查结果（大城市人群）的平均能量值，同时结合上海市学生营养状况与饮食营养行为现状，进行适当调整。学生营养午餐能量与主要营养素的推荐量见下表3-2。

表3-2　学生营养午餐能量与主要营养素的推荐量

能量和营养素	小学生（1～3年级）	小学生（4～5年级）	初中生	高中生
能量（kcal）	560～640	640～720	700～850	750～938
蛋白质（g）	18～20	20～23	23～28	24～34
脂肪（g）	17～20	20～22	21～26	23～29
碳水化合物（g）	84～96	96～108	105～128	113～141
钙（mg）	300	375	300～375	250～300
铁（mg）	4	4.2～5.3	4.2～5.3	3.4～5.6
锌（mg）	2.2	2.9～3.1	2.6～3.6	2.3～3.9
维生素A（视黄醇活性当量，μg）	135	170～180	170～221	170～221
维生素B_1（mg）	0.3	0.4	0.4～0.5	0.4～0.5
维生素B_2（mg）	0.3	0.4	0.4～0.5	0.4～0.5
维生素C（mg）	21	28	28～32	32

引自：上海市中小学校学生营养午餐配餐指导意见

学生午餐能量推荐量占全天膳食总能量的35%～40%(按37.5%计)。蛋白质提供的能量占膳食总能量的12%～14%(按13%计)。脂肪提供的能量占膳食总能量的25%～30%(按27.5%计)。碳水化合物提供的能量占膳食总能量的55%～65%(按60%计)。制订能量和营养素的推荐量时参考DRIs中平均需要量,因为小学年龄跨度较大,分为小学(1～3年级)、小学(4～5年级)两组。小学(1～3年级)取DRIs表中7岁～组的值,小学(4～5年级)取11岁～组值,初中取11岁～与14岁～组的平均值,高中取14岁～与18岁～组的平均值。

2. 配餐食物的种类和数量

保证食物种类的多样性。根据营养午餐能量和营养素的推荐量估算食物的种类和数量,并考虑日常各餐次膳食安排习惯。粮谷类按全天推荐量的30%～40%计算。中小学生正处于生长发育的关键时期,每天需要通过食物摄入相对较多、质量较好的蛋白质,其中动物性食物和大豆及制品提供的优质蛋白质应达到摄入蛋白质的40%以上。动物性食物包括畜禽肉类、鱼虾水产品类和蛋类,每周至少吃1次鱼或鱼肉制品,1～2次蛋或蛋类制品,3次左右的畜、禽肉类。豆类和豆制品由于烹调的可操作性,可通过每周吃2次豆制品的方式,达到平均推荐摄入量。即每周进食干豆(或相当量的豆制品)2次,每次30～40克(计算方法:15克×5/2=37.5克)。蔬菜类包括叶菜类、块茎类、豆荚类、瓜茄类以及海藻、菌菇类,按全天推荐量的30%～40%计算,即达到每餐100～200克。学生午餐烹调用油量按照全天量的40%计算,即应当控制在10～15克。

注意荤素搭配,既解决了动物性蛋白质和植物性蛋白质的互补问题,又得到了丰富的维生素和矿物质。做到粗细搭配,干稀搭配,这样不仅有利于营养素摄入全面,还可增加学生食欲。可参见表3-3。

表3-3 配餐食物的种类和数量　　　　　　　　　　(单位:g)

食物类别	小学生	初中生	高中生
粮谷类	75～100	100～125	125～150
肉蛋类	75～100	100～125	125～150
鱼虾类	25～50	50～75	75～100
豆制品类	10～15	15～20	20～25
蔬菜类	100～150	150～200	200～250
烹调油	10	10～12	12～15

引自:上海市中小学校学生营养午餐配餐指导意见

3. 烹调原则

（1）加工烹调方法应符合同年龄学生消化吸收特点，少油炸、少油煎。

（2）限制食盐的摄入量，减少食盐用量，一般不超过2克。

（3）食品原料和调味料应符合相应的食品安全标准和要求的规定。

（4）加工过程卫生要求应符合 DB 31/2024 的规定。

4. 注意事项

（1）多数学生有在早餐或下午点心时喝奶的习惯。因此，不强调在学生午餐中供应牛奶。

（2）在有条件的学校，可适当考虑在学生午餐中添加水果，目前不强调午餐时水果的供给。

（3）少用烟熏和腌制食品。

（4）午餐不得以糕点、甜食取代主副食。

（5）不用含糖饮料。

第三节 一周营养午餐配餐推荐

学生营养食谱的制订遵循平衡膳食的原则,根据食物的营养特点和上海市学生的饮食习惯和中小学生的生理特点,进行合理选料、科学搭配,以满足中小学生生长发育需要。

一、营养午餐配餐

(一)确定营养午餐的标准

基于平衡膳食指导,根据中国营养学会膳食营养素参考摄入量DRIs(2013版),学生的年龄范围和劳动强度确定能量需要量,以此作为膳食设计的目标。不同年龄儿童和青少年轻体力活动的能量需要量,7~10岁为1 350~1 800 kcal/d,11~13岁为1 800~2 050 kcal/d,14~17岁为2 000~2 500 kcal/d。按照三餐能量餐次比3∶4∶3的原则设计食谱。学生营养午餐中提供给学生的能量和各种营养素应达到一天推荐供给量的40%。根据儿童和青少年的特点分为小学和中学不同年龄段。学生营养午餐的能量标准参照"上海市中小学校学生营养午餐配餐指导意见"。为了便于实际操作,表中数值没有区分男女,建议男生取上限值,女生取下限值。推荐量值均是平均值,每一餐的数值可以有波动变化,可以自我调节。对于身高体重明显高于同年龄的学生,建议膳食供给量取上限值。

(二)确定食物种类和选择食物

学生营养午餐应包括富含优质蛋白质、钙、铁、锌、维生素A等的畜、禽、鱼、蛋、奶类等动物性食物;富含维生素、矿物质和膳食纤维的新鲜蔬菜类,其中应至少有一半的绿叶菜;富含蛋白质、矿物质丰富的豆类及制品。可以根据烹饪方法、形态、颜色、口感的多样变换。根据食物组分别选择谷类、蔬菜、鱼或肉类、蛋类、植物油。可选择水果、奶类作为零食。注意选择食物的多样性,深色叶菜类和全谷物等。要经常吃含钙丰富的奶及奶制品和大豆及其制品等,以保证钙的足量摄入,促进骨骼的发育和健康。还要经常吃维生素D含量丰富的海鱼、蛋黄等食物,经常进行户外活动以促进皮肤合成维生素D，有利于钙的吸收和利用。经常吃含铁丰富的食物，如瘦肉等，同时搭配富含维生素C的食物，如新鲜的蔬菜和水果。每周的营养午餐应尽量包含五大类各种各样的食物。

（三）确定食物用量

选择适宜的能量水平，按照不同组食物的量进行选择，其中食物建议量均为食物可食部分的生重量。在一段时间内如1周，各类食物的摄入量的平均值应当符合"上海市中小学校学生营养午餐配餐指导意见"学生营养午餐配餐食物的种类和数量表中的要求。同类食物可以进行互换，互换可增加主食和菜肴的丰富性。原则上同类互换例如以粮换粮（大米与面粉或杂粮互换，馒头可与相应量的面条、烙饼、面包等互换）、以豆换豆、以肉换鱼或蛋。

（四）合理烹调

合理烹调的要素之一是应掌握油和盐的用量，避免上海膳食的传统"浓油赤酱"，让学生做到清淡饮食，养成习惯。

（五）能量和营养素含量的计算

根据食物的选择，通过"学生午餐推荐菜谱智能化操作"计算营养素的含量，并根据计算结果适量调整各成分含量。因保证每餐营养均衡比较困难，我们设定了能量和营养素的警示线范围，保证每餐营养素不会太高或太低，并且确保在一段周期内营养素的平衡。中小学生一周营养午餐配餐推荐分别为1～3年级小学生、4～5年级小学生、初中生和高中生，由表中可见一周的营养午餐食谱以及能量和营养素的含量。

二、膳食评价

根据膳食指南提出的食物结构、数量和观点参照比较和评价。中国居民膳食参考摄入量是评价膳食营养摄入状况的参考标准。考虑食物来源，食物的价格分析，争取达到买得到、买得起，以及食物可持续发展得需要。膳食评价方法包括食物组成分析、能量来源分析、蛋白质来源分析、营养素供给分析等。

（一）食物结构分析

膳食结构和数量是否符合膳食指南的建议。重点是全谷物、深色蔬菜、牛奶、豆类是否满足要求。

（二）能量来源分析

三大营养素——碳水化合物、脂肪和蛋白质提供能量的来源是否合理。碳水化合物占总能量的50%～65%,脂肪占总能量的20%～30%。

1. 蛋白质来源分析

优质蛋白质的比例是,动物性食物和大豆蛋白质是否有1/2以上。

2. 营养素供应分析

膳食提供的主要营养素是否符合营养午餐的要求。

表3-4　1～3年级小学生一周营养午餐配餐推荐

午餐标准		膳食结构	营养素			
			能量(kcal)	蛋白质(g)	脂肪(g)	碳水化合物(g)
			560～640	18～20	17～20	84～96
	警示线		448～768	14.4～24	13.6～24	67.2～115.2
套餐一	肉圆烧蛋	畜肉类；蛋类	212.44	9.00	16.00	7.88
	青椒茭白鸡片	蔬菜类；禽肉类	115.74	2.35	5.52	16.03
	蚝油豆腐	豆制品	55.83	2.42	3.91	2.74
	番茄冬瓜汤	蔬菜类；水	9.02	0.42	0.29	1.49
	米饭(70g)	谷类	242.20	8.91	0.65	50.68
	总计	蔬菜类；禽畜肉类；蛋类；豆制品；谷类；水	635.23	23.10	26.37	78.82
套餐二	回锅肉片	畜肉类	161.24	5.99	10.88	11.45
	黄瓜虾仁	蔬菜类；虾类	53.78	3.09	3.44	3.07
	毛豆丝瓜	蔬菜类	64.70	1.83	4.47	5.22
	西湖牛肉羹	畜肉类；蔬菜类；蛋类；水	41.20	2.68	1.22	5.11
	米饭(70g)	谷类	242.20	8.91	0.65	50.68
	总计	蔬菜类；蛋类；虾类；畜肉类；谷类；水	563.12	22.50	20.66	75.53
套餐三	双菇肉片	蔬菜类；畜肉类	114.95	4.98	7.26	9.42
	青椒茭白肫片	蔬菜类；畜肉类	61.95	4.31	2.40	7.63
	番茄夜开花	蔬菜类	59.71	1.14	4.19	5.20
	番茄冬瓜汤	蔬菜类；水	9.02	0.42	0.29	1.49
	米饭(70g)	谷类	242.20	8.91	0.65	50.68
	总计	蔬菜类；畜肉类；谷类；水	487.83	19.76	14.79	74.42
套餐四	虾仁炒蛋	虾类；蛋类	198.93	13.86	14.74	2.32
	西芹木耳鸡片	蔬菜类；禽肉类	113.04	1.70	6.31	14.76
	香菇青菜	蔬菜类	50.40	1.98	4.39	3.45
	虾皮冬瓜汤	虾类；蔬菜类；水	9.13	0.59	0.32	1.29
	米饭(70g)	谷类	242.20	8.91	0.65	50.68
	总计	蔬菜类；禽肉类；虾类；蛋类；谷类；水	613.70	27.04	26.41	72.50
套餐五	肉夹冬瓜	畜肉类；蔬菜类	87.95	3.60	7.55	1.92
	西芹胡萝卜虾仁	蔬菜类；虾类	78.30	2.81	6.24	5.27
	蚝油豆腐	豆制品	55.83	2.42	3.91	2.74
	萝卜鸡骨汤	蔬菜类；禽肉类；水	19.75	0.53	0.76	3.15
	米饭(70g)	谷类	242.20	8.91	0.65	50.68
	总计	蔬菜类；豆制品；虾类；禽畜肉类；谷类；水	484.03	18.27	19.11	63.76

营养素							建议
钙(mg)	铁(mg)	锌(mg)	维生素A(μgRE)	维生素B₁(mg)	维生素B₂(mg)	维生素C(mg)	
300	4	2.2	135	0.3	0.3	21	
240~360	3.2~4.8	1.76~2.64	108~162	0.24~0.36	0.24~0.36	16.8~25.2	
21.25	1.35	1.10	76.68	0.11	0.14	0.00	早晚餐时适当减少含高铁、高锌食物的摄入，适量增加含钙、维生素B₁食物的摄入
18.10	1.58	0.43	28.39	0.03	0.05	16.47	
21.57	1.62	0.60	6.99	0.05	0.02	0.07	
7.87	0.14	0.05	17.70	0.01	0.01	8.25	
5.60	3.59	0.47	0.00	0.00	0.00	0.00	
74.39	8.28	2.65	129.76	0.20	0.27	24.79	
56.21	2.53	1.04	27.67	0.13	0.10	41.33	早晚餐时适当减少含高铁、高维生素C食物的摄入，适量增加含钙、维生素A、维生素B₁、维生素B₂食物的摄入
28.20	1.10	0.34	16.23	0.02	0.03	8.17	
23.38	0.72	0.36	17.99	0.03	0.05	6.92	
8.36	0.63	0.42	23.81	0.02	0.05	0.11	
5.60	3.59	0.47	0.00	0.00	0.00	0.00	
121.75	8.57	2.63	85.70	0.20	0.28	56.53	
11.03	1.56	0.99	7.92	0.12	0.12	0.20	早晚餐时适当减少含高铁、高维生素C食物的摄入，适量增加含钙、维生素B₁食物的摄入
7.63	1.15	0.89	22.99	0.03	0.04	16.47	
18.58	0.63	0.22	60.49	0.03	0.03	19.17	
7.87	0.14	0.05	17.70	0.01			
5.60	3.59	0.47	0.00	0.00	0.05	0.00	
50.71	7.07	2.62	109.10	0.19	0.24	35.84	
54.36	1.97	1.16	187.59	0.09	0.22	0.07	早晚餐时适当减少含高蛋白质、高脂肪、高铁、高维生素A、维生素B₂、维生素C食物的摄入，适量增加含维生素B₁食物的摄入
43.06	2.26	0.24	16.70	0.01	0.04	3.27	
141.58	1.68	0.39	370.80	0.01	0.07	76.90	
18.91	0.17	0.06	6.04	0.00	0.01	8.10	
5.60	3.59	0.47	0.00	0.00	0.05	0.00	
263.51	9.67	2.32	581.13	0.11	0.39	88.34	
14.12	1.09	0.46	12.19	0.16	0.05	10.87	早晚餐时适当减少含高铁食物的摄入，适量增加含碳水化合物、钙、维生素A、维生素B₁、维生素B₂食物的摄入
40.08	0.48	0.29	39.13	0.01	0.01	4.12	
21.57	1.62	0.60	6.99	0.05	0.02	0.07	
10.23	0.32	0.06	2.70	0.01	0.01	4.80	
5.60	3.59	0.47	0.00	0.00	0.05	0.00	
91.60	7.10	1.88	61.01	0.23	0.16	19.86	

表3-5 4～5年级小学生一周营养午餐配餐推荐

午餐标准		膳食结构	营养素			
			能量(kcal)	蛋白质(g)	脂肪(g)	碳水化合物(g)
			640～720	20～23	20～22	96～108
	警示线		512～864	16～27.6	16～26.4	76.8～129.6
套餐一	肉圆烧蛋	畜肉类、蛋类	212.44	9.00	16.00	7.88
	芹菜肉丝	蔬菜类；畜肉类	65.14	3.34	4.07	5.00
	卷心菜粉丝	蔬菜类；薯类	73.77	1.56	4.19	8.47
	咖喱牛肉粉丝汤	畜肉类；薯类；水	35.62	2.25	0.73	5.17
	米饭(70g)	谷类	242.20	8.91	0.65	50.68
	总计	畜肉类；蔬菜类；蛋类；薯类；谷类；水	629.17	25.06	25.64	77.20
套餐二	回锅肉片	畜肉类	161.24	5.99	10.88	11.45
	烂糊肉丝	畜肉类；蔬菜类	81.47	5.35	4.12	7.39
	黄豆芽雪菜	蔬菜类	71.83	3.08	5.92	8.84
	番茄冬瓜汤	蔬菜类；水	9.02	0.42	0.29	1.49
	米饭(70g)	谷类	242.20	8.91	0.65	50.68
	总计	畜肉类；蔬菜类；谷类；水	565.76	23.75	21.86	79.85
套餐三	雪菜肉丝粉皮	蔬菜类；畜肉类；薯类	136.86	4.60	7.74	14.03
	培根西蓝花	畜肉类；蔬菜类	90.69	8.31	4.84	4.82
	蒜香黄瓜	蔬菜类	53.49	0.96	4.22	3.37
	荠菜肉丝豆腐羹	蔬菜类；豆制品；畜肉类；水	40.65	2.57	1.02	5.48
	米饭(70g)	谷类	242.20	8.91	0.65	50.68
	总计	蔬菜类；畜肉类；豆制品；薯类；谷类；水	563.89	25.35	18.47	78.38
套餐四	肉圆烧蛋	畜肉类；蛋类	212.44	9.00	16.00	7.88
	豇豆肉丝	蔬菜类；畜肉类	79.98	5.83	4.17	7.01
	牛心菜油豆腐	蔬菜类；豆制品	59.55	1.73	5.06	3.92
	萝卜鸡骨汤	蔬菜类；禽肉类；水	19.75	0.53	0.76	3.15
	米饭(70g)	谷类	242.20	8.91	0.65	50.68
	总计	禽畜肉类；蛋类；豆制品；蔬菜类；谷类；水	613.92	26.00	26.64	72.64
套餐五	西芹胡萝卜虾仁	蔬菜类；虾类	78.30	2.81	6.24	5.27
	黄瓜山药肉片	蔬菜类；畜肉类	97.13	3.95	6.03	7.27
	蒜香西蓝花	蔬菜类	81.68	5.46	4.79	6.15
	番茄蛋茸羹	蔬菜类；蛋类；水	38.73	1.70	1.14	5.58
	米饭(70g)	谷类	242.20	8.91	0.65	50.68
	总计	蔬菜类；虾类；畜肉类；蛋类；谷类；水	538.04	22.83	18.85	74.95

营养素							建议
钙(mg)	铁(mg)	锌(mg)	维生素 A(μgRE)	维生素 B₁(mg)	维生素 B₂(mg)	维生素 C(mg)	
375	4.2～5.3	2.9～3.1	170～180	0.4	0.4	28	
300～450	3.36～6.36	2.32～3.72	136～216	0.32～0.48	0.32～0.48	22.4～33.6	
21.25	1.35	1.10	76.68	0.11	0.14	0.00	早晚餐时适当减少含高铁、高维生素C食物的摄入，适量增加含钙、维生素A、维生素B₁、维生素B₂食物的摄入
16.83	0.73	0.60	9.16	0.09	0.03	2.00	
47.13	0.97	0.29	11.19	0.03	0.03	36.07	
8.12	1.27	0.52	1.75	0.01	0.01	0.08	
5.60	3.59	0.47	0.00	0.00	0.05	0.00	
98.93	7.91	2.98	98.78	0.24	0.27	38.15	
56.21	2.53	1.04	27.67	0.13	0.10	41.33	早晚餐时适当减少含高铁、高锌、高维生素C食物的摄入，适量增加含钙、维生素B₁、维生素B₂食物的摄入
49.58	1.46	1.36	58.13	0.12	0.08	37.02	
68.75	4.30	1.49	79.99	0.04	0.05	3.27	
7.87	0.14	0.05	17.70	0.01	0.01	8.25	
5.60	3.59	0.47	0.00	0.00	0.05	0.00	
188.01	12.02	4.41	183.49	0.30	0.29	89.87	
18.09	2.29	1.12	23.74	0.14	0.03	0.07	早晚餐时适当减少含高铁、高维生素A、维生素C食物的摄入，适量增加含钙、维生素B₂食物的摄入
61.93	1.47	1.20	1 081.82	0.26	0.14	46.17	
27.55	0.65	0.25	16.52	0.02	0.03	9.94	
20.60	0.84	0.33	23.80	0.05	0.02	2.15	
5.60	3.59	0.47	0.00	0.00	0.05	0.00	
133.77	8.84	3.37	1 145.88	0.47	0.27	58.33	
21.25	1.35	1.10	76.68	0.11	0.14	0.00	早晚餐时适当减少含高脂肪、高铁、高维生素C食物的摄入，适量增加含碳水化合物、钙、维生素A、维生素B₁食物的摄入
28.83	1.03	1.00	48.16	0.15	0.10	19.00	
33.78	0.55	0.26	2.43	0.02	0.02	14.47	
10.23	0.32	0.06	2.70	0.01	0.01	4.80	
5.60	3.59	0.47	0.00	0.00	0.05	0.00	
99.69	6.84	2.89	129.97	0.29	0.32	38.27	
40.08	0.48	0.29	39.13	0.01	0.03	4.12	早晚餐时适当减少含高铁、高维生素A、维生素C食物的摄入，适量增加含碳水化合物、钙、维生素B₁食物的摄入
23.70	1.02	0.67	17.34	0.10	0.04	7.80	
88.31	1.45	1.07	1 562.68	0.12	0.17	66.33	
9.45	0.52	0.15	46.40	0.02	0.04	4.75	
5.60	3.59	0.47	0.00	0.00	0.05	0.00	
167.14	7.06	2.65	1 665.55	0.25	0.33	83.00	

表3-6 初中生一周营养午餐配餐推荐

初中生午餐标准		膳食结构	营养素			
			能量(kcal)	蛋白质(g)	脂肪(g)	碳水化合物(g)
			700～850	23～28	21～26	105～128
警示线			560～1020	18.4～33.6	16.8～31.2	84～153.6
套餐一	咸蛋黄肉饼	畜肉类；蛋类	327.40	11.95	28.47	5.94
	丝瓜炒蛋	蛋类；蔬菜类	148.19	6.32	11.69	4.97
	炒青菜	蔬菜类	50.63	2.06	4.42	3.43
	黄豆芽油豆腐汤	蔬菜类；豆制品类；水	25.53	2.06	1.48	1.42
	米饭(85g)	谷类	294.10	10.82	0.79	61.54
	总 计	畜肉类；蛋类；蔬菜类；豆制品类；谷类；水	845.85	33.21	46.85	77.30
套餐二	虾仁炒蛋	虾类；蛋类	198.93	13.86	14.74	2.32
	豇豆肉丝	蔬菜类；畜肉类	79.98	5.83	4.17	7.01
	香菇青菜	蔬菜类	50.40	1.98	4.39	3.45
	虾皮冬瓜汤	虾类；蔬菜；水	9.13	0.59	0.32	1.29
	米饭(85g)	谷类	294.10	10.82	0.79	61.54
	总 计	蔬菜类；畜肉类；蛋类；虾类；谷类；水	632.54	33.08	24.41	75.61
套餐三	肉圆烧蛋	畜肉类；蛋类	212.44	9.00	16.00	7.88
	黄瓜山药肉片	蔬菜；畜肉类	97.13	3.95	6.03	7.27
	蒜香西蓝花	蔬菜	81.68	5.46	4.79	6.15
	番茄蛋茸羹	蔬菜；蛋类；水	38.73	1.70	1.14	5.58
	米饭(85g)	谷类	294.10	10.82	0.79	61.54
	总 计	蔬菜类；畜肉类；蛋类；谷类；水	724.08	30.93	28.75	88.42
套餐四	木须蛋	蔬菜类；蛋类	211.54	13.88	15.98	3.27
	西芹木耳鸡片	蔬菜类；禽肉类	113.04	1.70	6.31	14.76
	牛心菜油豆腐	豆制品；蔬菜类	59.55	1.73	5.06	3.92
	西湖牛肉羹	畜肉类；蔬菜类；蛋类；水	41.20	2.68	1.22	5.11
	米饭(85g)	谷类	294.10	10.82	0.79	61.54
	总 计	豆制品；蔬菜类；蛋类；禽畜肉类；谷类；水	719.43	30.81	29.36	88.60
套餐五	鱼香海带丝	海产品类	106.60	4.31	3.59	18.61
	烂糊肉丝	畜肉类；蔬菜类	81.47	5.35	4.12	7.39
	黄豆芽雪菜	蔬菜类	71.83	3.08	5.92	8.84
	番茄冬瓜汤	蔬菜类；水	9.02	0.42	0.29	1.49
	米饭(85g)	谷类	294.10	10.82	0.79	61.54
	总 计	海产品类；畜肉类；蔬菜类；谷类；水	563.02	23.98	14.71	97.87

营养素							建议
钙(mg)	铁(mg)	锌(mg)	维生素A(μgRE)	维生素B₁(mg)	维生素B₂(mg)	维生素C(mg)	
300～375	4.2～5.3	2.6～3.6	170～221	0.4～0.5	0.4～0.5	28～32	
240～450	3.36～6.36	2.08～4.32	136～265.2	0.32～0.6	0.32～0.62	22.4～38.4	
29.41	2.41	1.81	39.79	0.19	0.18	0.07	早晚餐时适当减少含高脂、高铁、高维生素A、C食物的摄入,适量增加含碳水化合物、含维生素B₁食物的摄入
36.51	1.33	0.72	107.10	0.06	0.14	4.50	
164.86	1.92	0.37	432.60	0.01	0.07	89.60	
13.07	0.50	0.24	1.50	0.01	0.02	2.00	
6.80	4.36	0.57	0.00	0.00	0.06	0.00	
250.65	10.52	3.71	580.99	0.27	0.47	96.17	
54.36	1.97	1.16	187.59	0.09	0.22	0.07	早晚餐时适当减少含高铁、高维生素A、C食物的摄入,适量增加含碳水化合物、含维生素B₁食物的摄入
28.83	1.03	1.00	48.16	0.15	0.10	19.00	
141.58	1.68	0.39	370.80	0.01	0.07	76.90	
18.91	0.17	0.06	6.04	0.00	0.01	8.10	
6.80	4.36	0.57	0.00	0.00	0.06	0.00	
250.48	9.21	3.18	612.59	0.25	0.46	104.07	
21.25	1.35	1.10	76.68	0.11	0.14	0.00	早晚餐时适当减少含高铁、高维生素A、C食物的摄入,适量增加含钙食物的摄入
23.70	1.02	0.67	17.34	0.10	0.04	7.80	
88.31	1.45	1.07	1 562.68	0.12	0.17	66.33	
9.45	0.52	0.15	46.40	0.02	0.04	4.75	
6.80	4.36	0.57	0.00	0.00	0.06	0.00	
149.51	8.70	3.56	1 703.10	0.35	0.45	78.88	
49.86	3.25	1.46	194.37	0.17	0.24	0.07	早晚餐时适当减少含、高钙、高铁食物的摄入,适量增加含维生素A、B₁、C食物的摄入
43.06	2.26	0.24	16.70	0.01	0.04	3.27	
33.78	0.55	0.26	2.43	0.02	0.02	14.47	
8.36	0.63	0.42	23.81	0.02	0.05	0.11	
6.80	4.36	0.57	0.00	0.00	0.06	0.00	
141.86	11.05	2.95	237.31	0.22	0.41	17.92	
248.03	3.95	0.99	36.66	0.08	0.09	0.07	早晚餐时适当减少含高铁、高维生素C食物的摄入,适量增加含脂肪、含维生素B₁、B₂食物的摄入
49.58	1.46	1.36	58.13	0.12	0.08	37.02	
68.75	4.30	1.49	79.99	0.04	0.05	3.27	
7.87	0.14	0.05	17.70	0.01	0.01	8.25	
6.80	4.36	0.57	0.00	0.00	0.06	0.00	
381.03	14.21	4.46	192.48	0.25	0.29	48.61	

表3-7 高中生一周营养午餐配餐推荐

高中生午餐标准		膳食结构	营养素			
			能量(kcal)	蛋白质(g)	脂肪(g)	碳水化合物(g)
			750～938	24～34	23～29	113～141
警示线			600～1125.6	19.2～40.8	18.4～34.8	90.4～169.2
套餐一	豉香大排	畜肉类	254.39	16.16	19.75	3.16
	青椒笋丝目鱼	蔬菜类；鱼类	76.41	6.35	3.55	6.48
	油焖茭白	蔬菜类	84.97	1.83	5.28	10.06
	萝卜猪骨汤	蔬菜类；畜肉类；水	12.39	0.98	0.48	1.57
	米饭(85g)	谷类	294.10	10.82	0.79	61.54
	总计	畜肉类；蔬菜类；鱼类；谷类；水	722.26	36.14	29.85	82.81
套餐二	油爆虾	虾类	158.72	14.70	7.16	8.61
	肉丝粉丝	畜肉类；蔬菜类	129.44	4.58	3.80	19.08
	黄豆芽油豆腐	蔬菜类；豆制品	109.30	6.73	7.52	5.49
	萝卜鸡骨汤	蔬菜类；禽肉类；水	19.75	0.53	0.76	3.15
	米饭(85g)	谷类	294.10	10.82	0.79	61.54
	总计	禽畜肉类；蔬菜类；豆制品；谷类；水	711.31	37.36	20.03	97.87
套餐三	肉圆烧蛋	畜肉类；蛋类	212.44	9.00	16.00	7.88
	咸肉毛豆芋艿	蔬菜类；畜肉类	162.58	6.98	8.19	16.95
	香菇青菜	蔬菜类	50.40	1.98	4.39	3.45
	芙蓉银鱼羹	蔬菜类；鱼类；蛋类；水	45.70	2.95	1.35	5.94
	米饭(85g)	谷类	294.10	10.82	0.79	61.54
	总计	畜肉类；蛋类；蔬菜类；鱼类；谷类；水	765.22	31.73	30.72	95.76
套餐四	青椒牛柳	蔬菜类；畜肉类	227.21	18.63	12.10	11.53
	西芹胡萝卜虾仁	蔬菜类；虾类	78.30	2.81	6.24	5.27
	青椒银芽	蔬菜类	62.83	2.90	4.18	4.71
	雪菜鸡丝蛋汤	蔬菜类；禽肉类；蛋类；水	42.08	2.13	2.05	5.11
	米饭(85g)	谷类	294.10	10.82	0.79	61.54
	总计	禽畜肉类；虾类；蔬菜类；蛋类；谷类；水	704.52	37.29	25.36	88.16
套餐五	肉圆烧蛋	畜肉类；蛋类	212.44	9.00	16.00	7.88
	四喜烤麸	豆制品；蔬菜类；坚果类	135.74	12.23	5.42	10.60
	牛心菜油豆腐	蔬菜类；豆制品	59.55	1.73	5.06	3.92
	荠菜肉丝豆腐羹	蔬菜类；豆制品；畜肉类；水	40.65	2.57	1.02	5.48
	米饭(85g)	谷类	294.10	10.82	0.79	61.54
	总计	蛋类；豆制品；蔬菜类；坚果类；畜肉类；谷类；水	742.48	36.35	28.29	89.42

营养素							建议
钙(mg)	铁(mg)	锌(mg)	维生素A(µgRE)	维生素B₁(mg)	维生素B₂(mg)	维生素C(mg)	
250~300	3.4~5.6	2.3~3.9	170~221	0.4~0.5	0.4~0.5	32	
200~360	2.72~6.72	1.84~4.68	136~265.2	0.32~0.6	0.32~0.62	25.6~38.4	
10.48	0.95	1.55	17.79	0.64	0.13	0.00	早晚餐时适当减少含高铁食物的摄入，适量增加含碳水化合物、含钙、维生素A食物的摄入
18.44	1.42	0.69	35.17	0.05	0.06	38.77	
7.25	0.75	0.53	7.39	0.03	0.04	7.07	
8.71	0.63	0.14	1.71	0.02	0.01	4.87	
6.80	4.36	0.57	0.00	0.00	0.06	0.00	
51.68	8.11	3.48	62.06	0.74	0.30	50.71	
69.70	2.27	1.05	0.38	0.02	0.06	0.07	早晚餐时适当减少含高铁食物的摄入，适量增加含维生素A、钙食物的摄入
3.46	1.29	0.67	9.19	0.11	0.02	0.07	
38.78	1.60	0.84	6.00	0.05	0.08	8.80	
10.23	0.32	0.06	2.70	0.01	0.01	4.80	
6.80	4.36	0.57	0.00	0.00	0.06	0.00	
128.97	9.84	3.19	18.27	0.19	0.23	13.74	
21.25	1.35	1.10	76.68	0.11	0.14	0.00	早晚餐时适当减少含高铁、高维生素A、维生素C食物的摄入
58.24	2.36	1.08	29.00	0.19	0.09	10.20	
141.58	1.68	0.39	370.80	0.01	0.07	76.90	
21.95	0.67	0.29	28.40	0.02	0.05	7.85	
6.80	4.36	0.57	0.00	0.00	0.06	0.00	
249.82	10.42	3.43	504.88	0.33	0.41	94.95	
9.71	1.57	3.95	11.40	0.04	0.09	12.40	早晚餐时适当减少含高铁、高维生素A食物的摄入，适量增加含碳水化合物、含钙食物的摄入
40.08	0.48	0.29	39.13	0.01	0.03	4.12	
14.86	0.96	0.51	15.00	0.07	0.08	19.60	
21.34	1.31	0.39	42.45	0.02	0.04	0.25	
6.80	4.36	0.57	0.00	0.00	0.06	0.00	
92.79	8.68	5.71	107.98	0.14	0.30	36.37	
21.25	1.35	1.10	76.68	0.11	0.14	0.00	早晚餐时适当减少含高铁食物的摄入，适量增加含碳水化合物、高钙、维生素A、维生素B₁、维生素B₂、维生素C食物的摄入
34.90	3.00	0.93	0.20	0.04	0.06	0.55	
33.78	0.55	0.26	2.43	0.02	0.02	14.47	
20.60	0.84	0.33	23.80	0.05	0.02	2.15	
6.80	4.36	0.57	0.00	0.00	0.06	0.00	
117.33	10.10	3.19	103.11	0.22	0.30	17.17	

第四节 吃动平衡 健康体重

一、运动促进学生体质健康

（一）提高身体机能

运动对增强心血管机能，提高血液循环质量起着积极作用。安静时频率变慢，肺活量增大，呼吸深度加深，肺通气量增大。体育运动还能提高机体的免疫功能，从而达到防病治病、延年益寿的效果。

（二）改善运动系统

经常进行体育锻炼的人新陈代谢旺盛，肌肉中的毛细血管开放数量增多，血流量增大，使肌体内血液供应良好，蛋白质等营养物质的吸收与贮存能力增强，肌纤维增粗，因而肌肉也就变得更加粗壮、结实、发达而有力。表现为肌肉收缩力量大、速度快、弹性好、耐力强。改善了骨的结构和性能，使骨的直径增大，加速身高的生长发育；增强了关节周围的肌肉、韧带的力量和柔韧性，从而扩大了关节活动范围，减少了各种外伤和关节损伤等方面疾病的发生。

（三）增强身体素质

运动可增强有氧能力、肌肉力量、柔韧素质，提高身体协调能力、反应力，塑造体形。如长跑等有氧运动可增强心肺能力，球类等运动可以提高反应和眼手、眼腿协调配合能力和身体的灵活性，瑜珈等训练有助于身体柔韧提高，轮滑溜冰可以锻炼平衡能力。

（四）提升自信心

运动促进积极自我知觉，能增加幸福感，增强个体的自信心。帮助建立良好的生活方式,运动直接给人带来愉快和喜悦,能降低紧张和不安,从而调控人的情绪,改善心理健康水平。

(五)培养意志品德

运动具有强烈的竞争性和对抗性,往往会受到来自对手的、环境的、生理的、心理的等多方面的挑战和阻碍,要战胜这些挑战和阻碍,就需要参加者有坚毅果断、不畏艰难、勇于进取、坚忍不拔的精神品质。这对培养胜不骄、败不馁、奋发进取的精神和沉着、克制的品质有着积极作用,从而培养了青少年良好的道德意识、情感和行为。

(六)强化竞争、创新意识

竞赛与游戏活动都需要参与者具有强烈的竞争意识,以及勇于探索和改革创新、积极进取的精神和能力。同时,在运动交往中可以加强人与人之间的交流合作,从而利于培养学生处理各种人际关系的技能,提高社会适应能力。运动中的不断尝试和调整身体活动,能够促进脑细胞的发育,从而促使青少年智力发育和提高创新精神。

二、运动与营养

(一)吃动平衡

能量、营养素全面,平衡,才能使身体的各器官发育成熟,学生每日的饮食主要包括碳水化合物、脂肪和蛋白质。这些食物在体内分解产生的热量不同。人体每日的新陈代谢要消耗掉人们摄入食物热量的60%～70%,运动锻炼约占每日能量总消耗的20%～30%,热动力消耗占10%。而运动的能量消耗量取决于锻炼者的体重、锻炼的强度和时间。如,一个汉堡大约含有300千卡的热量,这些热量需要65千克体重的跑步40分钟才可以消耗掉。要消耗同样的热量,运动项目不同,强度小的运动要比强度大的运动需要的时间长,各种食物所含的热能不同。

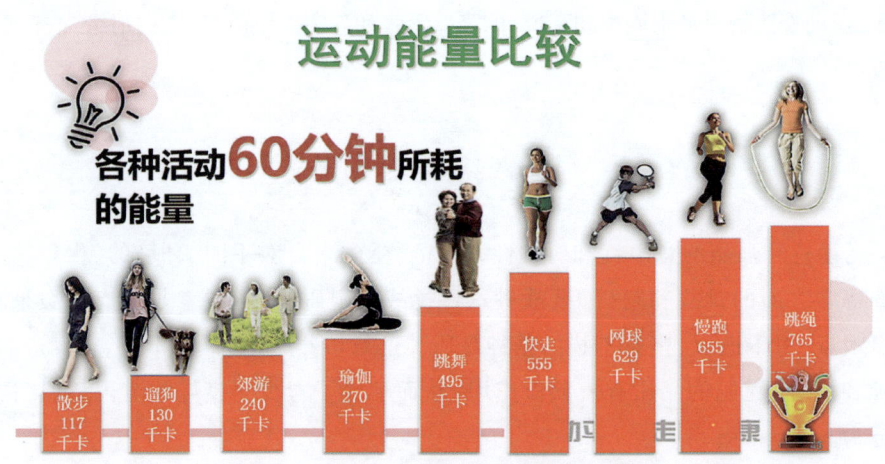

图3-4 运动与能量消耗

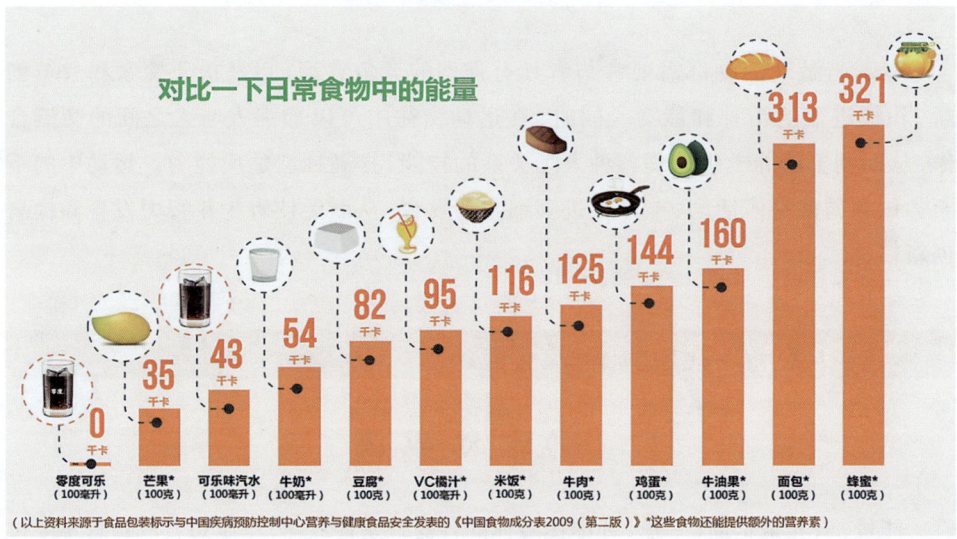

图3-5 饮食与能量消耗

（二）营养素与运动

  营养是人体赖以生存的物质基础，合理营养对促进生长发育，提高身体机能，增进健康，增强免疫力，预防疾病，延长寿命都具有重要作用。而体育运动可引起体内的物质的能量代谢过程加强，分解和消耗增加，酸性物质在体内堆积等一系列变化。合理的营养有助于稳定体内环境，调节各器官功能，促进代谢顺利进行，从而也有助于运动能力的提高。参加体育运动的青少年，对能量、维生素和矿物质的需求量会增加。运动要消耗大量的能量,能量的来源主要来自糖类和脂肪。因此,在保证饮食量的基础上,要提高质,即优质蛋白质和矿物质的供应。根据运动强度、时间和频率的变化,有时需要的能量会高达一个重体力劳动者的水准,所以,要提供足量的、富含营养的食物。青少年时期是活动量最大的时期,活动量大,能量消耗也大。

运动与营养都是影响人体生长发育和健康水平的重要因素,两者相辅相成,缺一不可。合理的营养既可增强体质,又能提高运动能力,科学的体育运动也能增强机体的新陈代谢和各器官系统的功能,两者科学结合,可以更有效地促进人体生长发育和提高健康水平。

三、学生身体活动推荐量

(一)身体活动

身体活动指肌肉收缩并消耗能量的任何活动。"运动"是各种身体活动中的一种,指有计划、有组织、重复性的身体活动。"身体活动"涵盖的范围更为广泛,包括各种增加体力输出的身体活动,如日常生活中的步行、骑自行车、园艺劳动、打扫房间、上下楼梯以及跳舞、游泳、打太极拳、扭秧歌、跳健身操等。身体活动可根据不同内容分类:

1. 按生理功能分类

耐力(有氧)运动:运动中需要氧参与能量供应才能完成的运动。如步行、慢跑、骑自行车。

无氧运动:运动中不需要氧参与能量供应可以完成的运动。如举重、短跑。

抗阻力(肌肉力量)运动:对抗阻力的重复运动。如哑铃操、上楼。对抗阻力用力时主要依赖无氧功能,其中的间歇也含有氧供能的成分。

灵活性和柔韧性(关节、动作)锻炼:通过躯体或肢体的伸展、屈曲和旋转活动,锻炼关节的柔韧性和灵活性。

2. 按生活方式分类

工作有关的身体活动:工作学习中的各种身体活动,职业和工作性质不同,工作中的身体消耗也不同。

与外出交通往来有关的身体活动:从家中前往工作、学校、购物、游玩地点等来往途中的身体活动,采用的交通工具不同,身体消耗也不同,如步行、骑自行车、乘公共汽车或

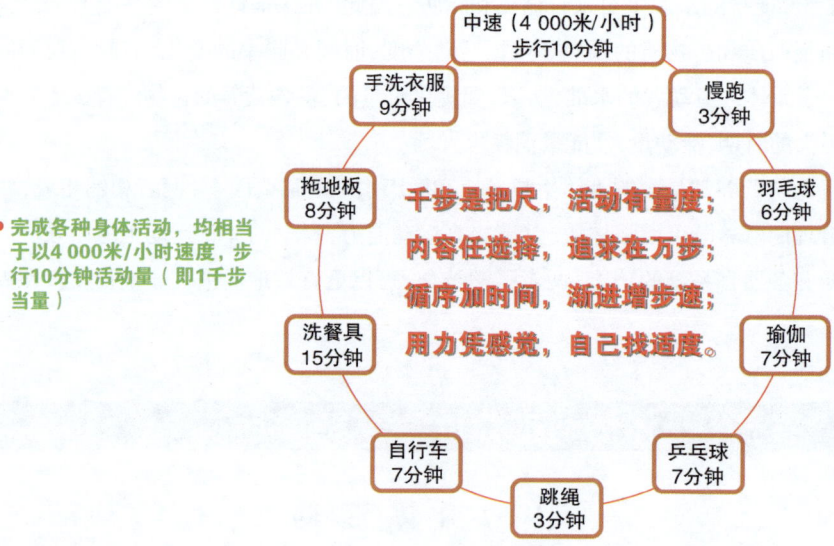

图3-6 运动活动量示意图

自驾车等。

与居家生活有关的身体活动：各种家务劳动，手洗衣服、擦地等活动消耗能量较大，做饭、清洁台面等能量消耗较小。

休假时间的身体活动：业余时间的锻炼或活动，运动的目的更明确，活动内容、强度和时间更有计划。

3. 按肌肉收缩和运动形式分类

等长收缩：肌肉试图收缩，但不能克服外界阻力变短的张力增加过程。

等动收缩：关节屈曲或伸展过程中以一个恒定的角速度运动的肌肉收缩过程。

向心运动：肌肉收缩变短完成动作的过程。

离心运动：肌肉伸长的同时维持一定张力完成动作的过程。

（二）运动量和身体活动水平

运动量和身体活动水平都反映身体所承受的身体负荷的剂量。通常用能量消耗或每日总能量消耗与基础代谢能量消耗的比值表示，也可以对比推荐身体活动水平一半定量形式表示。在实际应用中可以是一次运动的身体负荷量，也可以是一段时期内各种强度、持续时间和频度身体活动的加和。具体表现为：

1. 强度

身体负荷的大小，可以用物理量表示，如单位时间消耗的能量、做功量，也可以用生理量表示，如最大吸氧量%（$VO_2max\%$）、最大心率%（$HRmax\%$）或代谢当量（MET）。

2. 持续时间

持续一定强度或以一定节奏重复运动的时间。

3. 频率

在一段日历时间内（如1周、1月），重复某类运动的次数。

（三）学生身体活动推荐量

经常性的体力活动对儿童和青少年具有诸多益处，包括减少肥胖发生、降低心血管疾病风险因子水平、促进骨量沉积、改善心理健康等。因此，世界卫生组织（WHO）及许多国家均提出了针对儿童和青少年的体力活动指南，对于6～17岁儿童和青少年的身体活动建议他们平均每天进行不少于60分钟的中高强度身体活动。可分为三类：有氧运动、肌力训练和骨质强化。

1. 三类活动

（1）有氧运动

大多数的"1小时"应该是中等强度以及充满活力的有氧运动。其中充满活力的紧张度的身体活动在一周中至少有3次。有氧运动的强度可以分为绝对强度和相对强度，绝对强度是建立在运动过程中能量消耗的基础之上，不考虑心肺功能。相对强度是用心肺功能来评价运动强度的。青少年需要的是中大强度的活动，因为大强度运动对心肺功能有着更显著的改善作用。在中等强度的运动中，心脏会跳得比平时更快，呼吸加促。大强度的运动中，心脏跳动会更加剧烈，呼吸变得更为急促。如跑步、跳跃、滑雪、跳绳、游泳和骑自行车。

（2）肌力训练

每周2～3次，每次60分钟。肌肉比在平时的日常生活中活动得更多，包括阻力训练和举重。如爬树、俯卧撑。这就涉及运用腿部、臀部、背部、腹部、胸部、肩膀以及手臂等大肌肉群，为中等强度到高强度的活动。

（3）骨质强化

每周至少3次，每次60分钟，增强骨骼力量，帮助骨的增长以及强化。如跳绳、快走、跑步，也可为有氧活动和肌肉锻炼。

2. 丰富多彩的身体活动内容

学生移动身体为主的运动项目，如长跑、散步、游泳、踢球、跳绳、接力跑、骑自行车和娱乐性比赛。一般每周锻炼3～4次为宜，每次不少于30分钟。运动前应有10～15分钟的准备活动，运动后应有5～10分钟的整理活动。详见表3-8。

表3-8 儿童和青少年的活动分类

身体活动的类型	儿童	青少年
中等强度有氧运动	• 积极的娱乐活动,如：徒步旅行 • 溜冰、溜旱冰 • 骑自行车 • 快步行	• 划独木舟徒步旅行、越野滑雪、滑冰、滑旱冰 • 快步行 • 骑自行车 • 家务活和庭院活,如扫地、割草 • 做些有投与接的运动,如棒垒球
大强度的有氧运动	• 有跑和追赶的游戏 • 骑自行车 • 跳绳 • 武术 • 跑步 • 冰上运动,如冰球 • 篮球、网球 • 游泳、体操 • 越野滑雪	• 腰旗橄榄球 • 骑自行车 • 跳绳 • 武术 • 跑步 • 网球 • 冰球 • 曲棍球 • 篮球、足球、游泳
肌肉训练	• 拔河游戏 • 改良的俯卧撑(膝盖着地) • 负重练习(自身重量或松紧带) • 爬绳或爬树	• 越野滑雪 • 拔河游戏 • 俯卧撑 • 负重练习(松紧带、器械、哑铃) • 爬墙、仰卧起坐
骨质增强	• 跳房子游戏 • 跳跃活动 • 跳绳 • 跑步 • 体操、篮球、排球、网球等运动	• 跳跃活动 • 跳绳 • 跑步 • 体操 • 篮球、排球 • 网球等运动

3. 身体活动水平分类

（1）剧烈的体育活动

剧烈的体育活动会让身体感觉很疲累，呼吸会比平常快很多，满头大汗，强度类似于跑步。如跑步、打球（如篮球、足球、网球单打）、持续来回不停的游泳（不含慢游、玩水）、来回快速溜冰、跳绳、上山爬坡、上楼梯、有氧舞蹈、快速骑车、柔道、跆拳道、攀石等。

(2) 中等强度的体育活动

中等强度体育活动会让身体感觉有点累，呼吸会比平常快一些，流一些汗，强度类似于快走。如：打球、下山健走、用一般速度游泳、用一般速度踏单车、下楼梯、舞蹈、玩滑板、吊单杠、玩飞碟或者粗重的打扫工作（搬移教室桌椅、用手擦地、清洗窗户）等。

4. 身体活动原则

合理选择有益健康的身体活动量（包括活动的形式、强度、时间、频度和总量），应遵循以下四项基本原则：

(1) 动则有益

对于平常缺乏身体活动的人，只要改变静态生活方式、增加身体活动水平，便可使身心健康状况和生活质量得到改善。

(2) 贵在坚持

机体的各种功能用进废退，只有经常锻炼，才能获得持久的健康效益。

(3) 多动更好

低强度、短时间的身体活动对促进健康的作用相对有限，逐渐增加身体活动时间、频度、强度和总量，可以获得更大的健康效益。

(4) 适度量力

多动更好应以个人体质为依据，且要量力而行。体质差的人应从小强度开始锻炼，逐步增量；体质好的人则可以进行活动量较大的体育运动。

5. 日常身体活动

日常身体活动水平指生活方式有关的各种身体活动，包括职业活动中的身体活动、业余时间的运动锻炼、出行往来过程中的身体活动和各种家务劳动，因此，实际反映总的身体活动水平。从生理性质上主要为有氧耐力活动，但在一些情况下也有无氧用力的成分。儿童和青少年在课内和课余准备时间，可参与结构化的和非结构化的身体活动。需要时间去玩耍、休息、上体育课、课后活动，同时也应和朋友、家人一起活动，包括主动性、娱乐性、团队运动、个人运动等。学生在体育活动中选择自己爱好的项目，掌握1～2项终身体育健身方法，在体现自我价值的同时增进健康。

有氧运动是促进心血管和代谢系统健康不可或缺的运动形式，但要求活动强度至少达到中等。人们日常活动的强度大多较低。中等强度活动对心肺和血管增加适度的负荷,可起到锻炼和改善其功能的作用。

按照物理强度计算,推荐身体活动量达到每周8～10代谢当量小时(梅脱·小时),8梅脱·小时相当于以每小时6～7千米速度慢跑75分钟,10梅脱·小时相当于以每小时5～6千米速度快走150分钟(代谢当量即梅脱,指运动相对于安静休息时能量消耗的倍数,1梅脱相当于每分钟每千克体重消耗1.05千卡的能量)。

若用千步当量(以每小时步行4千米的速度步行10分钟)作为参照单位,则8～10梅脱·小时相当于24～30个千步当量。

表3-9 不同活动完成8梅脱·小时(24个千步当量)所需时间

活动项目		强度 4 METs	完成24个千步当量时间(min)	活动能量消耗(kcal/10 min)
步行	4.8 km/h,水平硬表面	3.3	218	24.2
	5.6 km/h,水平硬表面;中慢速上楼	4.0	180	31.5
	6.4 km/h,水平硬表面;0.5～7 kg负重上楼	5.0	144	42.0
	5.6 km/h上山;7.5～11 kg负重上楼	6.0	120	52.5
骑车	12～16 km/h	4.0	180	31.5
	16～19 km/h	6.0	120	52.5
文娱活动	早操、工间操	3.5	206	26.3
	乒乓球练习、踩水(中等用力)太极拳	4.0	180	31.5
	羽毛球练习、高尔夫球	4.5	160	36.8
	网球练习	5.0	144	42
	一般健身房练习、集体舞(骑兵舞、邀请舞)	5.5	131	47.3
	起跑结合(慢跑成分少于10 min)、篮球练习	6.0	120	52.5
	慢跑、足球练习、轮滑旱冰	7.0	103	63
	跑(8 km/h)、跳绳(慢)、游泳、滑冰	8.0	90	73.5
	跑(9.6 km/h)、跳绳(中速)	10.0	72	94.5

第五节 学生餐烹饪要领

学生餐是保证学生生长发育和健康为目的，根据平衡膳食的要求，运用得当的烹饪工艺，向学生提供安全卫生，符合营养标准且色、香、味俱佳的配餐。学生餐的烹饪操作同餐饮市场供应的小锅菜不同，也有别于团餐或成人用餐，有自身的操作特点。因此在学生餐的烹饪操作上，应根据原料、加工、火候、调味、翻炒、出锅等环节，加以有效的控制，从而烹制出营养可口的菜肴。

一、用料与加工

学生餐的用料与成品质量密切相关，有的操作人员认为学生大锅菜反正怎么做都比不上小锅菜，所以选料差不多就行了，这样就会造成菜肴品质标准降低。实际上，学生餐首先要在选料用料方面下功夫，注重味清新、质鲜嫩、色泽艳等。一是选料务必新鲜，无论是动物性原料还是植物性原料，无论是主料还是辅料，都必须达到新鲜的要求，即气味正、质地好、色泽鲜，否则不能使用，以免造成事与愿违的结果。二是学生餐的切配加工也应符合特定的要求。洗涤要认真，有些原料沥水要干，尽量减少菜中水分，以使菜肴烹制中便于入味。学生餐刀工处理也很重要，由于锅大、油多、火旺，一般成形比小锅菜稍大一些、厚一些，尤其是葱、姜、蒜等小料，更不必过于细小。同类原料则要求使用的刀法要一致，成形要协调，以避免菜肴烹制时味道不正或不入味，还可以避免生熟不一的现象。

二、火候与调味

学生餐的烹制首先是熟悉炉灶结构和火力情况，煤气灶、蒸汽灶、电磁灶等在用火上比较容易控制。不同的原料性能，不同的原料形态，不同的投料数量，不同的原料搭配都会对用火提出特定的要求。掌握用火对象的一般情况还不够，还应注重影响火候的其他因素。如烹调方法的运用，菜肴成品的特点、用餐对象的需求等，特别是针对年龄偏小的学生餐，口感上尽量软嫩一些，骨刺与肉应易于分离等。用大锅烹制爆、炒、炸、熘等菜肴时，一定要在火力最旺的时候操作，而以烧、焖、煮等菜肴时，则火力运用要灵活些，有的大火，有的中火，有的小火，还有的大、中、小火交叉运用。不少菜肴成品质感以脆嫩见长时,火力一般要大,时间要短,大锅可以用中锅或分批次烹制,效果就会好些;烹制成品质感的酥烂为主时,火力要小,时间要长。总之,学生餐的火候要处处留心,巧妙控制。

学生餐的调味有其自身的特点,锅子大、数量多,这都要求用调味料时采取相应的措施。一般有以下几种办法:一是质嫩先调味,原料鲜嫩的,吃火量大,快速而成,原料下锅后翻炒几下即可出锅。如炒韭菜、炒豆苗、炒草头之类。这类菜最好在锅中先投调料,再下原料快速翻炒而成。如果原料烹制成熟再加调料,待其入味恐怕菜肴的质感会受影响。二是量多轻调味。锅内一次性烹制多量菜肴,特别是有汤汁的烧、烩、焖、氽等菜肴,先口味偏轻,当菜肴出锅前再试情况来调整口味。当然具备一次调正口味的最好,而锅大量多不能定味的不妨采用先偏后正的方法。三是菜多勤品味。遇到较多人用餐且又是多道菜肴,由于厨房空气稠密,油烟浓重,再加上不同口味的多道菜肴,厨师对每道菜应勤品味,善于分辨菜肴口味的差异,如果厨师一人连续操作,也可能出现味觉迟钝的状况,帮厨人员可协助品尝味道,以保证菜肴的口味符合标准。实际操作中调味还涉及到很多因素,如下锅前有些原料适合调些基本味,出锅后有些菜肴需补充辅助味,不同原料适应不同的口味类型,不同调料下锅后会产生不同变化等等。只要掌握学生餐的调味特性,就一定能使烹饪以后的菜肴口味鲜美,色香俱佳。

三、翻炒与出锅

翻炒技术是炒好大锅菜的关键之一,有经验的厨师,是根据菜肴的不同烹调方法和性能以及主料、辅料的多少来掌握翻炒手势与节奏的。而掌握好这门技术主要表现在翻炒姿式、熟练运铲与翻炒节奏上。标准的姿式是脚要站稳,并行略叉开,这样脚步平稳,不易打滑,左右翻炒,自如省力。姿式不好如双脚并行,操作时重心掌握不住,菜多时易用力过猛,脚底滑动,甚至使身子侧向菜锅,造成受伤。还有的姿式是,左脚在前,右脚在后,前腿略弓,后退略弯,这样虽不易滑倒,但炒菜时前后移动,太费力气,挥铲左右不自如,放调料也不方便。身体要略前倾,头不得超过锅沿,如果身体弯曲过大,头超出锅沿,油烟、蒸汽会熏在脸上,使人受呛,同时汗水和脏物就会落入菜锅,很不卫生。掌握了正确的翻炒姿式,还必须选用适当的铁铲,根据菜量选用大号或小号;选用铲炳要根据铁铲的大小、炉灶宽窄和手臂的长短来决定,选用粗细均匀的柳木棍最佳,因它有韧性不容易断裂。

熟练运铲是翻炒技术的重要一环。初学者往往不知如何下铲,胡乱搅拌,没有章法。正确的方法是左手握铲柄中部靠后一点，右手握铲柄后部为好，翻炒时铁铲从锅中间偏左一点下铲开始翻炒，因为这是锅的底部受热最集中的地方，这样一铲一铲顺次翻炒，整个翻炒到头，再把锅铲反过来，从左边将菜推入中间，底部菜肴大部分没有直接贴近铁锅面受热，然后接上述翻炒方向，反复循环进行，直到菜熟为止。

把握大锅菜的出锅时机对于菜肴成品质量起着非常重要的作用。哪些菜肴早出锅，哪些菜晚出锅，要根据不同菜肴的成熟度和特色要求来决定。炒绿叶菜，炒豆芽之类的菜，要快炒，一旦成熟及时出锅，否则易产生色泽、质地的变化；再如韭黄炒肉丝，油锅烧热，葱姜煸香，肉丝煸至断生，放入调料，倒入韭黄快速翻炒出锅，这样肉丝鲜嫩，韭黄香软。如果延误时机，则肉丝会变老，韭黄更是糊烂，影响菜肴的风味。有些焖、煨、烧的菜肴则可根据成熟度、质感要求、定味定色状态选择合适的出锅时机。出锅时，还要注意的是，大锅菜锅位不能搬动，所以要及时熄火，有的菜由于保温等需求可用微小火维持一定的热量，不必全部出锅，可分批出锅。

四、操作技巧

学生餐制作有不少要领与诀窍，有些看来平凡细小，却对大锅菜起着不一般的作用。原料预处理是一个技巧，不少原料应进行预处理，如含淀粉较多的土豆、芋艿、藕、慈姑等切制后应马上用清水泡一下，去除其中的异味。还有的原料正式烹制前先行熟处理即焯水或过油，焯水有冷水与热水之分，过油有热油与温油之分，这样的预处理后，有助于缩短或调整烹制时间，改善和提高菜肴质量。勾芡也是烹制的一个技巧，一部分菜成熟后出水过多，可用勾芡来收浓卤汁；一部分菜调料不易渗透原料或表面不易吸附调料，也可用勾芡的方法来解决；还有一些大锅菜一时全部出锅，影响菜肴热度，需要保温，除了用火保温外，勾芡保温也是一种办法。控制菜肴入锅数量也是操作时的一个技巧，大锅菜到底下料多少为佳，很难确切下一个界限，但有一点值得注意，即原料过多地投入，势必影响火候，使锅内水分难以蒸发，致使成品特色与营养价值受到影响。一般大锅菜一次烹制约在30～50份为佳，当然得兼顾实际情况。还有一种办法是大锅小用，分次下料。一部分适合的菜肴，主料分次下锅，既可以改善火候控制，又可以快速蒸发水分，再统一调味，同时成熟，然后进行烹制后的最后定味，适时出锅，这样就可以用大锅子烧出小锅菜来。

五、操作常见问题

学生餐容量大,盛菜多,翻炒不灵活,所以在操作过程中常会出现以下一些毛病。

(一)火温低

因为锅底较大,需要温度就要高,但在炉灶不好使或燃料质量差时,则满足不了成菜的温度,这样便会出现以下情况:一是影响烹调速度。水沸腾为100℃,只有在这种情况下才能达到以水、汽为传热媒介的各类菜肴温度要求。再者,需过油的菜肴温度一般在100~120℃之间,火温低,油温也低,不但延缓烹制时间,而且达不到要求。二是影响菜肴色泽。一些易变色的原料需急火速成,若受热时间过长就会出现变色的现象。三是影响菜肴形态。有些菜肴由于加热时间过长会产生破裂、散碎的情况,从而使菜肴形态大打折扣。四是影响菜肴质感。一些脆嫩质地的原料过多地加热则会变得软烂,口感不佳。由此,可改进炉灶结构,选用质好的燃料;每锅尽量减少数量,或采用分次下锅的办法。

(二)口味定不准

由于学生餐一次性数量较多,调料投入比例难于掌握。有的菜烹制时口味还可以,出锅时由于大量汤汁的渗出便使口味产生了变化。针对这些情况,一般采用调料分次投入的方法,原料入锅时,第一次加调料不宜过多、过重,等菜肴完全成熟将要出锅时,再调整一下口味,这样出锅的菜肴口味就容易得到控制。学生餐采用的口味类型以单一味或简单的复合味为多,也容易掌握。如果要调制一些比较复杂的复合味,如鱼香味、酸辣味、椒麻叶、怪味等口味时,不能完全依照小锅菜的手法,简单的用对汁芡或跑马芡解决问题。可以将调料倒入菜中,通过加热,适时适量地勾芡出锅;有的则可采用小锅专门调制卤汁,大锅菜出锅浇淋、拌和或采用打一盆浇一盆的方法来解决。

(三)锅底易焦煳

由于大锅底部受热集中,贴住锅底的原料如果不加翻动长时间集中,一直加热,就会产生焦煳现象;一些糖分多的原料或调料含糖多的菜肴,长时间集中加热也易焦煳;

还有一些出锅前勾芡的菜肴,勾芡后火力不注意控制,芡汁发稠也容易粘锅焦煳。对这类现象应采用相应的措施,贴住锅底的原料易经常翻动,也可以在锅底放一只碟子,再叠上原料,就能避免直接加热产生的焦煳情况;含糖多的原料或菜肴要适时控制加热时间,或采用预熟再烹制的办法;勾芡后的菜肴应及时注意火力的大小,或离火,以避免卤汁黏稠而引起粘锅焦煳。

总之,学生餐操作既要掌握技巧,讲究方法,又要克服一些传统陋习和不良习惯,这样就可以扬长避短,发挥其应有的作用,体现出自身的特点和质量。

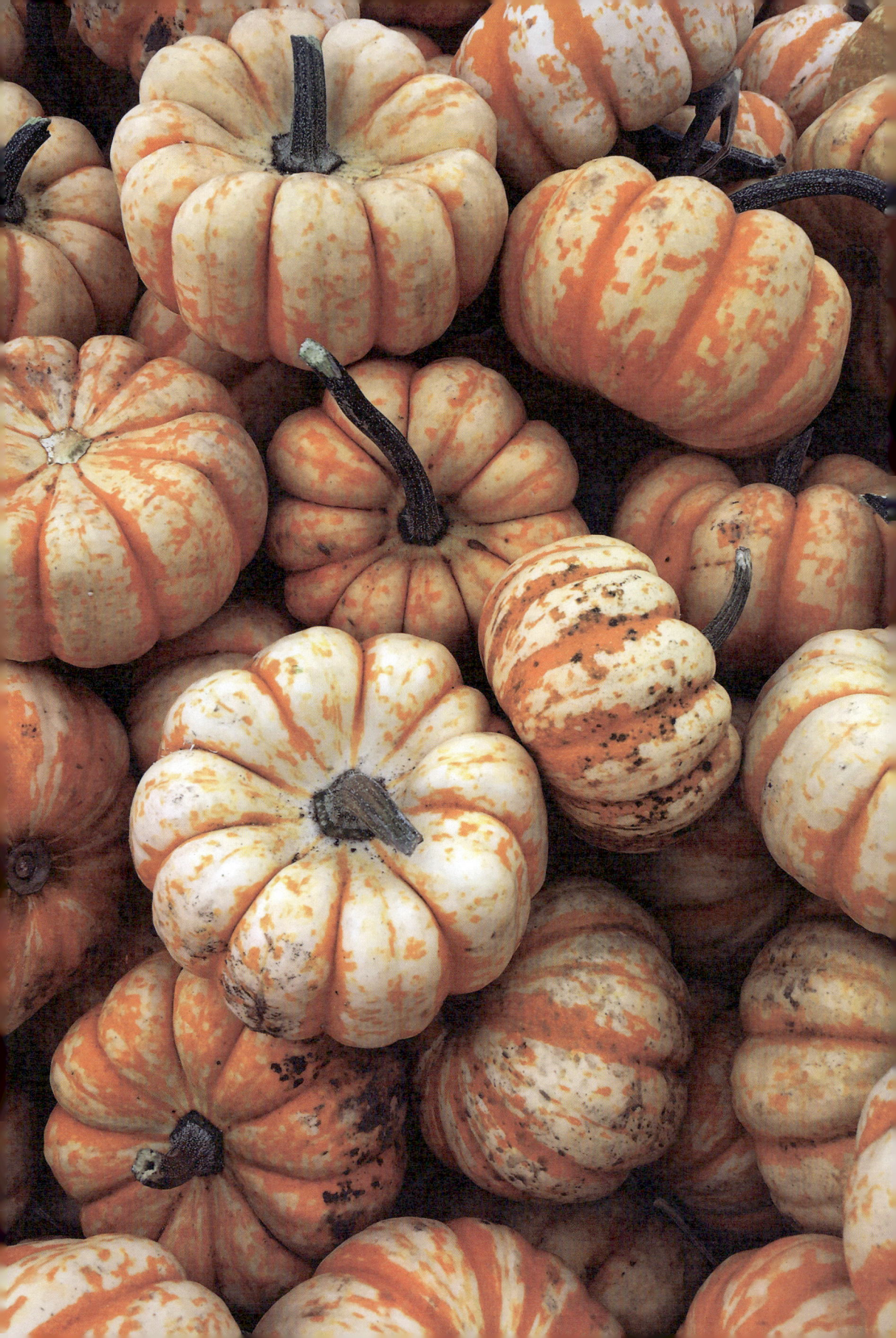

第四章

学生午餐菜谱推荐

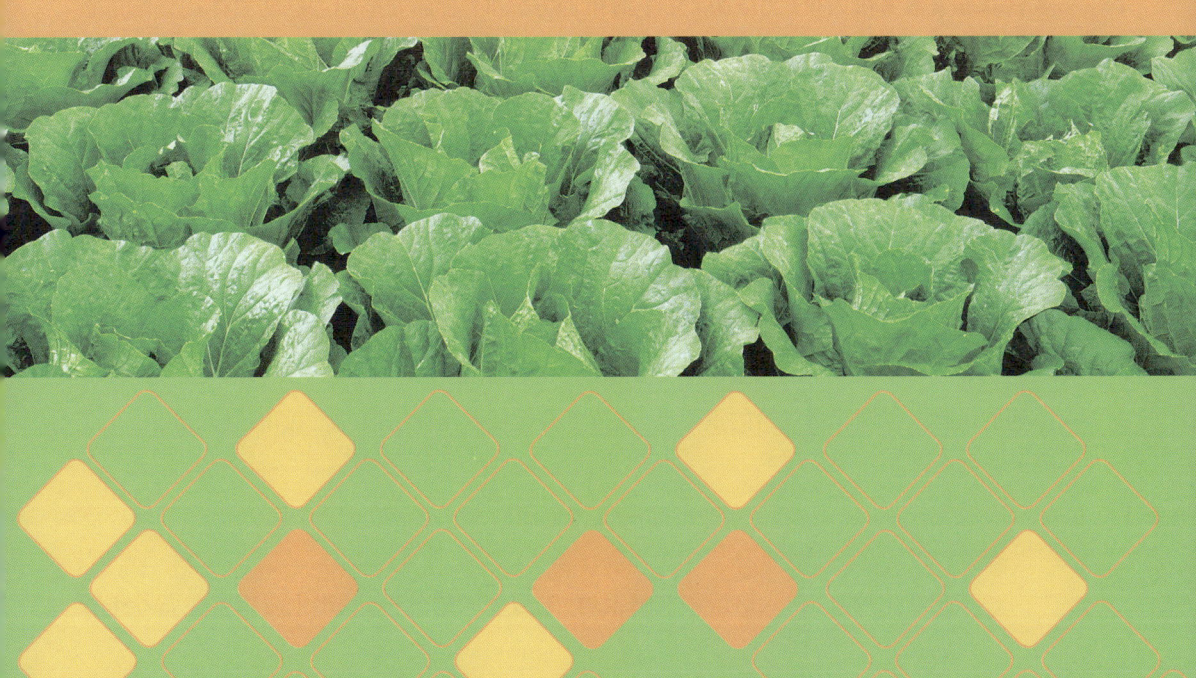

第一节 学生餐菜谱制订

学生营养午餐的配餐,是平衡膳食和促进健康的关键环节,也是保障平衡膳食、食不过量、不浪费和饮食卫生的良好措施。保证营养均衡的食物应包括主食,搭配蔬菜类、畜禽肉类、鱼虾类、蛋类、奶类及其制品、大豆类及其制品等。按照"营养、卫生、科学、合理"的原则,探索一条科学供餐,平衡膳食的途径,以改善上海市学生午餐营养状况。

学生午餐制订推荐菜谱,我们期望达到的目标是在保证食品安全的基础上达到"可口、营养、价格实惠"三方面的平衡。

一、推荐菜谱的制订特色

(一)理论性

以营养平衡膳食的科学原理和中国居民膳食营养素参考摄入量为基本原则。重点关注儿童和青少年的生长发育特点,强调与生长发育密切相关的营养素的供给,如蛋白质、铁等。依据包括:中国营养学会的《中国学龄儿童膳食指南(2016)》和《中国居民膳食营养素参考摄入量(2013版)》;上海市地方标准《食品安全地方标准集体用餐配送膳食生产配送卫生规范》(DB 31/2024-2014);上海市地方标准《食品安全地方标准集体用餐配送膳食》(DB 31/2023-2014)以及《上海市中小学校学生营养午餐配餐指导意见》。

(二)现实性

结合上海市中小学生的营养特点和健康状况报告数据,关注学龄儿童和青少年超重肥胖对健康的危害,超重肥胖的学龄儿童中高血压、高血糖、血脂异常和代谢综合征的比例明显高于正常体重的儿童。学龄儿童的超重肥胖更易延续至成年期,增加成年期慢性病的风险。强调能量供给的重要性,通过多种途径控制食用油、盐和糖的摄入量。

(三)创新性

依据学生调查、深入访谈和文献报道,通过系统的分析,找出上海市学生营养午餐供餐的"瓶颈",了解学生和家长的需求。学生对营养午餐的重点关注是食品安全、营养口可。创新性以上海市本地菜肴为基础,发扬传统饮食文化,遴选出菜谱。以每道菜为基础单元,计算能量和各种营养素。提出膳食结构为基础的营养午餐配餐模式,避免了传统上以每个食物品种为基础食谱编制的繁琐算法。

(四)实 践 性

确定每道菜的原料和做法,配以文字、图片和软件。

二、学生营养食谱的制订方法

(一)根据学生年龄确定能量和营养素需要量

确定平衡膳食中蛋白质、脂肪和碳水化合物所提供能量应分别占总能量的比例。食谱根据能量标准制订,包括食物选择、用量建议和重要提示。通过这些方案可以增加对膳食指南原则和建议量的认识,帮助集体供餐单位制订食谱提供参考。学生营养午餐的能量和营养素标准参照《上海市中小学校学生营养午餐配餐指导意见》。青少年身高和运动量差别大,集体食谱可以根据需要调整主食量和能量。

(二)遴选菜品和制作

上海市多位专业厨师依据上海膳食结构特点,优先推荐传统菜品,考虑学生的饮食喜好,结合集体配餐的特殊需求,在控制成本的基础上设计符合学生口味的菜品。

(三)菜品的能量和营养素含量

根据菜品制作过程中原料成分,对所有菜品进行营养素的分析,作为搭配符合推荐量标准的营养午餐的"基本单元";菜品的优势是强调了膳食结构,在以上工作都完成的基础上制订学生午餐的推荐菜谱。

(四)食谱的制订

根据菜品的分类分别从"大荤、小荤、蔬菜和汤"中选择菜品,根据能量的需求配主食。确定菜谱后,根据计算的能量和营养素的提供进行调整,以达到学生营养餐的需求。

(五)营养食谱的制作

根据学生人数,准备菜谱的原材料,依据菜品的制作方案进行操作,具有一定的规范性和可操作性。

(六)膳食评价

膳食指南和食谱的制订原则是在一段时间内达到平衡和营养素的充足供给。可采用学生营养午餐的膳食参考摄入量来计算评价食谱是否达到营养要求,或者一段时间内学生检查体重的变化,进行评价。

三、注意事项

(一)可以根据实际情况,考虑季节因素、食物价格等因素进行调整。

(二)上海具有海纳百川的特点,尊重民族文化,需要制订特色餐,如素食、清真食谱。

(三)建议多采用蒸、煮、炖、煨等方式烹制,从小培养儿童清淡口味,少放调味、少用油炸。

(四)营造愉悦的就餐环境,良好的进餐环境,还需要保持室内整洁、光线充足、空气流通、温度适宜、餐桌与食具清洁美观等。

(五)安排学龄儿童与同学共同进餐,以促进食物更好地消化吸收,享受食物味道和营养。

膳食对健康的影响是长期的结果,认真做好每一天的营养午餐,长期坚持,才能充分发挥平衡膳食对健康的作用。注意学生的营养状况和身体生长发育状况,掌握学生的健康状况,消除营养不良和控制肥胖。

第二节 学生餐菜谱大观

为了便于各中小学食堂和供餐单位制作色、香、味俱佳的学生餐,上海市餐饮烹饪行业协会组织了本市多名有经验的大厨,根据学生餐的特点,融合上海本帮菜的特色,制订了163个推荐菜谱,分成大荤、小荤、素菜、汤、特色点心五类。这些菜谱中有选料、配料、烹饪制作技巧、加工时食品安全要点等说明,可参照前文相关内容进行加工。每个菜谱都根据"食物成分表",计算出各种营养素含量。

一、大荤菜谱

大荤以动物性食品为主,主要有畜禽肉、水产、蛋类等。

菜品为:红烧大肉、南乳大肉、腌鲜大肉、糟香大肉、走油大肉、粉蒸肉、咕咾肉、梅干菜烧肉、百叶结烧肉、豉香大排、葱烤大排、糖醋小排、豆豉蒸小排、肉圆烧蛋、咸蛋黄肉饼、酱爆肉丁、鱼香肉丝、肉糜蒸蛋、目鱼烤肉、蚝油牛肉片、青椒牛柳、脆皮鸡腿排、香酥鸡腿、香辣鸡中翅、咖喱鸡块、柠汁鸡柳、芋艿鸭块、酱烧鸭腿、糟熘鱼片、翡翠鱼片、干煎鳘鱼、干煎鲳鱼、黄金鱼排、剁椒青鱼、糖醋带鱼、上海爆鱼、葱油蒸小黄鱼、油爆虾、椒盐虾、虾仁炒蛋,共40种。

菜名

红烧大肉

主辅料	带皮方肉	香葱	生姜			
单份量	125 g	0.5 g	0.5 g			
单锅总量	31 250 g	125 g	125 g（共250份）			
锅具尺寸	76 cm					
品　名	油	老抽	白糖	盐	黄酒	汤水
数　量	250 g	750 g	700 g	150 g	400 g	15 000 g
参考时间	每锅烹饪沸点后计时加盖30 min。					
操作步骤	1. 带皮方肉斩长条焯水，四成熟，改刀成1.5 cm厚、8 cm长片或3.5 cm块。 2. 葱姜煸炒，投入大肉，加上老抽、白糖上色，加入汤水、盐，大火烧开，小火加盖焖煮，30 min后大火收汁。					
操作要领	大肉上色后方可加其他调料；注意火候运用，大火—小火—大火，自然收汁；中途焖煮时需加盖。					
成品特点	色泽枣红，皮酥肉香，咸中略甜。					
营养素供给量/份	能量 520.86 kcal 钙 9.92 mg	蛋白质 17.04 g 铁 2.66 mg	脂肪 47.29 g 锌 2.62 mg	碳水化合物 7 g 维生素A 22.89 μg	膳食纤维 0.09 g 维生素C 0.07 mg	

第四章　学生午餐菜谱推荐

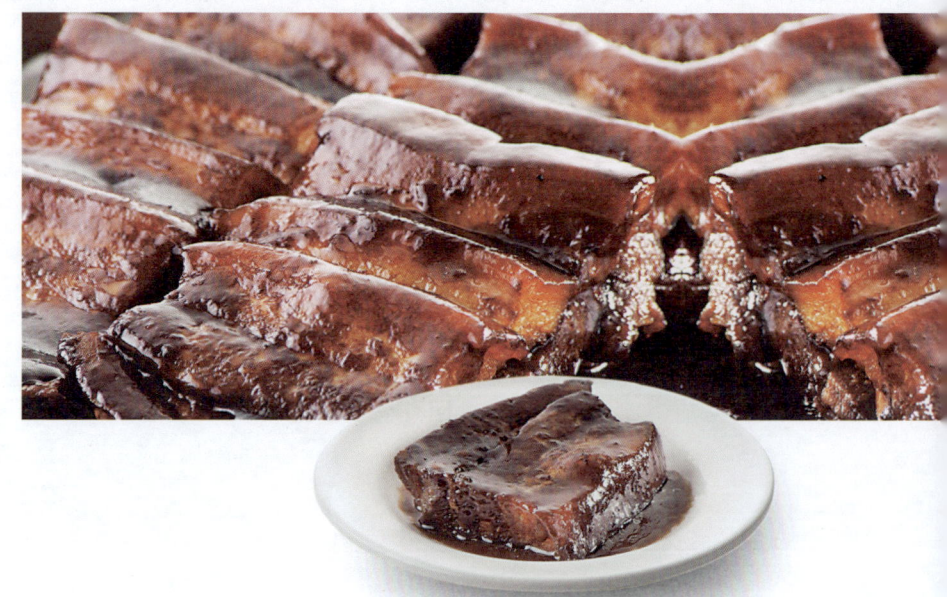

菜 名

南乳大肉

主辅料	带皮方肉	葱	生姜						
单份量	125 g	0.5 g	0.5 g						
单锅总量	31 250 g	125 g	125 g（共250份）						
锅具尺寸	76 cm								
品 名	油	南乳汁	白糖	盐	黄酒	汤水	桂皮	八角	生粉
数 量	500 g	2 500 g	400 g	60 g	400 g	15 000 g	10 g	10 g	1 000 g
参考时间	每锅烹饪沸点后计时加盖 30 min。								
操作步骤	1. 带皮方肉斩 80 cm 宽长条焯水，四成熟，改刀成 1.5 cm 厚片或 3.5 cm 块。 2. 葱姜煸炒，投入大肉，加入南乳、糖、八角、桂皮、盐、汤水烧沸，加盖焖煮 30 min，大火收汁。								
操作要领	大肉上色后方可加调料；注意火候运用，大火—小火—大火，自然收汁；中途焖煮时需加盖。								
成品特点	色泽鲜红，南乳香醇，咸中略甜。								
营养素供给量/份	能量 471.06 kcal 钙 9.43 mg	蛋白质 17.79 g 铁 2.27 mg	脂肪 40.54 g 锌 2.79 mg	碳水化合物 8.66 g 维生素A 12.89 μg	膳食纤维 0.12 g 维生素C 0.07 mg				

第四章 学生午餐菜谱推荐

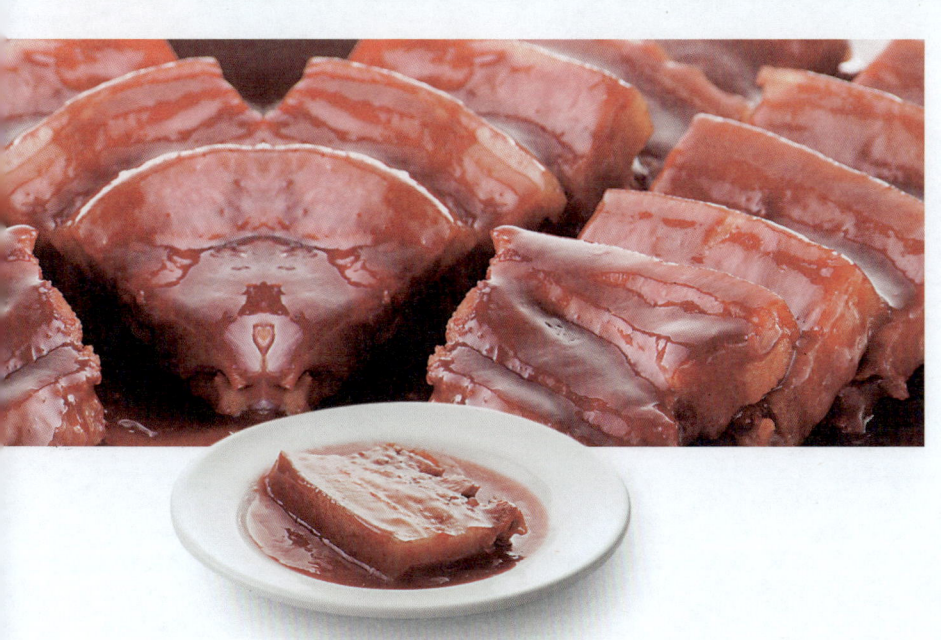

菜　名

腌鲜大肉

主辅料	带皮方肉　香葱　　生姜
单份量	120 g　　　0.5 g　　　0.5 g
单锅总量	36 000 g　150 g　　150 g　（共300份）
锅具尺寸	76 cm
品　名	盐　　　黄酒　　花椒　　油
数　量	1 200 g　400 g　10 g　600 g
参考时间	每锅烹饪沸点后计时加盖20 min。
操作步骤	1. 带皮方肉洗净、焯水，煮至断血。 2. 改成6 cm长、1 cm厚的大片，用葱、姜、酒、花椒、盐，腌渍2小时，然后整齐排列在蒸盘中。 3. 沸气蒸20 min后取出装盆。 4. 淋上葱油。
操作要领	盐量多少取决于腌渍时间；七八成酥即可，有嚼劲。
成品特点	夏令佳肴，鲜香咸爽。
营养素供给量/份	能量　　　　蛋白质　　　脂肪　　　　碳水化合物　　膳食纤维 427.21 kcal　16.5 g　　　38.75 g　　3.1 g　　　　0.1 g 钙　　　　　铁　　　　　锌　　　　　维生素A　　　维生素C 8.86 mg　　 2.06 mg　　 2.68 mg　　12.39 μg　　　0.07 mg

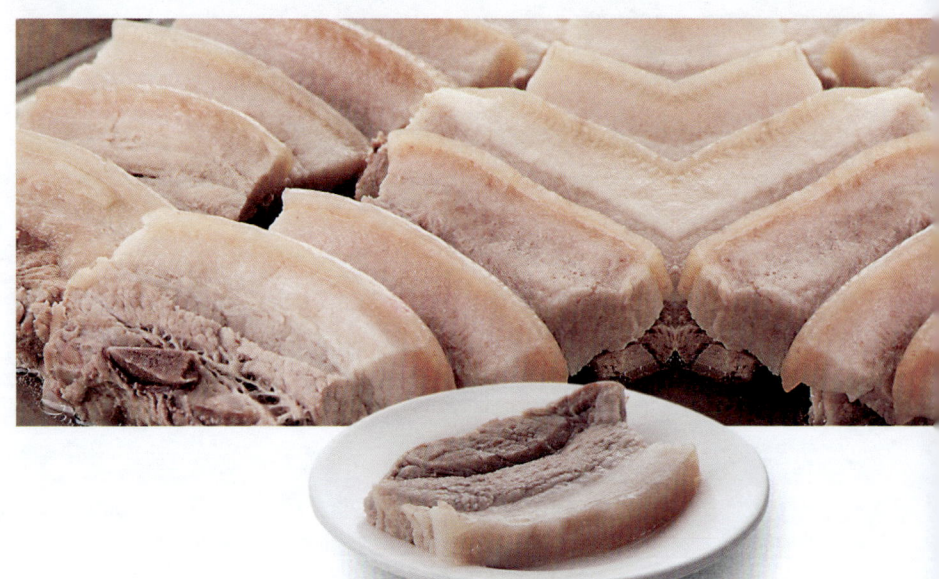

菜 名

糟 香 大 肉

主辅料	带皮方肉　香葱　生姜
单份量	120 g　　0.5 g　0.5 g
单锅总量	36 000 g　150 g　150 g （共300份）
锅具尺寸	76 cm
品　名	盐　　糟卤　　油
数　量	200 g　650 g　600 g
参考时间	每锅烹饪沸点后计时 20 min。
操作步骤	1. 刀工预制参照腌鲜大肉。 2. 腌渍时先加糟卤 500 g，腌渍 2 小时。 3. 蒸熟后再加 150 g 糟卤即成。 4. 淋上葱油。
操作要领	盐量多少取决于腌渍时间；七八成酥即可，有嚼劲；20% 糟卤出蒸箱时放；最好包上保鲜膜，保持原味。
成品特点	糟香扑鼻，夏令食品。
营养素供给量/份	能量　　　　蛋白质　　　脂肪　　　碳水化合物　　膳食纤维 426.49 kcal　16.4 g　　38.75 g　　3.01 g　　　0.09 g 钙　　　　　铁　　　　　锌　　　　维生素A　　　维生素C 8.17 mg　　2.04 mg　　2.67 mg　　12.39 μg　　0.07 mg

第四章　学生午餐菜谱推荐

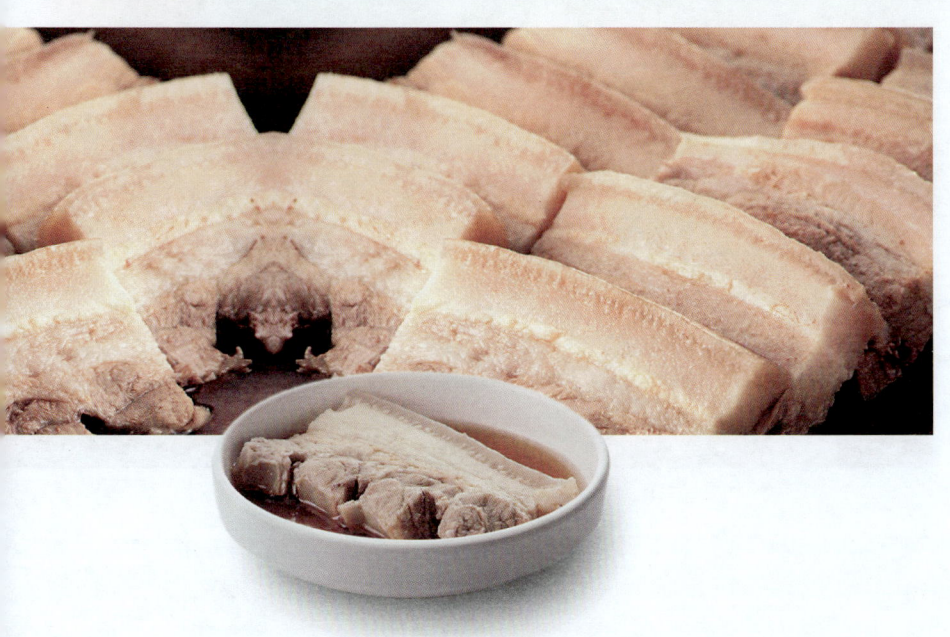

第四章 学生午餐菜谱推荐

菜名

走油大肉

主辅料	带皮方肉	香葱	生姜			
单份量	120 g	0.5 g	0.5 g			
单锅总量	36 000 g	150 g	150 g（共300份）			
锅具尺寸	76 cm					
品　名	油	盐	白糖	老抽	汤水	黄酒
数　量	1 200 g	160 g	800 g	800 g	12 000 g	400 g
参考时间	每锅烹饪沸点后计时煮25 min，炸15 min，蒸25 min。					
操作步骤	1. 带皮方肉洗净，开水煮至八成熟，沥水，拆去肋骨。 2. 下250℃油锅，加盖炸至深黄色，投入冷水浸泡5 min，回软，改成6 cm长、1 cm厚的大片，整齐码放在蒸盘中。 3. 加姜块、葱结、酒、老抽、白糖、盐和水，上笼蒸25 min，取出，沥出汤水，倒入锅中，勾薄芡浇在肉表面即可。					
操作要领	大肉必须煮八成酥；油炸时必须加盖，油温在220℃左右；大肉油炸后浸泡或烹调时，需注意皮质皱起。					
成品特点	色泽红亮，软糯鲜香，咸中略甜。					
营养素供给量/份	能量 457.96 kcal 钙 9.27 mg	蛋白质 16.59 g 铁 2.24 mg	脂肪 40.75 g 锌 2.72 mg	碳水化合物 6.19 g 维生素A 12.39 μg	膳食纤维 0.09 g 维生素C 0.07 mg	

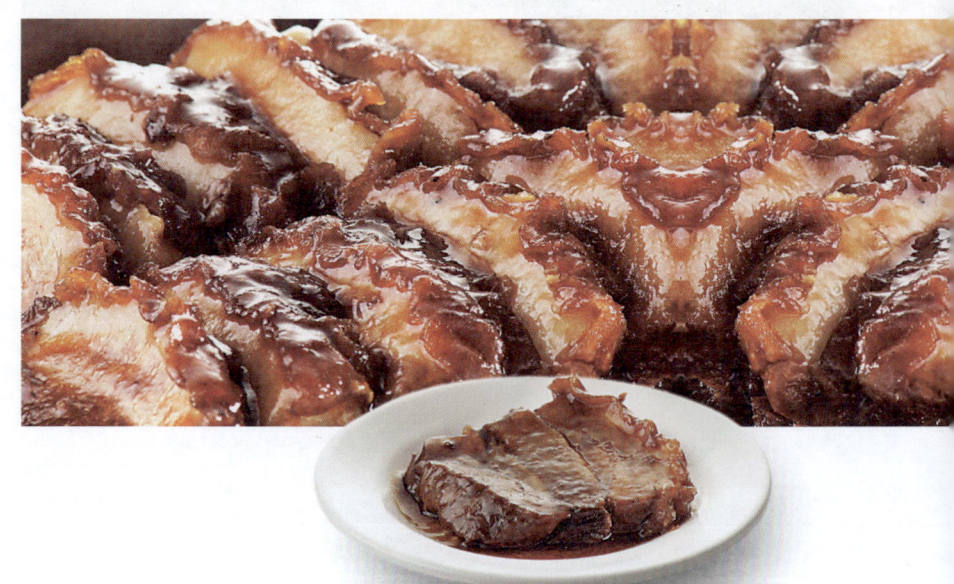

166

菜 名

粉 蒸 肉

主辅料	带皮五花肉		大蒜头			
单份量	100 g		0.5 g			
单锅总量	50 000 g		250 g （共500份）			
锅具尺寸	76 cm					
品 名	豆瓣酱	老抽	油	米粉	白糖	味精
数 量	2 500 g	250 g	500 g	5 000 g	500 g	100 g
参考时间	每锅烹饪沸点后计时每锅烹饪沸点后计时蒸箱50 min。					
操作步骤	1. 五花肉开长6 cm、厚1 cm大块。 2. 加所有的调料腌渍1小时。 3. 整齐码放在蒸盘内蒸制。					
操作要领	肉大小厚薄要均匀；控制好腌渍和蒸箱时间；腌渍调料配比可灵活调整。					
成品特点	香辣适中，酥烂鲜香。					
营养素供给量/份	能量 398.94 kcal		蛋白质 14.83 g	脂肪 32.91 g	碳水化合物 10.81 g	膳食纤维 0.12 g
	钙 30.22 mg		铁 4.83 mg	锌 3.44 mg	维生素A 10.02 μg	维生素C 0.04 mg

第四章 学生午餐菜谱推荐

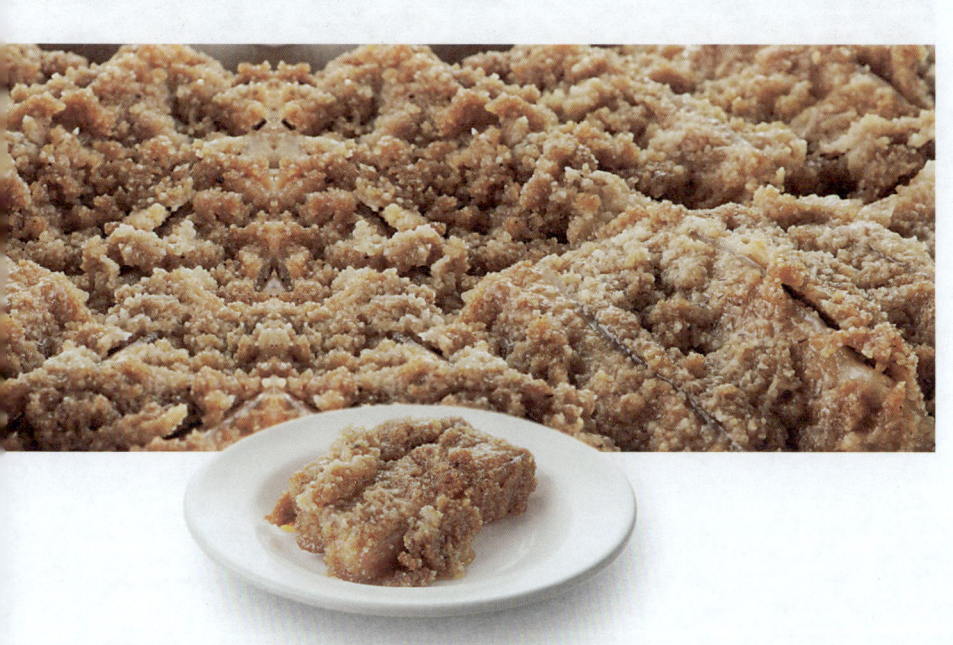

167

菜名

咕咾肉

主辅料	去皮猪腿肉	青椒					
单份量	85 g	15 g					
单锅总量	25 500 g	4 500 g (共300份)					
锅具尺寸	76 cm						
品名	油	盐	白糖	番茄酱	白醋	汤水	生粉
数量	2 400 g	200 g	1 500 g	2 400 g	300 g	16 000 g	3 000 g
参考时间	每锅烹饪沸点后计时炸熟后熘制12 min。						
操作步骤	1. 去皮猪腿肉切成1.5 cm方丁,全蛋上浆,拍粉油炸熟。 2. 底油煸炒番茄酱出红油,加汤水和调料烧沸,勾芡。 3. 投入180℃油温复炸咕咾肉,捞出入锅淋白醋,熘制而成,现炸现熘。						
操作要领	肉丁拍粉须捏成球状;复炸后现熘。						
成品特点	色泽红亮,外脆里嫩,甜中带酸。						
营养素供给量/份	能量 254.31 kcal 钙 10.87 mg	蛋白质 17.77 g 铁 3.24 mg	脂肪 13.29 g 锌 2.7 mg	碳水化合物 16.07 g 维生素A 37.4 μg	膳食纤维 0.18 g 维生素C 0 mg		

第四章 学生午餐菜谱推荐

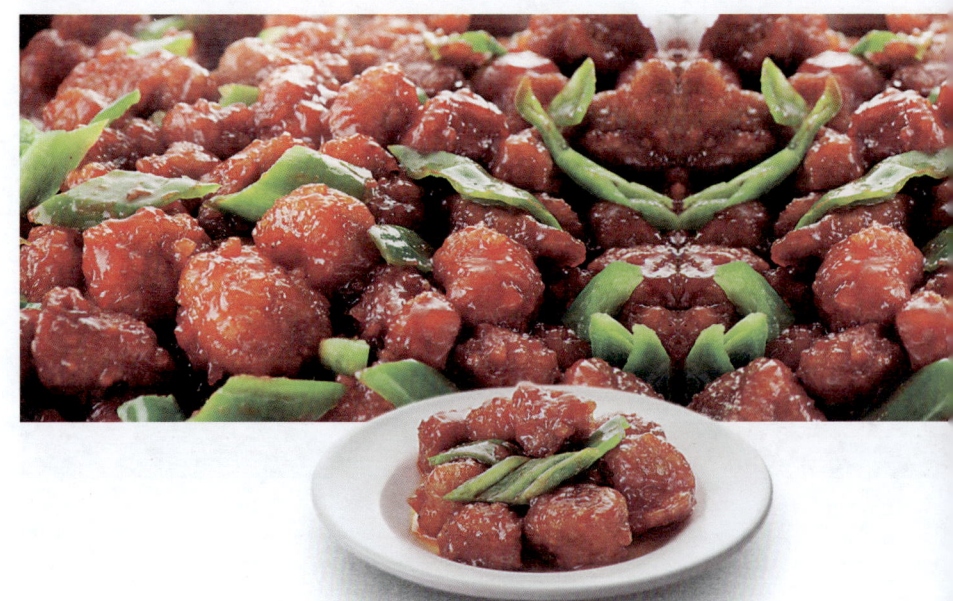

菜 名

梅干菜烧肉

主辅料	带皮方肉	去皮猪腿肉	梅干菜	香葱	生姜	
单份量	80 g	40 g	30 g	0.5 g	0.5 g	
单锅总量	20 000 g	10 000 g	7 500 g	125 g	125 g	（共250份）
锅具尺寸	76 cm					
品 名	油	老抽	白糖	盐	汤水	黄酒
数 量	400 g	700 g	600 g	125 g	18 000 g	400 g
参考时间	每锅烹饪沸点后计时加盖35 min。					
操作步骤	1. 方肉、去皮猪腿肉斩3 cm块，焯水洗净，梅干菜浸水涨发30 min，去沙、洗净、沥干。 2. 热油煸炒葱、姜、方肉入老抽使肉上色，投入梅干菜、调料、汤水烧沸，加盖焖煮，小火30 min，旺火收汁。					
操作要领	大肉上色后方可加调料；注意火候运用，大火—小火—大火，自然收汁；中途焖煮时需加盖。					
成品特点	色泽深红，香醇味鲜。					
营养素供给量/份	能量 376.35 kcal 钙 9 mg	蛋白质 20.93 g 铁 2.89 mg	脂肪 28.6 g 锌 3.01 mg	碳水化合物 8.76 g 维生素A 25.99 µg	膳食纤维 0.09 g 维生素C 0.07 mg	

第四章 学生午餐菜谱推荐

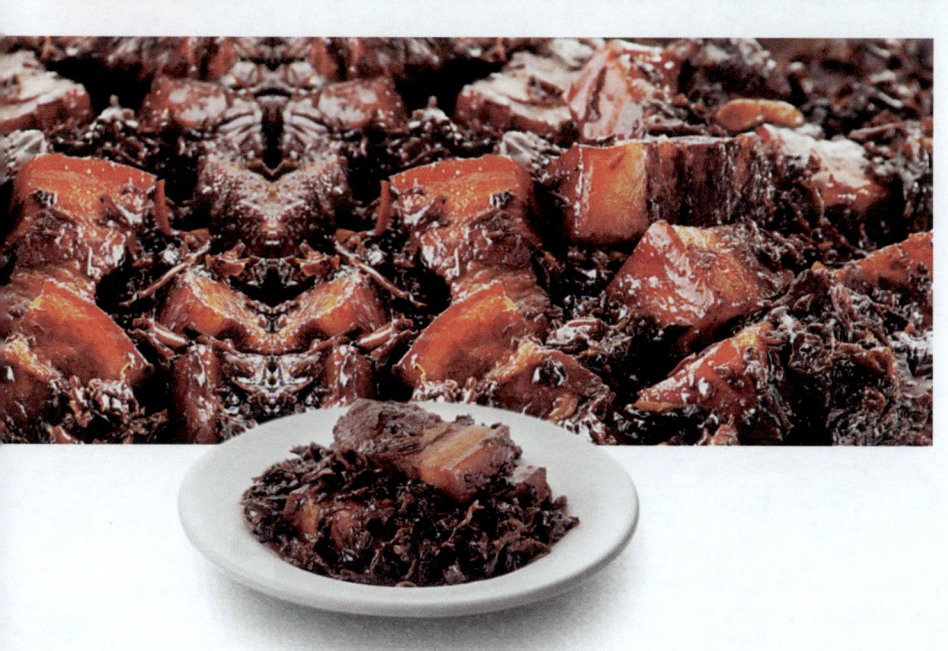

菜 名

百叶结烧肉

第四章 学生午餐菜谱推荐

主辅料	带皮方肉	百叶结	香葱	生姜			
单份量	100 g	30 g	0.5 g	0.5 g			
单锅总量	25 000 g	7 500 g	125 g	125 g	（共250份）		
锅具尺寸	76 cm						
品 名	油	盐	白糖	味精	老抽	汤水	黄酒
数 量	500 g	250 g	750 g	50 g	750 g	18 000 g	400 g
参考时间	每锅烹饪沸点后计时30 min。						
操作步骤	1. 方肉切块和百叶结分别焯水。 2. 底油煸炒葱姜，投入肉块炒，加上调料，加盖焖20 min。 3. 放入百叶结同煮，旺火收紧卤汁，加味精出锅。						
操作要领	百叶结须弱碱水泡制后焯水；肉块煮至五成熟放百叶结同煮，自然收汁。						
成品特点	色泽红亮，肥而不腻。						
营养素供给量/份	能量 452.55 kcal 钙 102.05 mg	蛋白质 21.29 g 铁 3.9 mg	脂肪 37.44 g 锌 3.01 mg	碳水化合物 7.91 g 维生素A 11.89 μg	膳食纤维 0.39 g 维生素C 0.07 mg		

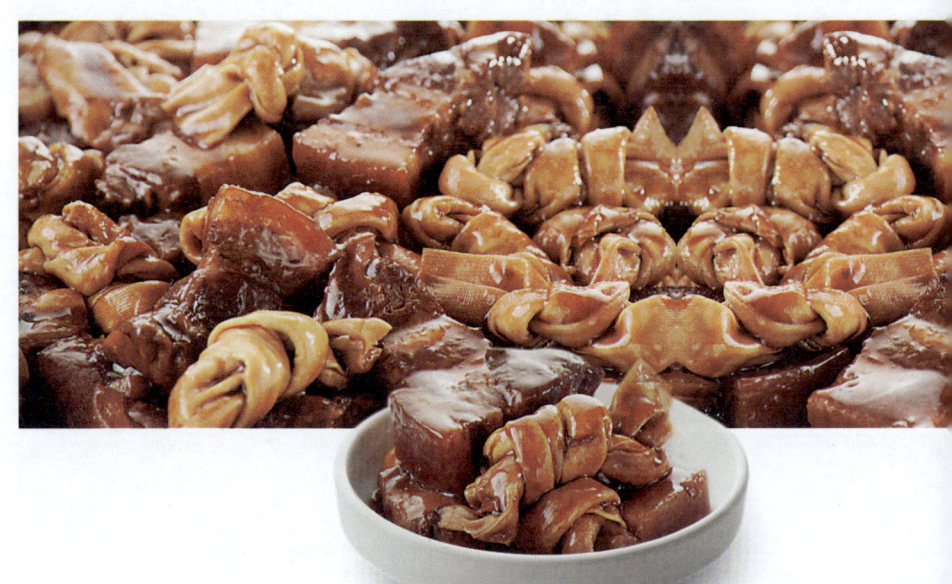

菜 名

豉香大排

主辅料	80 g 大排	鸡蛋	香葱	大蒜头	
单份量	1块	3.5 g	0.5 g	0.5 g	
单锅总量	400块	1 050 g	150 g	150 g	（共300份）
锅具尺寸	76 cm				
品 名	油	盐	老抽	黄酒	水	豆豉
数 量	2 400 g	450 g	100 g	400 g	900 g	1 200 g
参考时间	每锅烹饪沸点后计时 12 min。				
操作步骤	1. 锅内加入油煸香豆豉，加入蒜蓉、水、盐、老抽化开，倒入大排中腌渍 20 min，加蛋、生粉拌匀。 2. 腌渍大排，下 160℃ 油锅炸至断生，后升高油温 180℃ 复炸一次，出锅撒上葱花即可。				
操作要领	预炸须断生；复炸是需注意油温及投入量。				
成品特点	色泽金黄,香嫩鲜香。				
营养素供给量/份	能量 254.39 kcal	蛋白质 16.16 g	脂肪 19.75 g	碳水化合物 3.16 g	膳食纤维 0.24 g
	钙 10.48 mg	铁 0.95 mg	锌 1.55 mg	维生素A 17.79 μg	维生素C 0 mg

第四章 学生午餐菜谱推荐

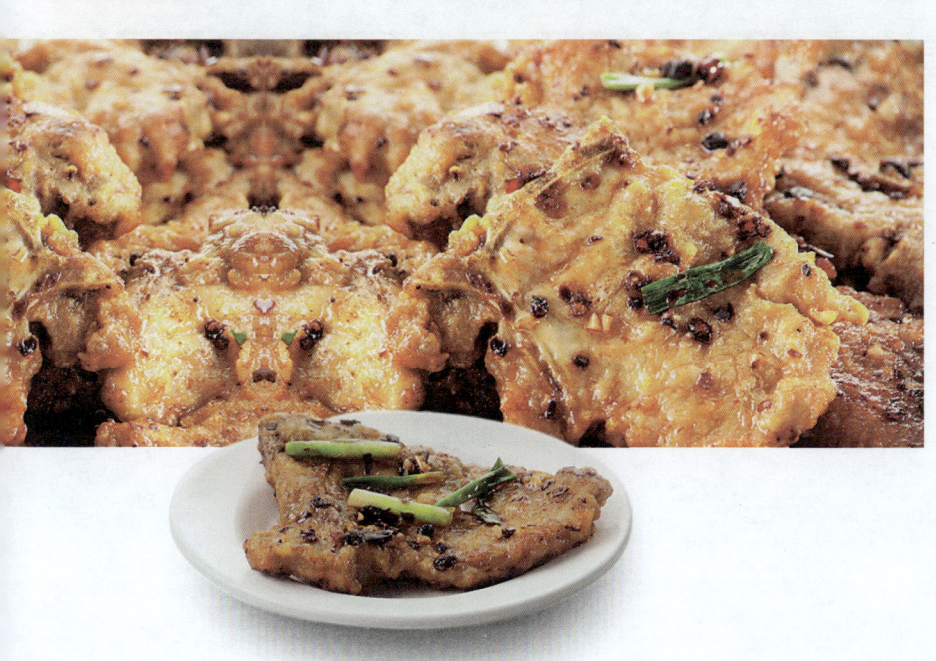

菜 名

葱 烤 大 排

主辅料	大排		香葱/大葱		
单份量	1块(90 g)		2 g		
单锅总量	200块		400 g （共200份)		
锅具尺寸	76 cm				
品 名	油	老抽	生抽	白糖	汤水
数 量	1 200 g	300 g	200 g	200 g	2 000 g
参考时间	每锅烹饪沸点后计时10 min。				
操作步骤	1. 大排拍松, 半口腌渍上浆, 炸六分熟。 2. 香葱或大葱且粗条煸香, 投入大排加入老抽、生抽、白糖、汤水煮至成熟, 汤汁熬浓即可。				
操作要领	大排须拍松肉质口感显嫩; 葱须煸成焦香。				
成品特点	色泽深褐, 葱香浓郁, 咸中略甜。				
营养素供给量/份	能量 299.74 kcal 钙 10.43 mg	蛋白质 16.76 g 铁 1.06 mg	脂肪 24.37 g 锌 1.78 mg	碳水化合物 3.28 g 维生素A 12.34 μg	膳食纤维 0.02 g 维生素C 0.28 mg

第四章 学生午餐菜谱推荐

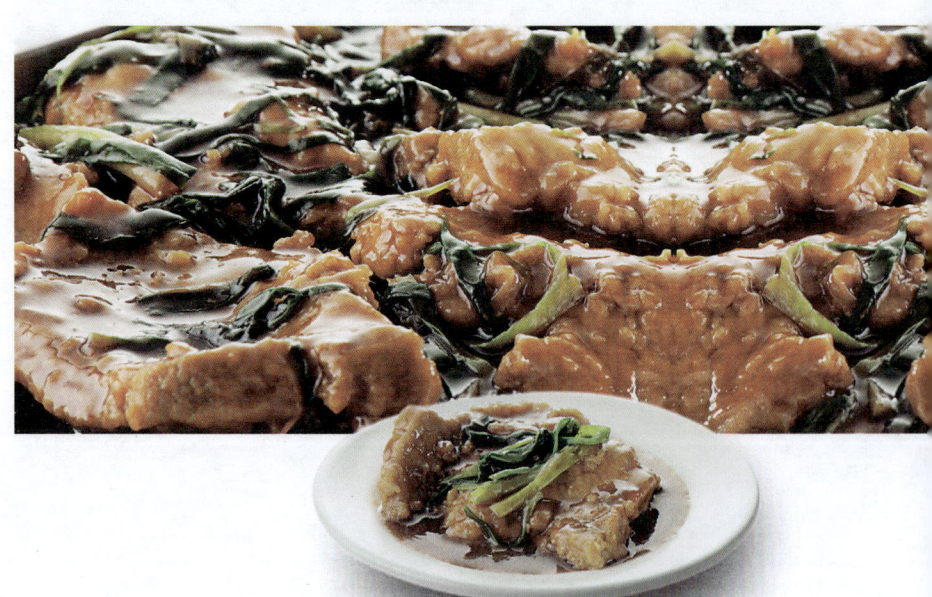

菜 名

糖醋小排

主辅料	小排	鸡蛋						
单份量	130 g	3.5 g						
单锅总量	29 900 g	805 g	（共230份）					
锅具尺寸	76 cm							
品　　名	油	盐	白糖	老抽	黄酒	镇江醋	汤水	生粉
数　　量	2 000 g	260 g	1 150 g	15 00 g	450 g	600 g	16 500 g	2 500 g
参考时间	每锅烹饪沸点后计时 10 min。							
操作步骤	1. 小排骨剁成 2.5 cm 块，洗净，加盐腌渍 2 小时，全蛋糊油炸成金黄色。 2. 锅内加调料及适量水熬糖醋卤，勾薄芡，复炸后的小排入锅熘制而成。							
操作要领	小排大小均匀，糊厚薄一致；熘前需复炸一次。							
成品特点	色泽深褐，甜中带酸。							
营养素供给量/份	能量 470.93 kcal 钙 26.68 mg	蛋白质 22.95 g 铁 2.91 mg	脂肪 34.37 g 锌 4.72 mg	碳水化合物 17.02 g 维生素A 14.69 μg	膳食纤维 0.01 g 维生素C 0 mg			

第四章 学生午餐菜谱推荐

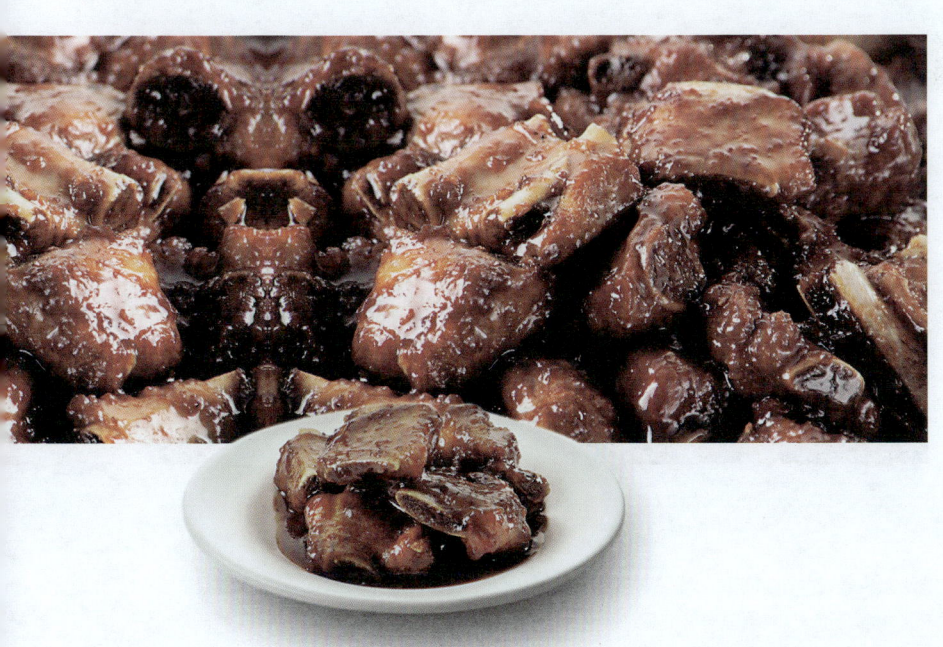

菜 名

豆豉蒸小排

主辅料	小排　　大蒜头
单份量	130 g　　0.5 g
单锅总量	65 000 g　250 g（共500份）
锅具尺寸	蒸盘蒸箱
品　名	油　　盐　　老抽　　生抽　　豆豉　　辣糊　　生粉　　汤水
数　量	800 g　250 g　360 g　400 g　756 g　250 g　3 000 g　1 500 g
参考时间	每锅烹饪沸点后计时蒸箱35 min。
操作步骤	1. 小排剁成小块洗净。 2. 豆豉与大蒜头剁成泥和油、老抽、盐、生抽、辣糊、汤水、生粉调成浓汁，倒入小排拌匀，腌渍30 min。 3. 倒入蒸盘，摊平，蒸熟，淋上红油即可。
操作要领	沸水蒸制，注意色泽不宜太黑。
成品特点	色泽红亮，鲜香微辣。
营养素供给量/份	能量　　　　蛋白质　　　脂肪　　　碳水化合物　　膳食纤维 402.78 kcal　22.35 g　　31.7 g　　6.98 g　　　0.11 g 钙　　　　　铁　　　　　锌　　　　维生素A　　　维生素C 21.34 mg　　2.25 mg　　4.44 mg　　7.18 μg　　　0.04 mg

第四章　学生午餐菜谱推荐

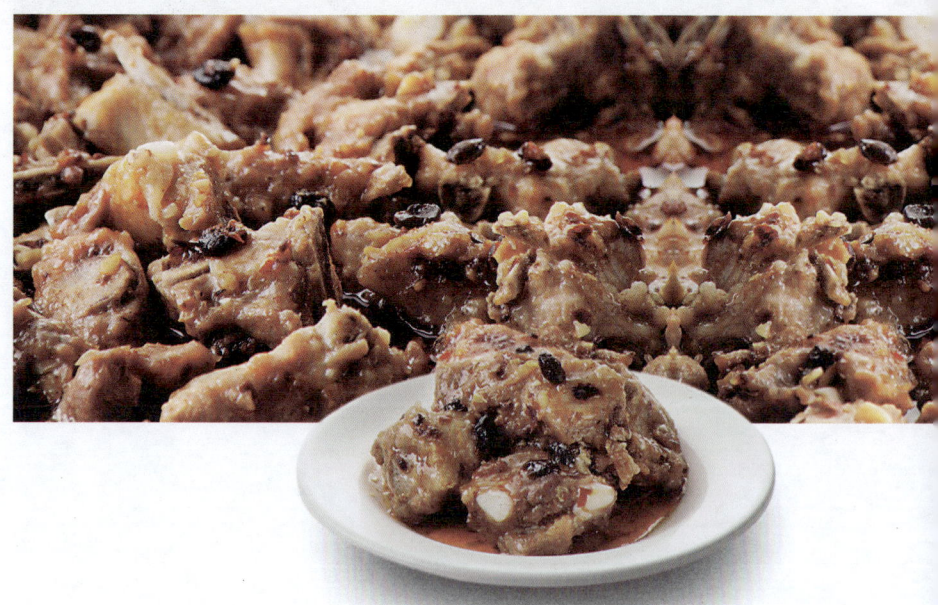

菜 名

肉 圆 烧 蛋

主辅料	肉圆	鸡蛋	香葱	生姜		
单份量	1只（40 g）	1只	0.5 g	0.5 g		
单锅总量	300只	300 g	150 g	150 g	（共300份）	
锅具尺寸	76 cm					
品 名	油	盐	白糖	老抽	黄酒	汤水
数 量	900 g	150 g	600 g	600 g	450 g	16 000 g
参考时间	每锅烹饪沸点后计时加盖15 min。					
操作步骤	1. 鸡蛋煮熟去壳。 2. 葱姜煸炒起香，加汤水、调料烧开，放入鸡蛋、肉圆，加盖烧煮片刻，勾薄芡增稠即可。					
操作要领	鸡蛋也可煮熟后去壳上色油炸成虎皮蛋；油温必须180℃以上。					
成品特点	色泽红润，鲜香互补。					
营养素供给量/份	能量 212.44 kcal 钙 21.25 mg	蛋白质 9 g 铁 1.35 mg	脂肪 16 g 锌 1.1 mg	碳水化合物 7.88 g 维生素A 76.68 μg	膳食纤维 0 g 维生素C 0 mg	

第四章 学生午餐菜谱推荐

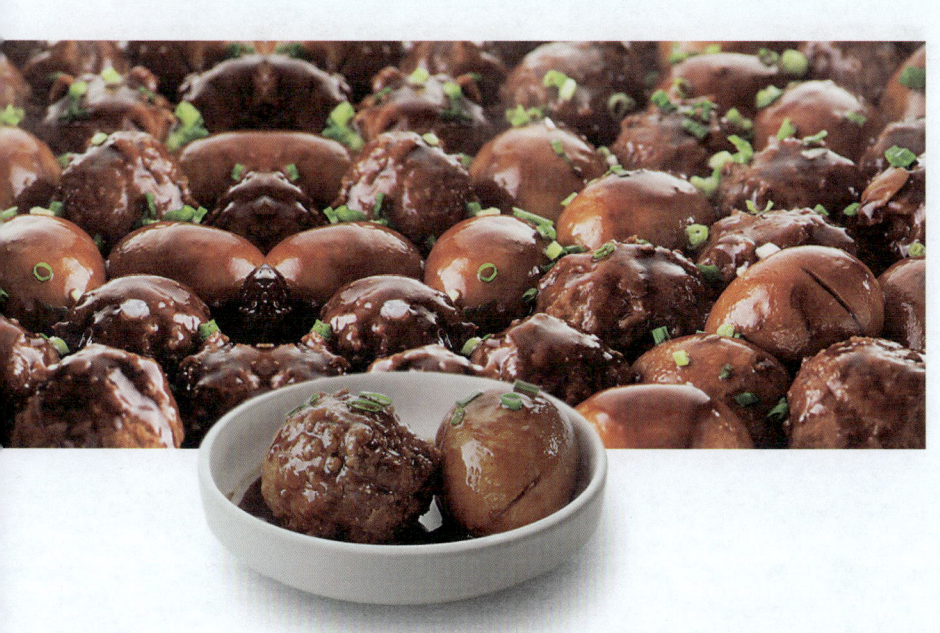

菜 名

咸蛋黄肉饼

第四章 学生午餐菜谱推荐

主辅料	咸蛋	肉酱	香葱	生姜	魔芋米	
单份量	1只	55 g	0.5 g	0.5 g	20 g	
单锅总量	700只	38 500 g	350 g	350 g	14 000 g	（共700份）
锅具尺寸	蒸盘蒸箱					
品名	盐	黄酒	胡椒粉	水	生粉	
数量	350 g	400 g	50 g	3 000 g	2 200 g	
参考时间	每锅烹饪沸点后计时蒸箱40 min。					
操作步骤	1. 魔芋米洗净，沥干，与葱、姜、酒、生粉、胡椒粉、水拌入肉酱。 2. 将肉酱平摊在蒸盘中铺2 cm厚，嵌入咸蛋黄，上笼蒸40 min。 3. 勾玻璃芡，浇在咸蛋上，撒上葱花即可。					
操作要领	旺火沸水蒸制。					
成品特点	营养丰富，咸中带鲜。					
营养素供给量/份	能量 327.4 kcal 钙 29.41 mg	蛋白质 11.95 g 铁 2.41 mg	脂肪 28.47 g 锌 1.81 mg	碳水化合物 5.94 g 维生素A 39.79 μg	膳食纤维 0.1 g 维生素C 0.07 mg	

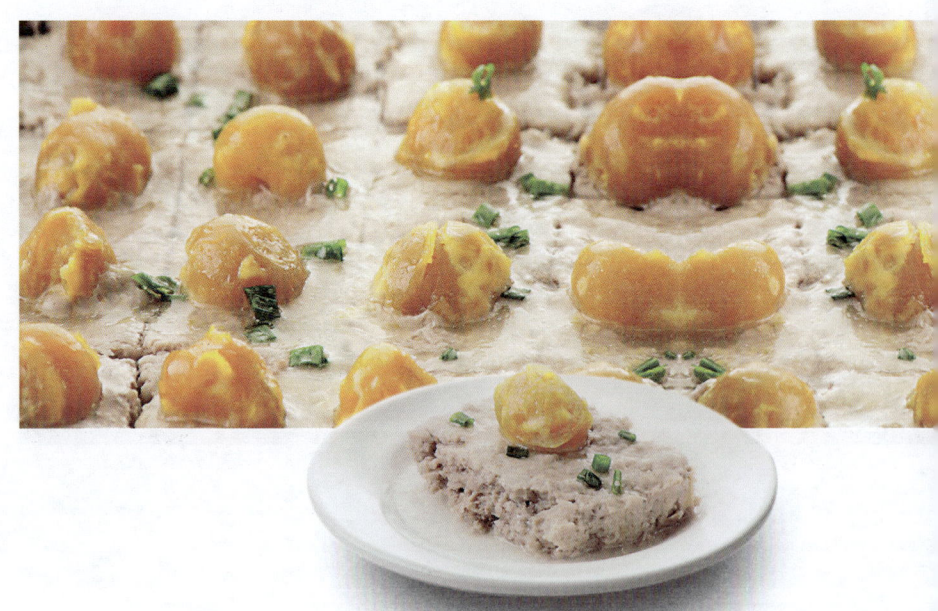

菜 名

酱 爆 肉 丁

主辅料	上浆肉丁	笋丁	花生米	生姜				
单份量	90 g	10 g	5 g	0.5 g				
单锅总量	36 000 g	4 000 g	2 000 g	200 g	（共400份）			
锅具尺寸	76 cm							
品 名	油	盐	白糖	味精	老抽	汤水	甜面酱	豆瓣酱
数 量	3 000 g	50 g	800 g	50 g	700 g	16 000 g	1 600 g	400 g
参考时间	每锅烹饪沸点后计时 15 min。							
操作步骤	1. 笋丁焯水，肉丁上浆、划油成熟，花生仁划油至熟。 2. 姜末煸炒，放入双酱炒透，加老抽、白糖、汤水烧沸，放入肉丁、笋丁烧煮，汤汁熬浓，放入味精，撒上花生仁，勾芡出锅。							
操作要领	双酱必须炒至起光泽。							
成品特点	色泽深红，咸中带甜，酱香浓郁。							
营养素供给量/份	能量 466.27 kcal 钙 12.87 mg	蛋白质 12.79 g 铁 2.32 mg	脂肪 39.79 g 锌 2 mg	碳水化合物 14.88 g 维生素A 15.03 μg	膳食纤维 0.54 g 维生素C 0.6 mg			

第四章 学生午餐菜谱推荐

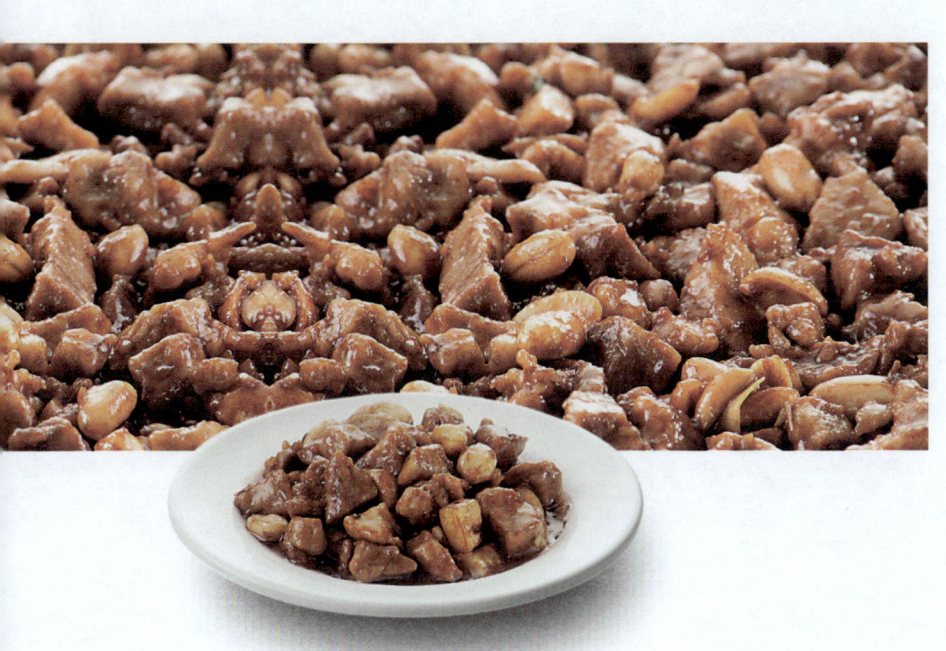

菜 名

鱼香肉丝

第四章 学生午餐菜谱推荐

主辅料	上浆肉丝	笋丝	香葱	生姜	大蒜头			
单份量	90 g	20 g	0.5 g	0.5 g	0.5 g			
单锅总量	36 000 g	8 000 g	200 g	200 g	200 g	（共400份）		
锅具尺寸	76 cm							
品 名	油	辣糊	老抽	白糖	镇江醋	味精	汤水	干红椒
数 量	3 200 g	1 000 g	650 g	1 000 g	500 g	50 g	16 000 g	10 g
参考时间	每锅烹饪沸点后计时15 min。							
操作步骤	1. 笋丝焯水，上浆肉丝划油。 2. 葱姜蒜斩碎，干红椒、煸炒起香，加入辣糊、老抽、白糖、汤水烧开，放入笋丝、肉丝拌匀，最后加味精，淋入香醋勾芡即可。							
操作要领	醋投放时最好在勾芡前；泡椒也可取代辣糊。							
成品特点	色泽金红，甜酸微辣，香味浓郁。							
营养素供给量/份	能量 240.13 kcal 钙 14.71 mg		蛋白质 17.47 g 铁 3.48 mg		脂肪 13.26 g 锌 2.73 mg		碳水化合物 13.24 g 维生素A 38.94 μg	膳食纤维 0.49 g 维生素C 1 mg

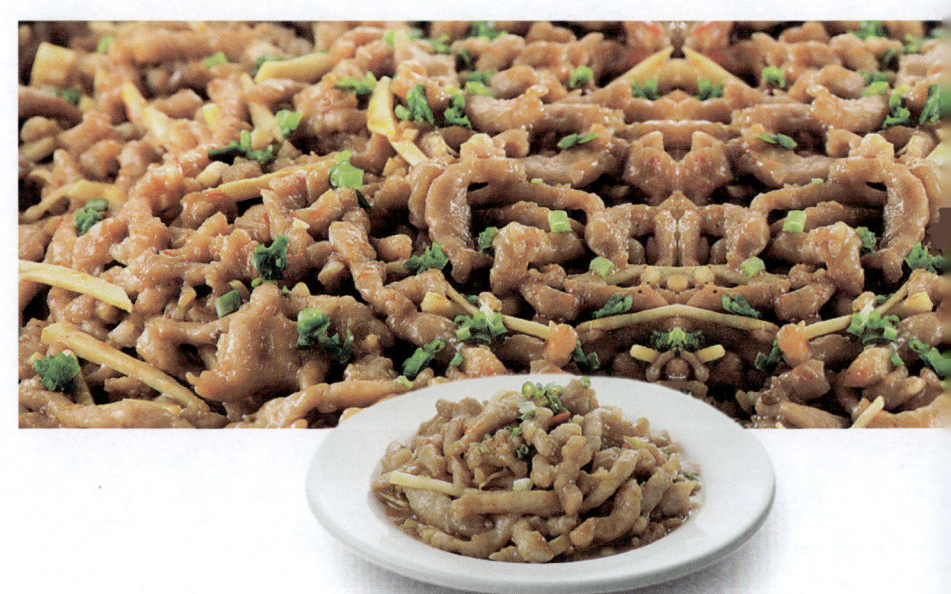

菜 名

肉糜蒸蛋

主辅料	肉糜	鸡蛋	生姜	香葱		
单份量	80 g	70 g	0.5 g	0.5 g		
单锅总量	80 000 g	70 000 g	500 g	500 g	（共1 000份）	
锅具尺寸	蒸盘蒸箱					
品 名	盐	味精	黄酒	胡椒粉	生粉	汤水
数 量	2 000 g	200 g	900 g	50 g	3 000 g	16 000 g
参考时间	每锅烹饪沸点后计时蒸箱40 min。					
操作步骤	1. 肉糜加水、淀粉、黄酒、胡椒粉、盐、味精、葱姜拌和。 2. 肉糜在蒸盘中抹2 cm厚，鸡蛋打匀加调料，均匀倒在肉酱面上，上笼蒸熟即可，勾玻璃芡，撒上葱花，浇在表面，划块6 cm×4 cm装盆。					
操作要领	蒸箱必须沸后蒸制；肉酱中水淀粉不宜太多。					
成品特点	咸鲜适口，色泽淡雅。					
营养素供给量/份	能量 432.01 kcal	蛋白质 20.06 g	脂肪 35.79 g	碳水化合物 7.34 g	膳食纤维 0.7 g	
	钙 46.13 mg	铁 3.27 mg	锌 2.44 mg	维生素A 178.59 μg	维生素C 0.07 mg	

第四章 学生午餐菜谱推荐

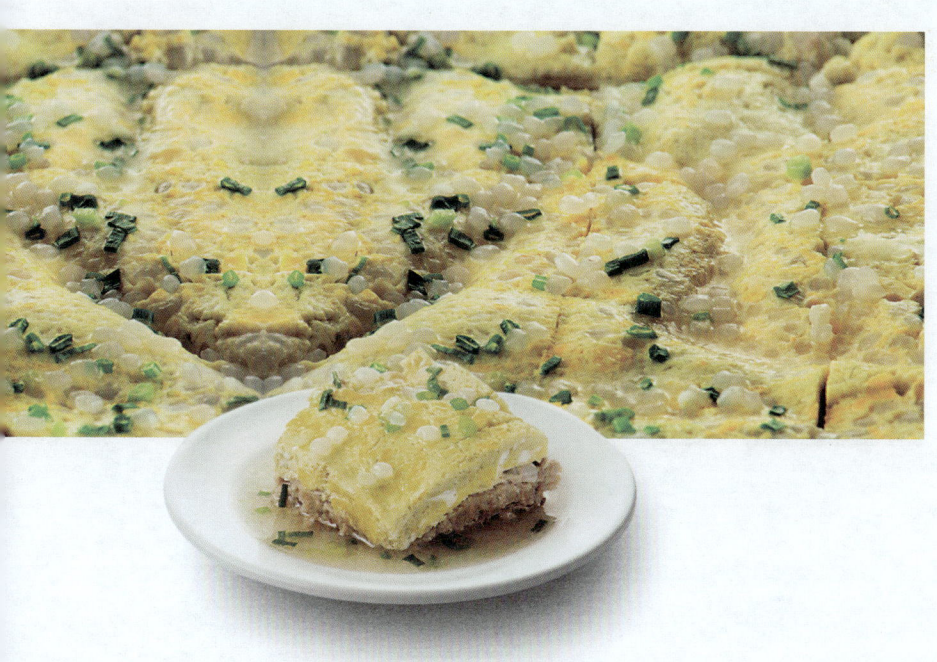

菜 名

目鱼烤肉

主辅料	带皮方肉	目鱼条	香葱	生姜						
单份量	100 g	40 g	0.5 g	0.5 g						
单锅总量	20 000 g	8 000 g	100 g	100 g（共200份）						
锅具尺寸	76 cm									
品 名	油	盐	白糖	老抽	黄酒	汤水	甜面酱	桂皮	八角	味精	生粉
数 量	250 g	200 g	350 g	450 g	400 g	10 000 g	200 g	25 g	25 g	30 g	100 g
参考时间	每锅烹饪沸点后计时加盖30 min。									
操作步骤	1. 方肉斩3.5 cm块，目鱼改块，分别焯水。 2. 葱姜煸炒，倒入方肉、目鱼炒香，投入黄酒、老抽，加水、盐、糖、八角、桂皮，烧开5 min。 3. 加盖焖烧20 min，加入甜面酱，收干卤汁或勾薄芡即可出锅。									
操作要领	注意火候应用大火—小火—大火收汁；目鱼根据老嫩决定下锅时机。									
成品特点	色泽红润，浓油赤酱。									
营养素供给量/份	能量 399.87 kcal	蛋白质 20.08 g		脂肪 32.26 g		碳水化合物 7.03 g		膳食纤维 0.16 g			
	钙 15.08 mg	铁 2.39 mg		锌 2.81 mg		维生素A 10.44 μg		维生素C 0.07 mg			

第四章 学生午餐菜谱推荐

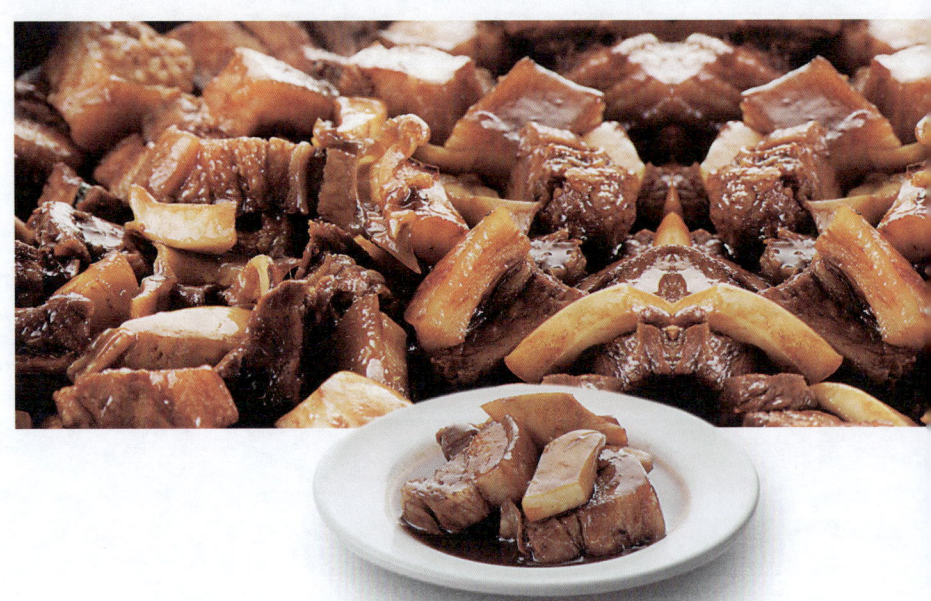

菜 名

蚝油牛肉片

主辅料	牛肉片　　洋葱				
单份量	80 g　　　30 g				
单锅总量	24 000 g　9 000 g　（共300份）				
锅具尺寸	76 cm				
品　名	油	白糖	老抽	蚝油	汤水
数　量	2 400 g	200 g	450 g	600 g	9 000 g
参考时间	每锅烹饪沸点后计时20 min。				
操作步骤	1. 牛肉片上浆，冰箱醒2小时，滑油至成熟。 2. 煸炒洋葱起香，加蚝油、老抽、白糖及适量汤水。 3. 投入牛肉片，沸后勾芡即可。				
操作要领	夏天上浆牛肉片必须放冰箱醒2小时，冬天常温醒4小时。				
成品特点	色泽深红，口味咸鲜。				
营养素供给量/份	能量 305.85 kcal	蛋白质 17.7 g	脂肪 16.23 g	碳水化合物 22.79 g	膳食纤维 0.54 g
	钙 48.14 mg	铁 3.21 mg	锌 3.19 mg	维生素A 4.8 μg	维生素C 0 mg

第四章　学生午餐菜谱推荐

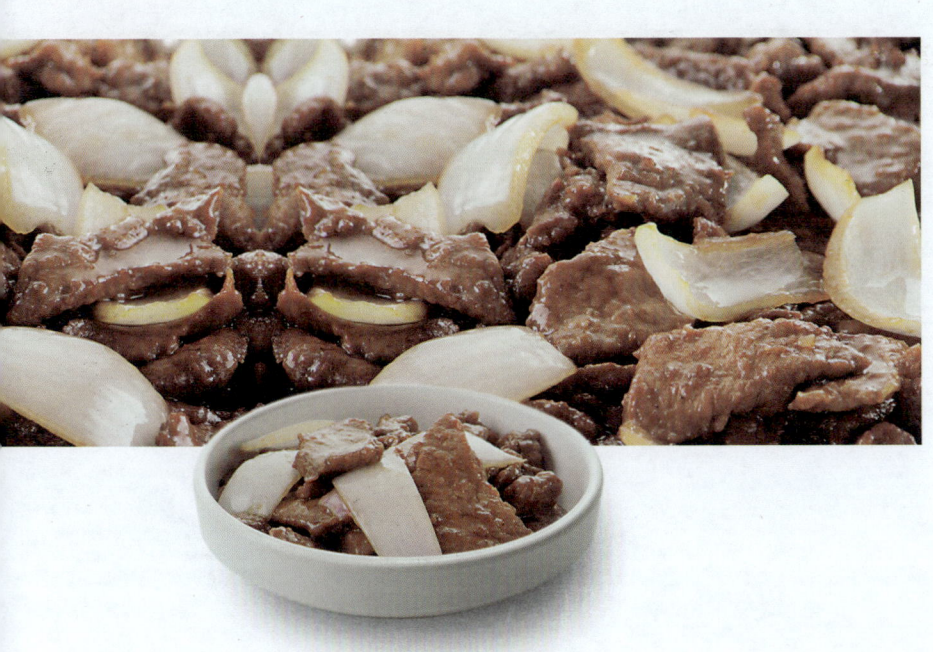

菜 名

青 椒 牛 柳

第四章 学生午餐菜谱推荐

主辅料	牛柳	青椒	生姜				
单份量	80 g	20 g	0.5 g				
单锅总量	24 000 g	6 000 g	150 g（共300份）				
锅具尺寸	/6 cm						
品 名	油	盐	白糖	味精	老抽	汤水	生粉
数 量	2 400 g	150 g	300 g	150 g	550 g	8 000 g	3 000 g
参考时间	每锅烹饪沸点后计时15 min。						
操作步骤	1. 牛柳上浆、青椒切片分别滑油至熟备用。 2. 锅内底油50 g，煸炒姜片起香，加老抽、盐、糖、汤水烧开，投入牛柳与青椒、下味精，勾芡出锅。						
操作要领	注意勾芡厚度；青椒也可在勾芡后撒上保持色泽。						
成品特点	口味咸鲜，肉红椒绿。						
营养素供给量/份	能量 227.21 kcal 钙 9.71 mg	蛋白质 18.63 g 铁 1.57 mg	脂肪 12.1 g 锌 3.95 mg	碳水化合物 11.53 g 维生素A 11.4 μg	膳食纤维 0.52 g 维生素C 12.4 mg		

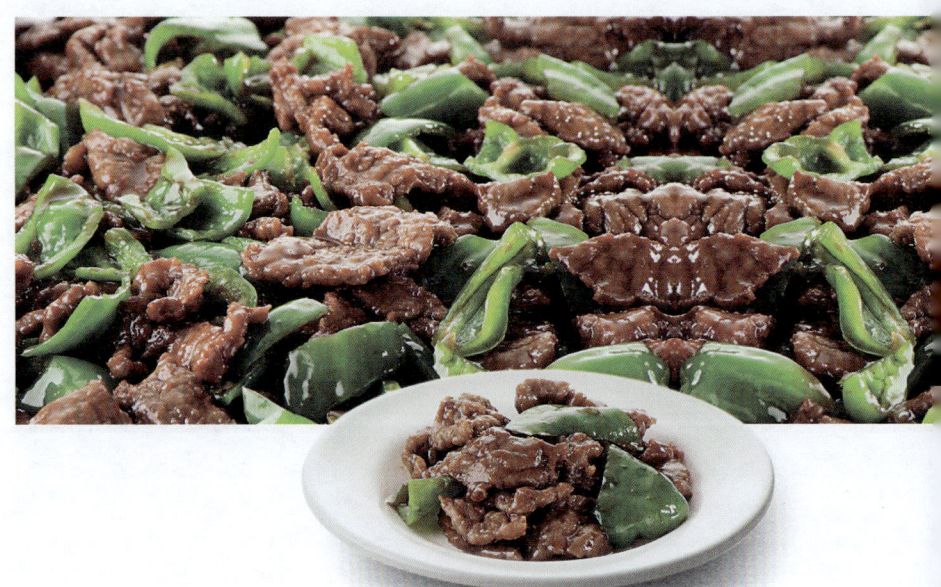

菜名

脆皮鸡腿排

主辅料	鸡腿排　鸡蛋　面粉
单份量	120 g　20 g　8 g
单锅总量	4800 g　800 g　320 g（共40份）
锅具尺寸	76 cm
品　名	油　　腌辣粉　面粉　生粉
数　量	400 g　240 g　400 g　200 g
参考时间	每锅烹饪沸点后计时蒸熟后炸3 min。
操作步骤	1. 鸡腿排加腌辣粉腌渍2小时,蒸至五成熟。 2. 调脆皮糊,裹上冷却后的鸡腿排。 3. 油温升至180℃,油炸成金黄色,捞出油温上升后复炸即成。
操作要领	注意脆皮糊6∶4调制;现炸现调糊;油温180℃左右。
成品特点	色泽金黄,外脆里嫩。

营养素供给量/份	能量 381.94 kcal	蛋白质 23.22 g	脂肪 27.57 g	碳水化合物 10.49 g	膳食纤维 0.3 g
	钙 23.08 mg	铁 2.65 mg	锌 1.69 mg	维生素A 99.6 μg	维生素C 0 mg

第四章　学生午餐菜谱推荐

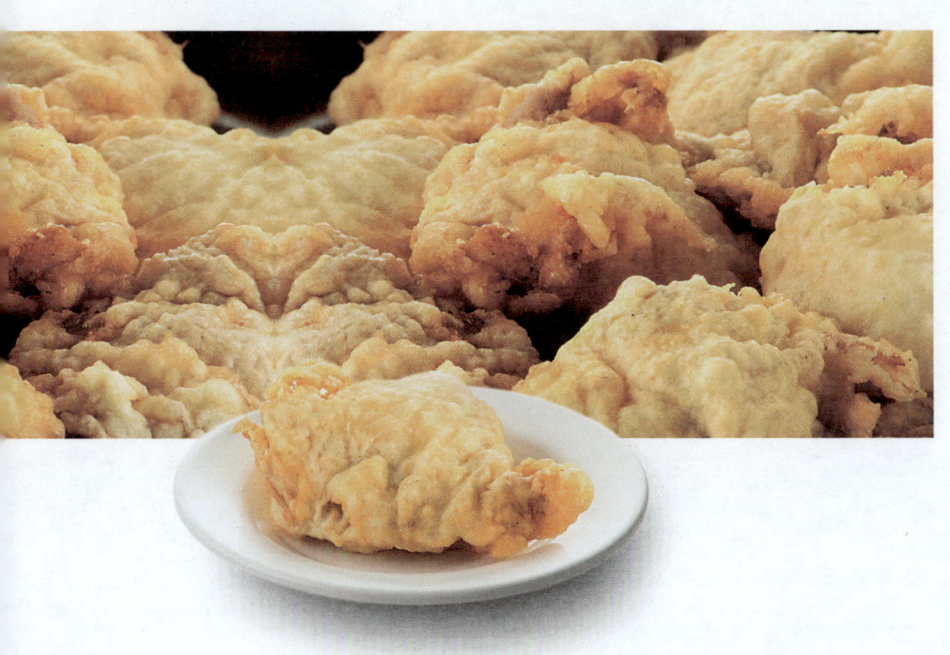

菜 名

香酥鸡腿

第四章 学生午餐菜谱推荐

主辅料	鸡腿　鸡蛋
单份量	1只　5 g
单锅总量	50只　250 g（共50份）
锅具尺寸	76 cm
品　名	油　　盐　花椒盐　面粉　　生粉　　水
数　量	600 g　60 g　100 g　2 000 g　650 g　1 200 g
参考时间	每锅烹饪沸点后计时蒸20 min，炸4 min。
操作步骤	1. 鸡腿焯水后加盐、姜片、花椒腌渍，蒸五成熟。 2. 面粉、生粉按照6∶4调制加入鸡蛋、水，搅成糊状。 3. 油温升至180℃，鸡腿挂糊，逐只油炸成熟，也可复炸一次。
操作要领	注意比例，油温掌握在180℃左右。
成品特点	色泽金黄，外脆里嫩。
营养素供给量/份	能量　　　　蛋白质　　　　脂肪　　　　碳水化合物　　膳食纤维 505.79 kcal　24.84 g　　　27.92 g　　　40.88 g　　　2.07 g 钙　　　　　铁　　　　　　锌　　　　　维生素A　　　维生素C 38.74 mg　　2.93 mg　　　1.55 mg　　　60.56 μg　　　0 mg

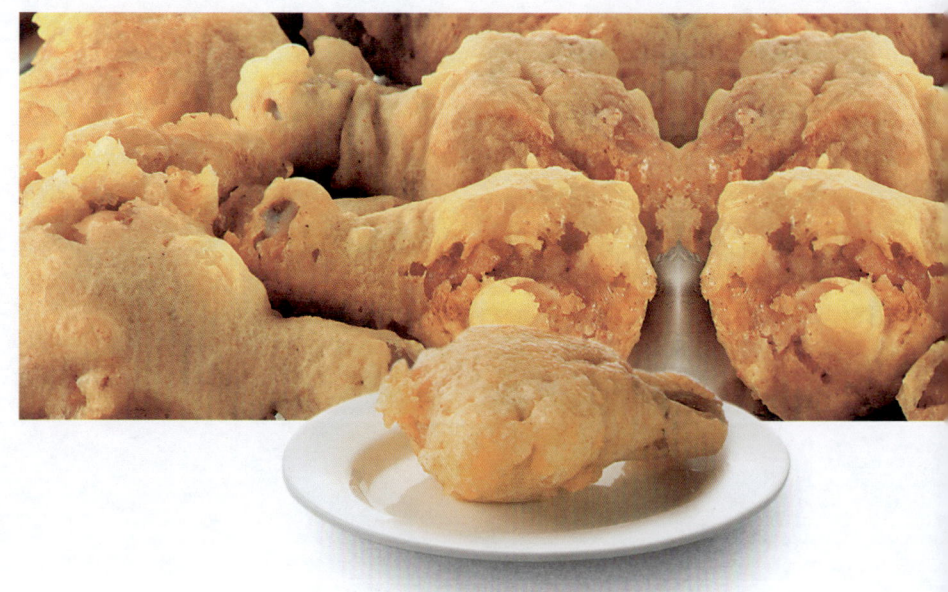

菜 名

香辣鸡中翅

主辅料	鸡中翅　　鸡蛋
单份量	2只　　2 g
单锅总量	1 000只　1 000 g（共500份）
锅具尺寸	76 cm
品　名	油　　盐　　腌辣粉　大蒜粉
数　量	4 000 g　100 g　1 000 g　150 g
参考时间	每锅烹饪沸点后计时,炸12 min。
操作步骤	1. 鸡中翅洗净,将大蒜粉、盐、腌辣粉腌渍30 min。 2. 鸡蛋、生粉调糊,鸡翅上薄浆。 3. 油温升至160℃,每锅约120只,将鸡翅炸熟。
操作要领	注意油温,可先蒸制,一次炸熟,口味更佳；此菜也可入烤箱烤制成熟。
成品特点	色泽金黄,香辣咸鲜。
营养素供给量/份	能量　　　　蛋白质　　　脂肪　　　　碳水化合物　　膳食纤维 269.98 kcal　17.72 g　　19.97 g　　4.89 g　　　0.01 g 钙　　　　　铁　　　　　锌　　　　　维生素A　　　维生素C 10.4 mg　　 1.52 mg　　1.24 mg　　72.68 μg　　 0.24 mg

第四章　学生午餐菜谱推荐

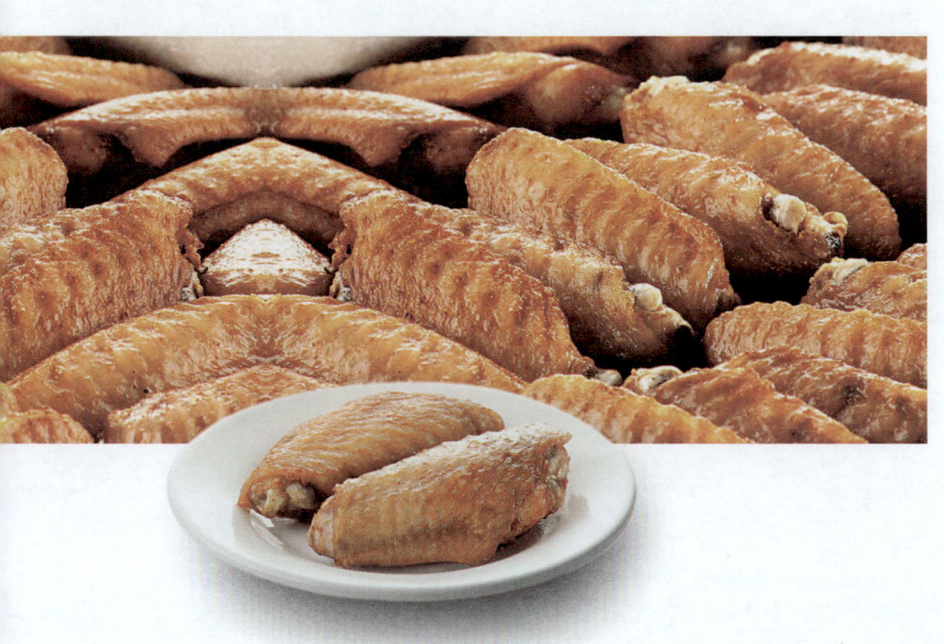

菜 名

咖喱鸡块

主辅料	鸡边腿	香葱	生姜	鸡蛋			
单份量	130 g	0.5 g	0.5 g	2.5 g			
单锅总量	26 000 g	100 g	100 g	500 g	（共200份）		
锅具尺寸	76 cm						
品 名	油	盐	咖喱粉	味精	生粉	黄酒	汤水
数 量	1 400 g	300 g	1 600 g	50 g	1 000 g	400 g	8 000 g
参考时间	每锅烹饪沸点后计时,加盖 15 min。						
操作步骤	1. 鸡边腿斩 2.5 cm 块,加 100 g 盐、500 g 鸡蛋腌渍上浆。 2. 油温升至 160℃,鸡块滑油。 3. 锅内余油煸炒葱、姜、咖喱起香,加盐、汤水烧开,投入鸡块、味精烧煮,勾芡出锅。						
操作要领	旺火速炒;此菜也可不上浆,入锅煸炒后加调料烧制而成。						
成品特点	色泽金黄,滑嫩咸鲜。						
营养素供给量/份	能量 355.82 kcal 钙 56.19 mg	蛋白质 22.42 g 铁 5.09 mg		脂肪 25.12 g 锌 1.82 mg	碳水化合物 9.81 g 维生素A 72.24 μg	膳食纤维 3.05 g 维生素C 0.23 mg	

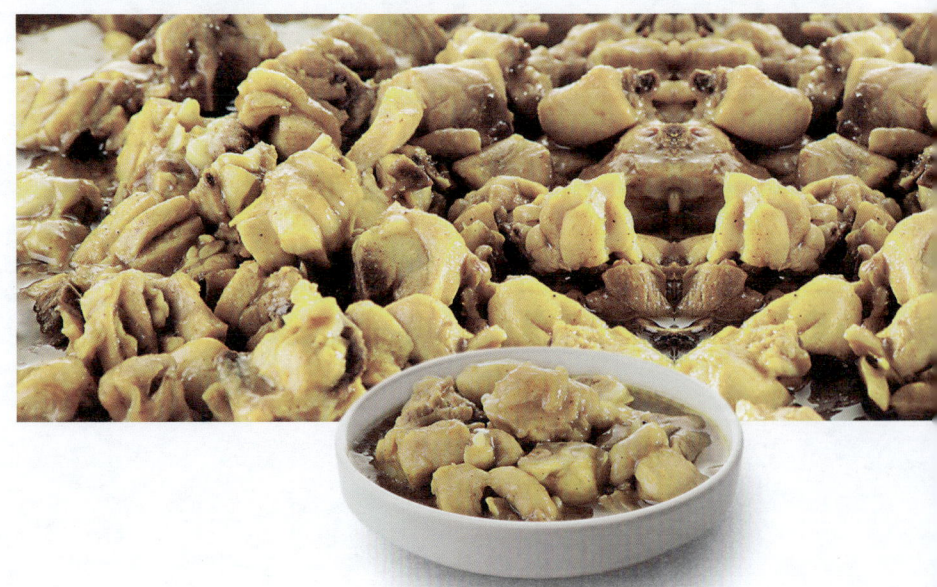

第四章 学生午餐菜谱推荐

菜 名

柠汁鸡柳

主辅料	鸡胸	鸡蛋	大蒜头					
单份量	100 g	3 g	0.5 g					
单锅总量	5 000 g	150 g	25 g（共50份）					
锅具尺寸	76 cm							
品 名	油	盐	柠檬汁	白醋	白糖	汤水	生粉	面粉
数 量	600 g	60 g	5 g	15 g	50 g	2 000 g	200 g	300 g
参考时间	每锅烹饪沸点后计时,6 min。							
操作步骤	1. 鸡胸肉改80 g 大片，入料腌渍30 min。 2. 全蛋糊，入鸡大片拌匀，180℃油温炸熟。 3. 入汤水、调料烧开勾芡，浇上即可。							
操作要领	腌渍时间、油温要恰当。							
成品特点	色泽金黄，柠檬清香，咸鲜酸甜。							
营养素供给量/份	能量 286.15 kcal		蛋白质 20.86 g		脂肪 17.42 g		碳水化合物 11.64 g	膳食纤维 0.25 g
	钙 10.62 mg		铁 1.13 mg		锌 0.7 mg		维生素A 23.05 μg	维生素C 0.59 mg

第四章 学生午餐菜谱推荐

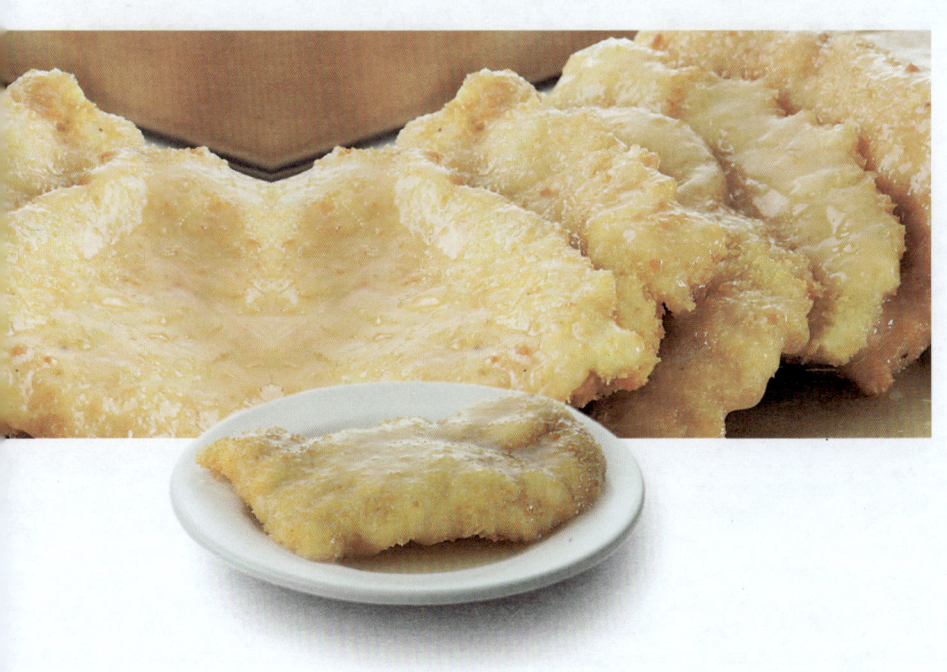

菜 名

芋艿鸭块

主辅料	半片鸭	速冻芋艿	香葱	生姜	
单份量	140 g	20 g	0.5 g	0.5 g	
单锅总量	28 000 g	4 000 g	100 g	100 g	（共200份）
锅具尺寸	76 cm				
品 名	油	盐	味精	黄酒	胡椒粉	汤水
数 量	500 g	300 g	30 g	400 g	30 g	16 000 g
参考时间	每锅烹饪沸点后计时，加盖28 min。					
操作步骤	1. 半片鸭斩块，焯水、洗净。 2. 锅内葱、姜、花椒煸炒、起香，投入鸭块，加酒、盐、汤水煮至六成熟，加入味精、胡椒粉、芋艿烧开入味，浇上葱油出锅。					
操作要领	速冻芋艿是熟的，注意芋艿入锅时机。					
成品特点	色泽光亮，鲜香滑嫩。					
营养素供给量/份	能量 378.08 kcal	蛋白质 22.3 g	脂肪 30.15 g	碳水化合物 4.41 g	膳食纤维 0.3 g	
	钙 17.81 mg	铁 3.81 mg	锌 2.02 mg	维生素A 78.6 μg	维生素C 1.27 mg	

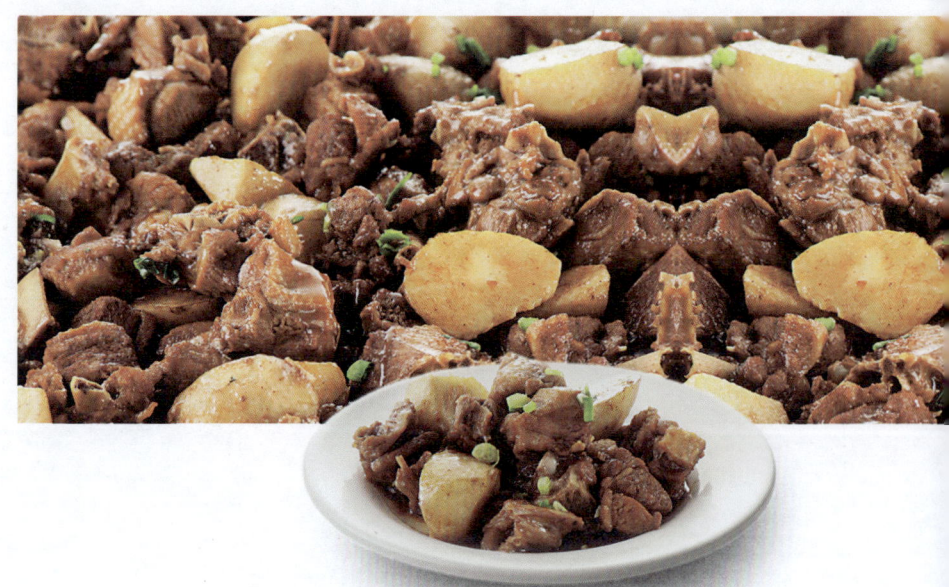

第四章 学生午餐菜谱推荐

菜 名

酱烧鸭腿

主辅料	鸭腿	香葱	生姜				
单份量	150 g	0.5 g	0.5 g				
单锅总量	30 000 g	100 g	100 g	（共200份）			
锅具尺寸	76 cm						
品 名	油	盐	白糖	老抽	甜面酱	汤水	生粉
数 量	500 g	200 g	200 g	400 g	400 g	12 500 g	1 000 g
参考时间	每锅烹饪沸点后计时，加盖40 min。						
操作步骤	1. 鸭腿焯水、洗净（油炸亦可）。 2. 锅内底油煸炒葱、姜、甜面酱，加老抽、盐、白糖、汤水、鸭腿烧开，加盖烧35～40 min，收浓酱汁出锅。						
操作要领	合理使用火候，大火—小火—大火收汁。						
成品特点	色泽深红，咸中带甜。						
营养素供给量/份	能量 410.54 kcal	蛋白质 23.64 g	脂肪 32.1 g	碳水化合物 6.94 g	膳食纤维 0.13 g		
	钙 12.2 mg	铁 4.19 mg	锌 2.08 mg	维生素A 78.49 μg	维生素C 0.07 mg		

第四章 学生午餐菜谱推荐

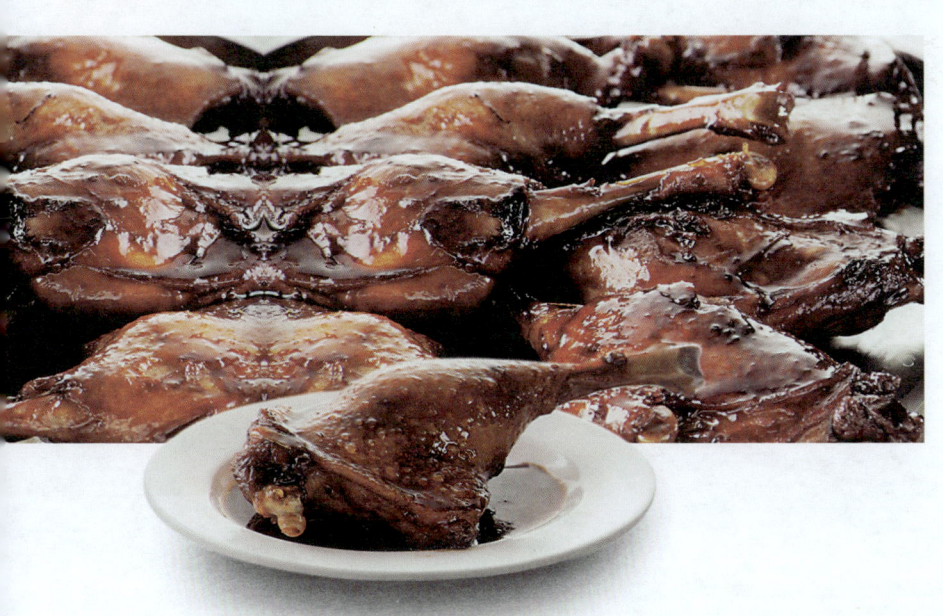

菜 名

糟熘鱼片

第四章 学生午餐菜谱推荐

主辅料	龙利鱼柳	黑木耳	青豆	鸡蛋	生姜	香葱	
单份量	90 g	1 g	5 g	3 g	0.5 g	0.5 g	
单锅总量	18 000 g	200 g	1 000 g	600 g	100 g	100 g	（共200份）
锅具尺寸	76 cm						
品 名	糟卤	白糖	盐	汤水	油	生粉	
数 量	600 g	200 g	200 g	1 200 g	1 000 g	200 g	
参考时间	每锅烹饪沸点后计时，汤沸3 min。							
操作步骤	1. 鱼片片成4 cm×2 cm长方片。 2. 加盐、蛋清、生粉上浆，置冰箱稍醒1小时。 3. 鱼片滑油或沸水汆熟，木耳、青豆焯水。 4. 锅内葱姜煸炒，加汤汁烧开，加入调料、木耳、青豆、鱼片及糟卤，勾薄芡出锅。							
操作要领	鱼片稍厚些；汤水煮沸后加糟卤；汤水稍宽。							
成品特点	糟香扑鼻，滑嫩鲜香。							
营养素供给量/份	能量 174.38 kcal 钙 110.19 mg	蛋白质 21.35 g 铁 1.5 mg		脂肪 8.17 g 锌 1.11 mg		碳水化合物 4.72 g 维生素A 118.95 μg	膳食纤维 0.84 g 维生素C 0.26 mg	

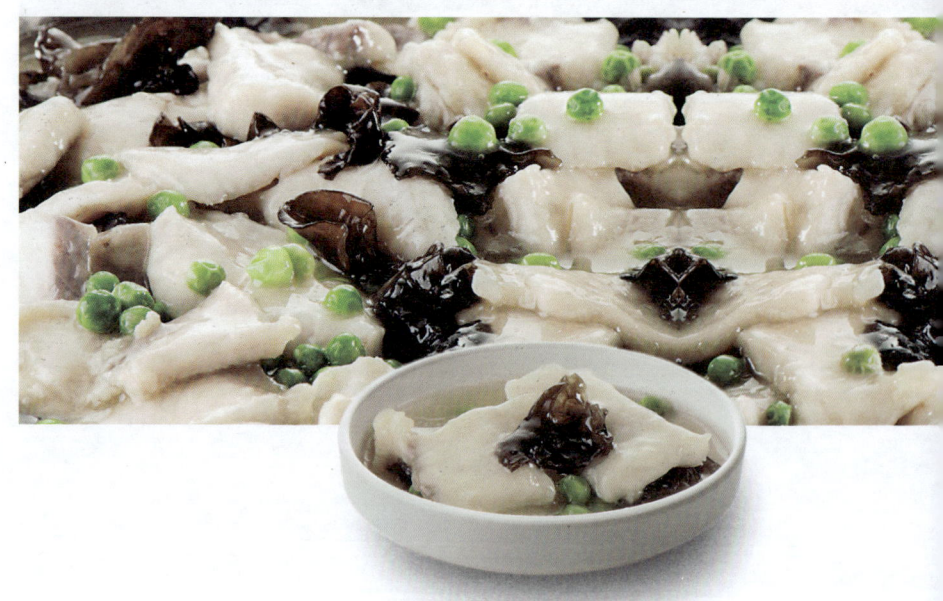

190

菜 名

翡翠鱼片

主辅料	龙利鱼柳	荠菜	笋片	生姜	鸡蛋		
单份量	90 g	5 g	5 g	0.5 g	5 g		
单锅总量	18 000 g	1 000 g	1 000 g	100 g	1 000 g	（共200份）	
锅具尺寸	76 cm						
品名	油	盐	生粉	味精	生粉	黄酒	
数量	1 000 g	600 g	200 g	50 g	400 g	400 g	
参考时间	每锅烹饪沸点后计时，汤沸3 min。						
操作步骤	1. 鱼片片成4 cm×2 cm长方片。 2. 加盐、蛋清、黄酒、生粉上浆，置冰箱稍醒1小时。 3. 鱼片滑油或沸水氽熟。 4. 荠菜切末入锅煸炒，加入沸水及焯水后的笋片、鱼片，与盐、黄酒、味精及汤水兑好口味，勾薄芡出锅。						
操作要领	鱼片稍厚些；汤水稍宽。						
成品特点	色泽分明，滑嫩咸鲜。						
营养素供给量/份	能量 156.24 kcal	蛋白质 20.09 g		脂肪 7.57 g	碳水化合物 2.24 g		膳食纤维 0.26 g
	钙 116.3 mg	铁 1.35 mg		锌 1.01 mg	维生素A 138.6 μg		维生素C 2.4 mg

第四章 学生午餐菜谱推荐

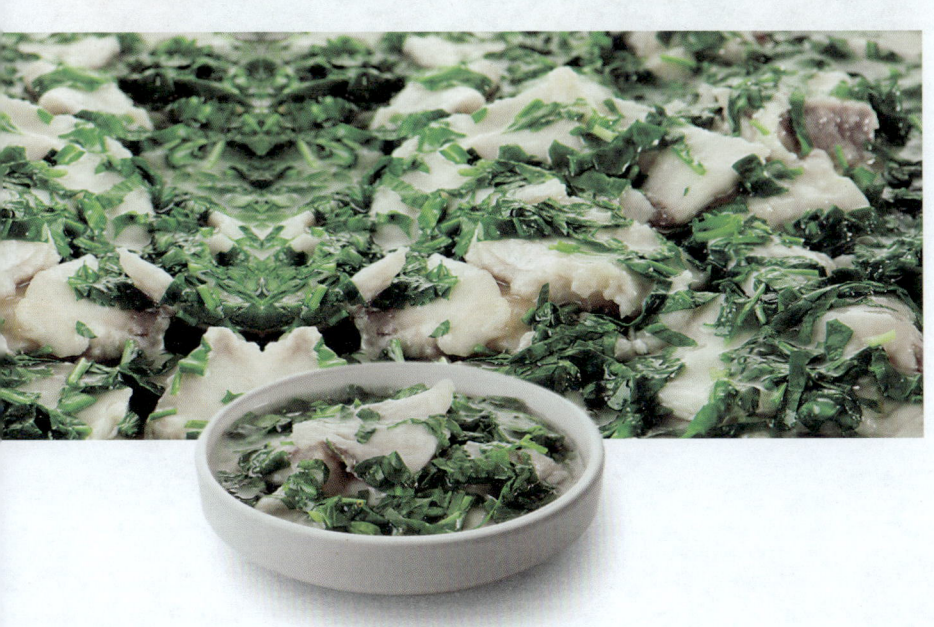

菜 名

干煎鳘鱼

主辅料	鳘鱼	香葱	生姜		
单份量	150 g	5 g	5 g		
单锅总量	6 000 g	200 g	200 g（共40份）		
锅具尺寸	76 cm				
品 名	油	盐	生粉	黄酒	
数 量	480 g	120 g	500 g	100 g	
参考时间	每锅烹饪沸点后计时,3 min/锅。				
操作步骤	1. 整条鳘鱼洗净、沥干,用葱、姜、酒、盐腌渍4小时以上。 2. 沥去水分,拍干粉。 3. 油温升至180℃,炸至金黄色。				
操作要领	生粉需现拍现炸,整条下锅。				
成品特点	外香脆,里鲜嫩。				
营养素供给量/份	能量 290.08 kcal 钙 41.77 mg	蛋白质 32.46 g 铁 2.16 mg	脂肪 13.7 g 锌 1.4 mg	碳水化合物 9.41 g 维生素A 53.35 μg	膳食纤维 0.56 g 维生素C 0.8 mg

第四章 学生午餐菜谱推荐

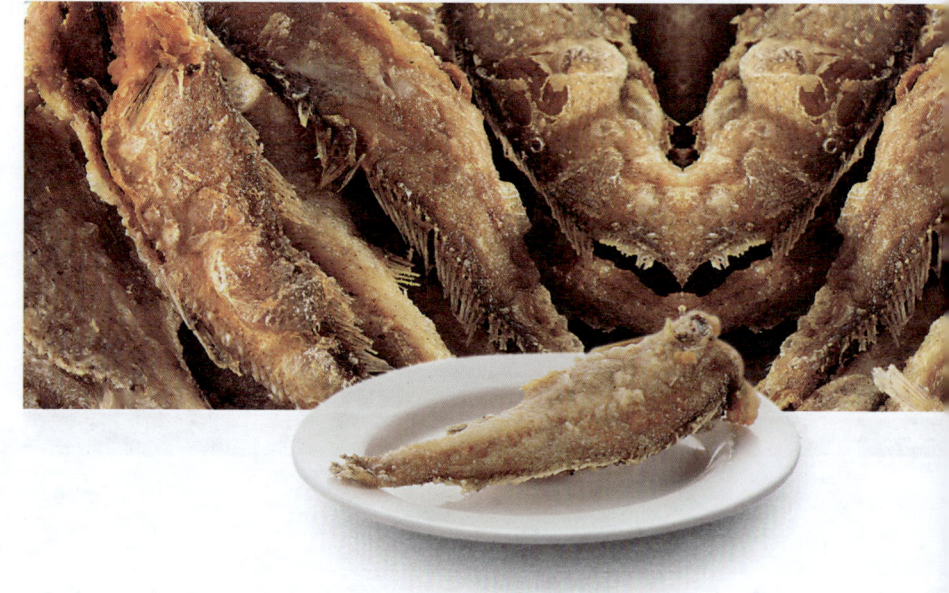

菜 名

干煎鲳鱼

主辅料	鲳鱼	香葱	生姜		
单份量	110 g	0.5 g	0.5 g		
单锅总量	5 500 g	27.5 g	27.5 g（共55份）		
锅具尺寸	76 cm				
品 名	油	盐	生粉	黄酒	生粉
数 量	600 g	165 g	550 g	100 g	500 g
参考时间	每锅烹饪沸点后计时3 min/锅。				
操作步骤	1. 鲳鱼洗净沥干水分。 2. 用葱、姜、酒、盐腌渍2小时。 3. 油温升至180℃，鲳鱼拍粉逐块下锅，炸至金黄色。				
操作要领	生粉需现拍现炸。				
成品特点	色泽金黄，咸鲜可口。				
营养素供给量/份	能量 289.36 kcal	蛋白质 20.56 g	脂肪 18.96 g	碳水化合物 8.86 g	膳食纤维 0.1 g
	钙 55.88 mg	铁 2.31 mg	锌 1.04 mg	维生素A 26.78 μg	维生素C 0.07 mg

第四章 学生午餐菜谱推荐

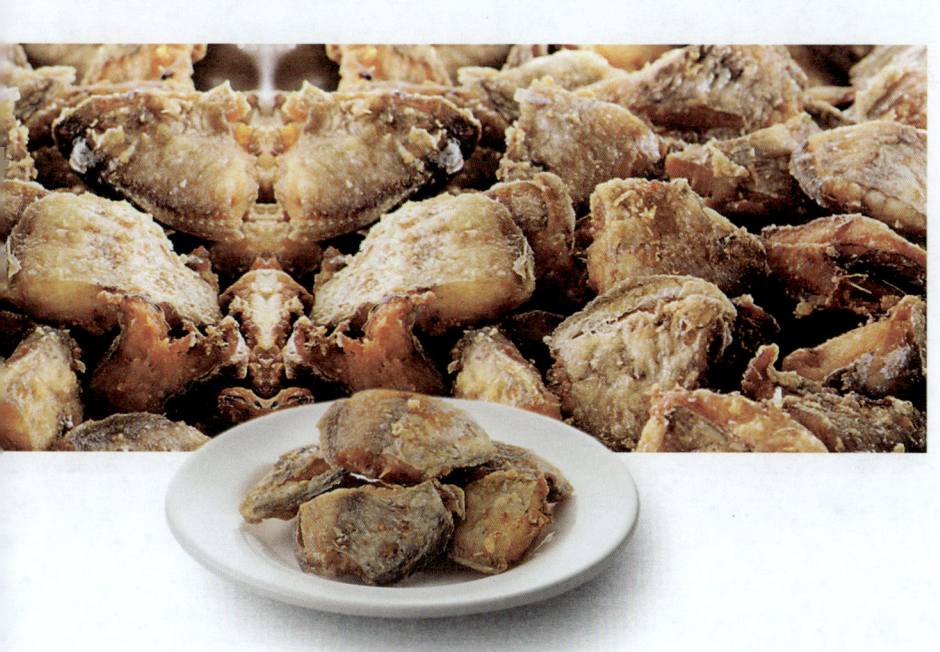

菜名

黄金鱼排

主辅料	龙利鱼柳	鸡蛋	面包糠	面粉	
单份量	80 g	5 g	15 g	10 g	
单锅总量	4 800 g	300 g	900 g	600 g	（共60份）
锅具尺寸	76 cm				
品名	油	盐	味精	胡椒粉	黄酒 生粉
数量	900 g	90 g	10 g	5 g	20 g 400 g
参考时间	每锅烹饪沸点后计时,60片/锅,4 min/锅。				
操作步骤	1. 龙利鱼柳切片用盐、酒腌渍2小时,加蛋、味精、水、生粉、面粉,挂薄糊,拍上面包糠。 2. 20 kg油,升到六成油温,一次投料60片,预炸、复炸成熟。				
操作要领	注意拍粉比例,面粉:生粉=6:4;面包糠必须巧劲摁实。				
成品特点	外脆香嫩,色泽金黄。				
营养素供给量/份	能量 338.33 kcal 钙 95.25 mg	蛋白质 21.09 g 铁 1.07 mg	脂肪 17.52 g 锌 0.99 mg	碳水化合物 23.9 g 维生素A 105.31 μg	膳食纤维 0.38 g 维生素C 0 mg

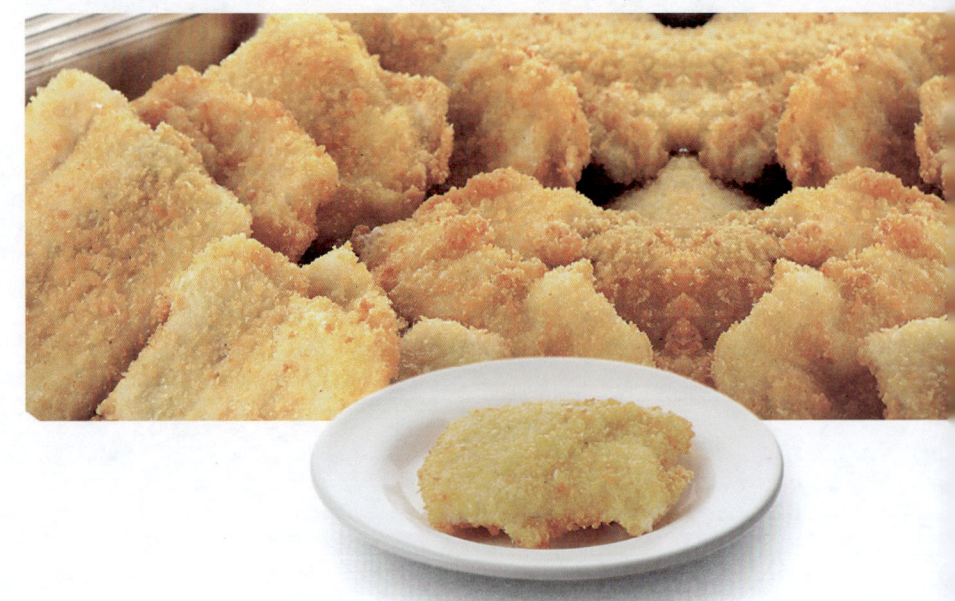

菜 名

剁 椒 青 鱼

主辅料	青鱼	生姜	蒜	香葱	
单份量	150 g	0.5 g	0.5 g	0.5 g	
单锅总量	30 000 g	100 g	100 g	100 g	（共200份）
锅具尺寸	蒸盘蒸箱				
品 名	油	盐	味精	剁椒	
数 量	150 g	150 g	50 g	350 g	
参考时间	每锅烹饪沸点后计时，蒸箱12 min。				
操作步骤	1. 青鱼去头、去腮、去鳞、去血污、去内脏、去黑衣，改90 g斜刀片，用盐腌渍2小时，底油煸炒姜、蒜片，放入剁椒，也可放入碎豆豉熬煮成剁椒调料，腌渍半小时。 2. 将腌渍后的青鱼块整齐的放入盘中，将剁椒料，均匀浇在上面，上笼蒸熟。				
操作要领	沸水蒸制；时间是关键。				
成品特点	红润透白，鲜香嫩辣。				
营养素供给量/份	能量 186.93 kcal	蛋白质 30.34 g	脂肪 7.09 g	碳水化合物 0.71 g	膳食纤维 0.2 g
	钙 47.67 mg	铁 1.84 mg	锌 1.49 mg	维生素A 66.61 μg	维生素C 0.04 mg

第四章　学生午餐菜谱推荐

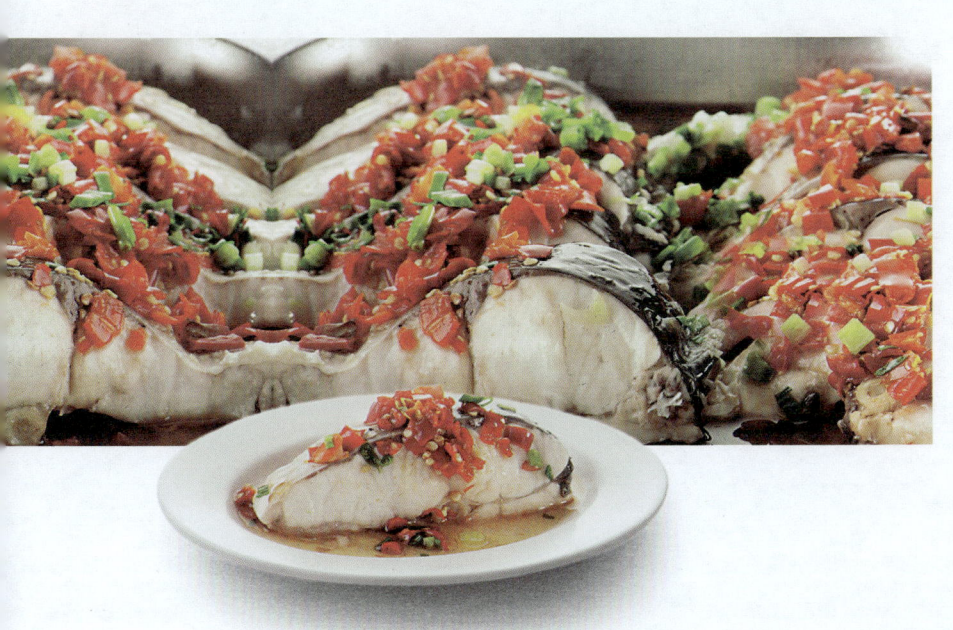

第四章 学生午餐菜谱推荐

菜 名

糖醋带鱼

主辅料	带鱼	生姜	大蒜头			
单份量	150 g	0.5 g	0.5 g			
单锅总量	6 750 g	22 g	22 g	（共45份）		
锅具尺寸	76 cm					
品 名	油	盐	白糖	老抽	镇江醋	汤水
数 量	400 g	10 g	250 g	70 g	150 g	1 000 g
参考时间	每锅烹饪沸点后计时，加盖12 min。					
操作步骤	1. 带鱼加工成梭子块（28 g/块），腌渍2小时，挂全蛋糊。 2. 油温升至180℃，带鱼炸脆，熬制糖醋卤，勾芡卤入味即可出锅。					
操作要领	需复炸后熘制或直接浇汁，时间不宜过长，影响口感。					
成品特点	外脆里嫩，酸甜可口。					
营养素供给量/份	能量 261.87 kcal 钙 650.04 mg	蛋白质 26.72 g 铁 2.44 mg	脂肪 14.33 g 锌 3.72 mg	碳水化合物 6.68 g 维生素A 28.52 μg	膳食纤维 0.09 g 维生素C 0.04 mg	

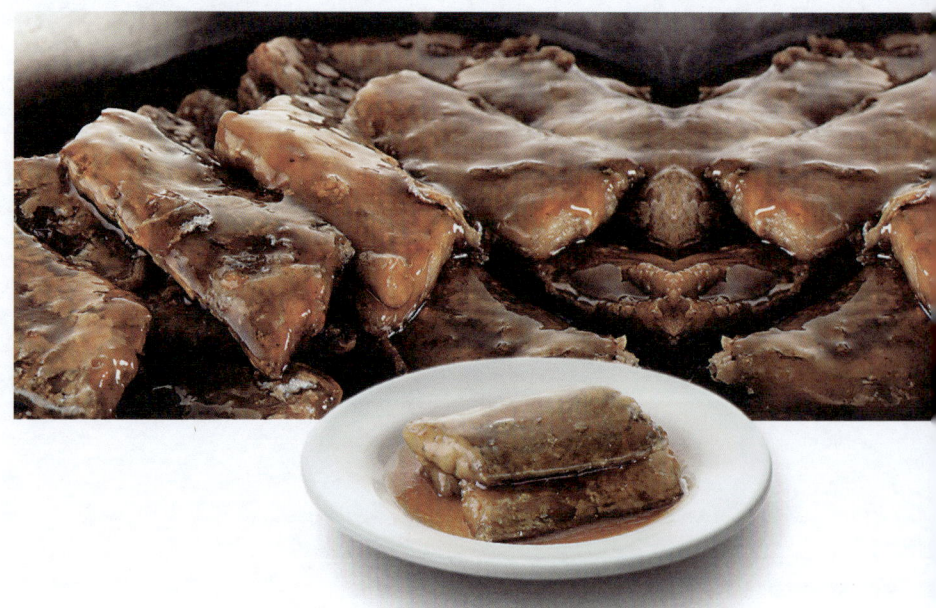

菜 名

上海爆鱼

主辅料	青鱼	香葱	生姜								
单份量	150 g	0.5 g	0.5 g								
单锅总量	9 000 g	30 g	30 g	（共60份）							
锅具尺寸	76 cm										
品 名	油	盐	白糖	味精	黄酒	八角	桂皮	汤水	老抽	生抽	五香粉
数 量	500 g	50 g	250 g	20 g	50 g	5 g	5 g	1 500 g	90 g	60 g	10 g
参考时间	每锅烹饪沸点后计时，油炸 4 min，卤浸 2 min。										
操作步骤	1. 青鱼去头、去腮、去鳞、去血污、去内脏、去黑衣，片成90 g瓦楞片，加生抽、葱、黄酒、姜腌渍2小时。 2. 油温升至180℃，将鱼炸成金黄，底油煸炒葱、姜，加老抽、白糖、八角、桂皮、汤水、五香粉，小火熬制的卤，将现炸的青鱼投入五香卤中浸渍，也可勾薄芡淋浇。										
操作要领	复炸时油温要≥220℃。										
成品特点	色泽深红，香味扑鼻，咸中略甜。										
营养素供给量/份	能量 273.58 kcal 钙 50.1 mg	蛋白质 30.52 g 铁 2.16 mg	脂肪 14.65 g 锌 1.57 mg	碳水化合物 5.03 g 维生素A 63.39 μg	膳食纤维 0.14 g 维生素C 0.07 mg						

第四章 学生午餐菜谱推荐

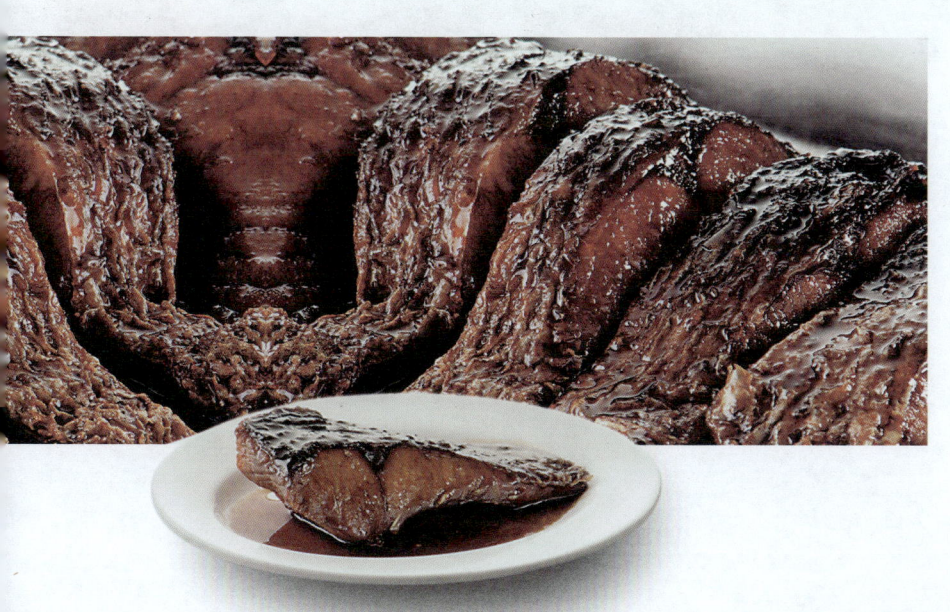

菜 名

葱油蒸小黄鱼

主辅料	小黄鱼	香葱	生姜		
单份量	150 g	1 g	0.5 g		
单锅总量	75 000 g	500 g	250 g	（共500份）	
锅具尺寸	蒸盘蒸箱				
品 名	油	盐	白糖	胡椒粉	黄酒
数 量	500 g	250 g	150 g	100 g	800 g
参考时间	每锅烹饪沸点后计时，蒸箱10 min。				
操作步骤	1. 小黄鱼去鳃、鳞、肠洗净，盐腌渍20 min，整齐码在蒸盘里。 2. 小黄鱼上笼蒸熟，底油煸炒葱姜起香，倒入调料煮沸，浇上葱油即可。				
操作要领	注意蒸菜时间，旺火速蒸；葱油要当场趁热浇上。				
成品特点	肉质鲜嫩，咸鲜葱香。				
营养素供给量/份	能量 162 kcal 钙 118.5 mg	蛋白质 26.95 g 铁 1.84 mg	脂肪 5.53 g 锌 1.44 mg	碳水化合物 0.96 g 维生素A 0.41 μg	膳食纤维 0.1 g 维生素C 0.07 mg

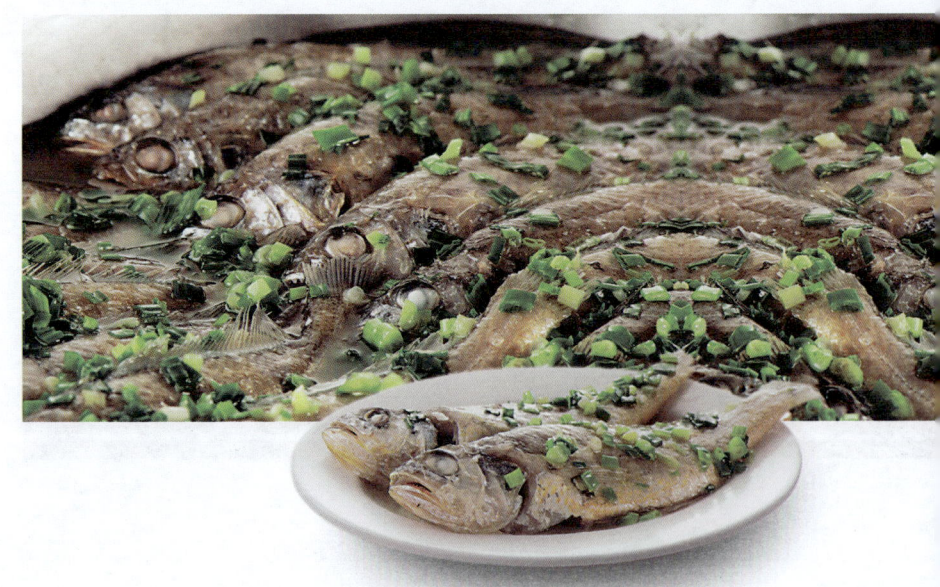

菜 名

油 爆 虾

主辅料	基围虾	香葱	生姜					
单份量	80 g	0.5 g	0.5 g					
单锅总量	4 800 g	30 g	30 g（共60份）					
锅具尺寸	76 cm							
品 名	油	盐	白糖	老抽	五香粉	黄酒	汤水	生抽
数 量	480 g	60 g	300 g	20 g	10 g	150 g	150 g	10 g
参考时间	每锅烹饪沸点后计时，2 min。							
操作步骤	1. 底油50 g煸炒葱姜，加水、盐、老抽、白糖、五香粉熬浓成卤汁。 2. 油10 kg，烧至220℃，分二次投入虾炸至虾头壳和身体脱开，捞出，烹入黄酒，放入虾卤中，入味即可。							
操作要领	油温是关键。							
成品特点	色泽酱红，壳脆肉嫩，咸中带甜。							
营养素供给量/份	能量 158.72 kcal		蛋白质 14.7 g		脂肪 7.16 g		碳水化合物 8.61 g	膳食纤维 0.1 g
	钙 69.7 mg		铁 2.27 mg		锌 1.05 mg		维生素A 0.38 μg	维生素C 0.07 mg

第四章 学生午餐菜谱推荐

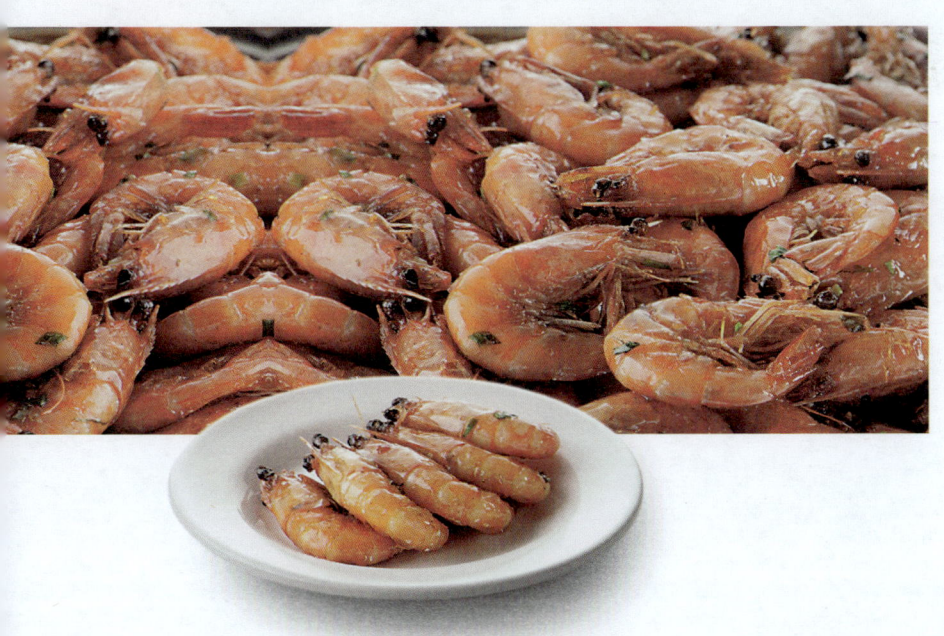

菜 名

椒 盐 虾

主辅料	基围虾　鸡蛋　香葱　生姜
单份量	80 g　6 g　0.5 g　0.5 g
单锅总量	4 800 g　360 g　30 g　30 g（共60份）
锅具尺寸	76 cm
品　名	油　盐　椒盐　黄酒
数　量	700 g　50 g　30 g　150 g
参考时间	每锅烹饪沸点后计时，2 min。
操作步骤	1. 葱、姜、酒对虾腌渍1小时，鸡蛋、生粉拌匀待用。 2. 油10 kg烧至160℃，投入挂浆拍粉后的虾，炸至金黄，撒上椒盐、葱花拌匀即可。
操作要领	1. 虾下锅应逐只快速，以免粘连。 2. 虾腌渍后须现炸现拍粉。
成品特点	椒香壳脆，肉质鲜嫩。
营养素供给量/份	能量　　　　蛋白质　　　脂肪　　　碳水化合物　　膳食纤维 163.13 kcal　15.32 g　　9.58 g　　3.62 g　　　0.09 g 钙　　　　　铁　　　　　锌　　　　维生素A　　　维生素C 72.02 mg　　2.32 mg　　1.11 mg　　12.09 μg　　　0.07 mg

第四章 学生午餐菜谱推荐

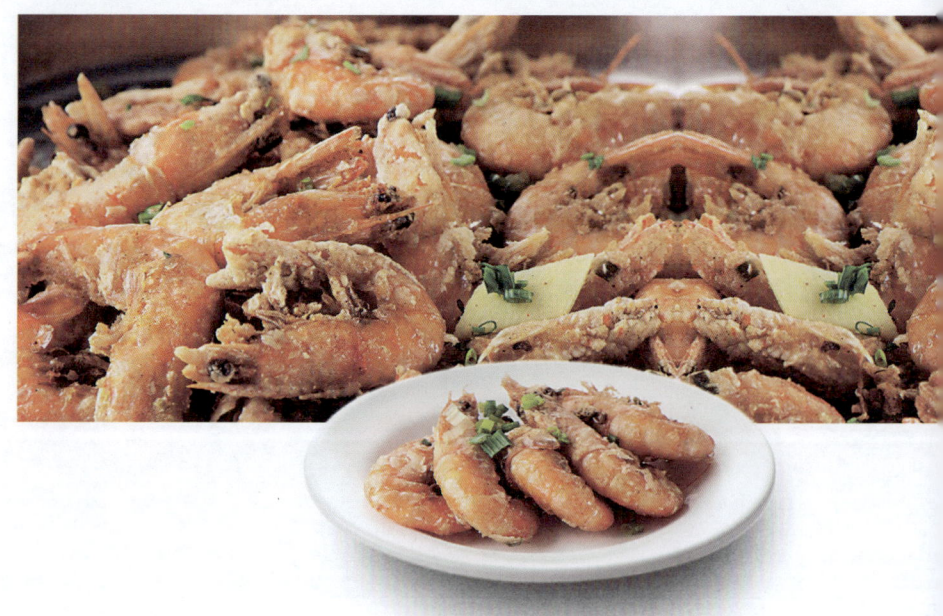

菜 名

虾仁炒蛋

主辅料	虾仁	鸡蛋	香葱		
单份量	30 g	80 g	0.5 g		
单锅总量	6 000 g	16 000 g	100 g	（共200份）	
锅具尺寸	76 cm				
品　名	油	盐	黄酒		
数　量	1 500 g	400 g	400 g		
参考时间	每锅烹饪沸点后计时，12 min。				
操作步骤	1. 鸡蛋加盐打匀，锅烧烫，加油，葱花炝锅，倒入鸡蛋，炒熟，蛋成桂花状。 2. 虾仁盐擦洗，流水冲洗，沥干上浆。 3. 虾仁焯水、滑油或煸炒，拌入鸡蛋中炒匀即可。				
操作要领	蛋需嫩，形如桂花；虾仁也可上浆，滑油，成熟后倒入蛋中炒匀。				
成品特点	色泽鲜黄，滑嫩鲜香。				
营养素供给量/份	能量 198.93 kcal	蛋白质 13.86 g	脂肪 14.74 g	碳水化合物 2.32 g	膳食纤维 0.01 g
	钙 54.36 mg	铁 1.97 mg	锌 1.16 mg	维生素A 187.59 μg	维生素C 0.07 mg

第四章 学生午餐菜谱推荐

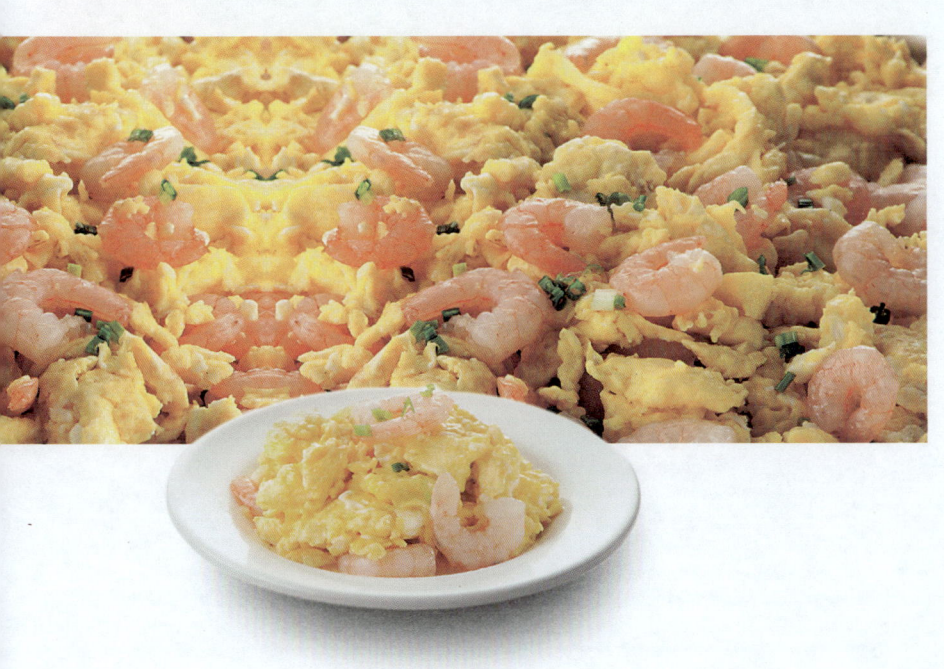

二、半荤菜谱

半荤又称小荤，以素菜搭配荤菜而成：

菜品为：回锅肉片、肉丝粉丝、肉夹冬瓜、面筋塞肉、黄瓜肉片、肉片双笋、胡萝卜花菜肉片、青椒素肠肉片、山药木耳肉片、鱼香海带丝、芹菜肉丝、雪菜肉丝粉皮、咸肉毛豆冬瓜、豇豆肉丝、咸肉蒸百叶、黄瓜山药肉片、翡翠银芽肉丝、烂糊肉丝、西芹胡萝卜虾仁、咸肉毛豆芋艿、西芹腊肉、培根西蓝花、西芹培根、锦绣粟米、青椒茭白鸡片、西芹木耳鸡片、青椒茭白肫片、青椒笋丝目鱼、黄瓜虾仁、虾仁豆腐、番茄炒蛋、木须蛋、莴笋炒蛋、芹菜干丝肉丝、四喜烤麸、三鲜鱼面筋、双菇面筋、鱼香茄子、丝瓜炒蛋、家常豆腐、黄瓜炒蛋、双菇肉片，共42种。

菜 名

回锅肉片

主辅料	带皮方肉	卷心菜	青椒	大蒜头	生姜		
单份量	25 g	80 g	15 g	0.5 g	0.5 g		
单锅总量	5 000 g	16 000 g	3 000 g	100 g	100 g（共200份）		
锅具尺寸	76 cm						
品 名	油	辣糊	老抽	甜面酱	味精	干红椒	生粉
数 量	500 g	1 000 g	250 g	1 600 g	50 g	15 g	400 g
参考时间	每锅烹饪沸点后计时，15 min。						
操作步骤	1. 方肉焯水煮至六成熟，去骨、切薄片，卷心菜、青椒切块。 2. 锅内底油煸炒蒜姜末、干红椒、辣酱、甜面酱。 3. 卷心菜、青椒稍焯水，放入锅中炒匀，加入味精，勾薄芡出锅。						
操作要领	肉片煮至断生即可；越薄越好；肉片煸炒至蜷缩。						
成品特点	色泽酱红，口味微辣。						
营养素供给量/份	能量 161.24 kcal	蛋白质 5.99 g	脂肪 10.88 g	碳水化合物 11.45 g	膳食纤维 1.59 g		
	钙 56.21 mg	铁 2.53 mg	锌 1.04 mg	维生素A 27.67 μg	维生素C 41.33 mg		

第四章 学生午餐菜谱推荐

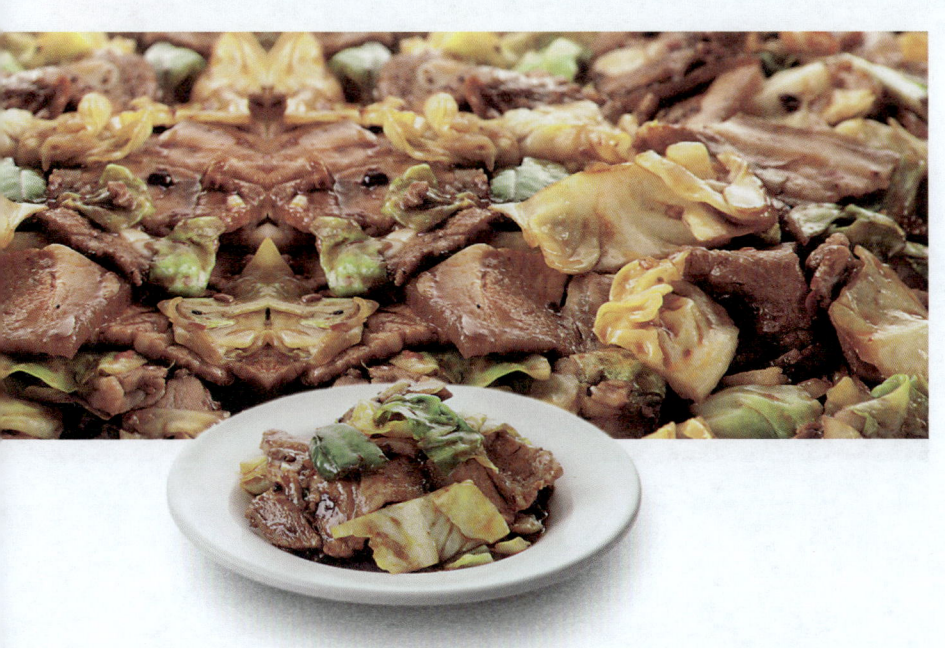

菜 名

肉丝粉丝

主辅料	干山芋粉丝	肉丝	香葱	生姜		
单份量	20 g	20 g	0.5 g	0.5 g		
单锅总量	400 g	400 g	100 g	100 g	（共200份）	
锅具尺寸	76 cm					
品　名	油	老抽	盐	白糖	味精	干红椒
数　量	500 g	600 g	200 g	200 g	50 g	30 g
参考时间	每锅烹饪沸点后计时，10 min。					
操作步骤	1. 干山芋粉丝温水浸泡3小时，涨发率1∶5，改6 cm段。 2. 沸水焯水，肉丝滑油待用。 3. 葱、姜、干红椒煸炒起香，加调料烧开，放入肉丝、粉丝，烧开收浓汤汁即可。					
操作要领	粉丝涨发注重水的温度及时间；肉丝也可煸炒。					
成品特点	色泽红润，咸鲜滑爽。					
营养素供给量/份	能量 129.44 kcal 钙 3.46 mg	蛋白质 4.58 g 铁 1.29 mg	脂肪 3.8 g 锌 0.67 mg	碳水化合物 19.08 g 维生素A 9.19 μg	膳食纤维 0.16 g 维生素C 0.07 mg	

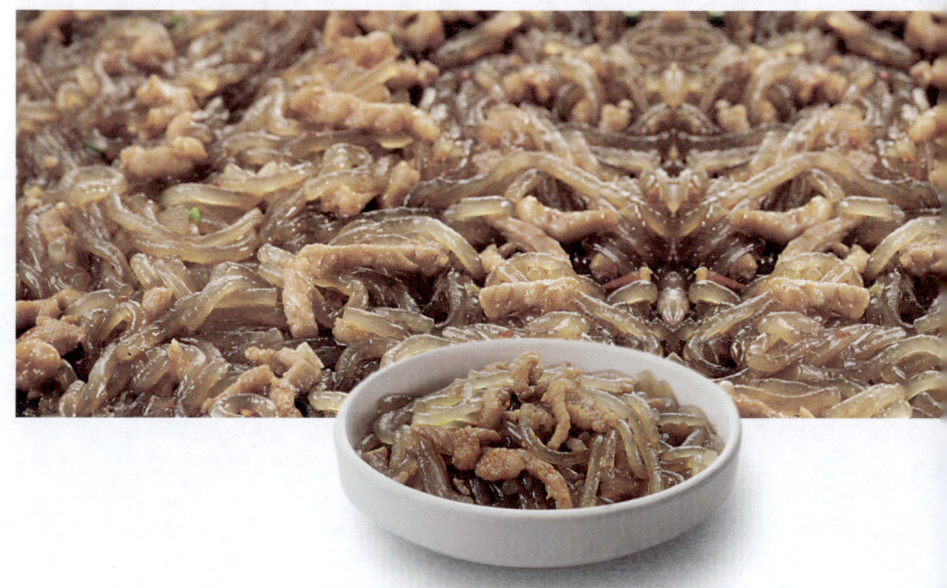

菜 名

肉夹冬瓜

主辅料	咸肉	冬瓜	香葱	生姜	
单份量	20 g	60 g	0.5 g	0.5 g	
单锅总量	20 000 g	60 000 g	500 g	500 g	（共1 000份）
锅具尺寸	蒸盘蒸箱				
品 名	油	盐			
数 量	200 g	500 g			
参考时间	每锅烹饪沸点后计时，蒸箱5 min。				
操作步骤	1. 咸肉蒸熟，切20 g薄片。 2. 冬瓜去皮，切成5 cm×3 cm，一刀连着一刀断的瓜夹。 3. 夹上咸肉，加葱、姜，蒸5 min，浇上汤汁即可。				
操作要领	注意咸肉口感；勾玻璃芡。				
成品特点	白里透红，咸香鲜美。				
营养素供给量/份	能量 87.95 kcal 钙 14.12 mg	蛋白质 3.6 g 铁 1.09 mg	脂肪 7.55 g 锌 0.46 mg	碳水化合物 1.92 g 维生素A 12.19 μg	膳食纤维 0.51 g 维生素C 10.87 mg	

第四章 学生午餐菜谱推荐

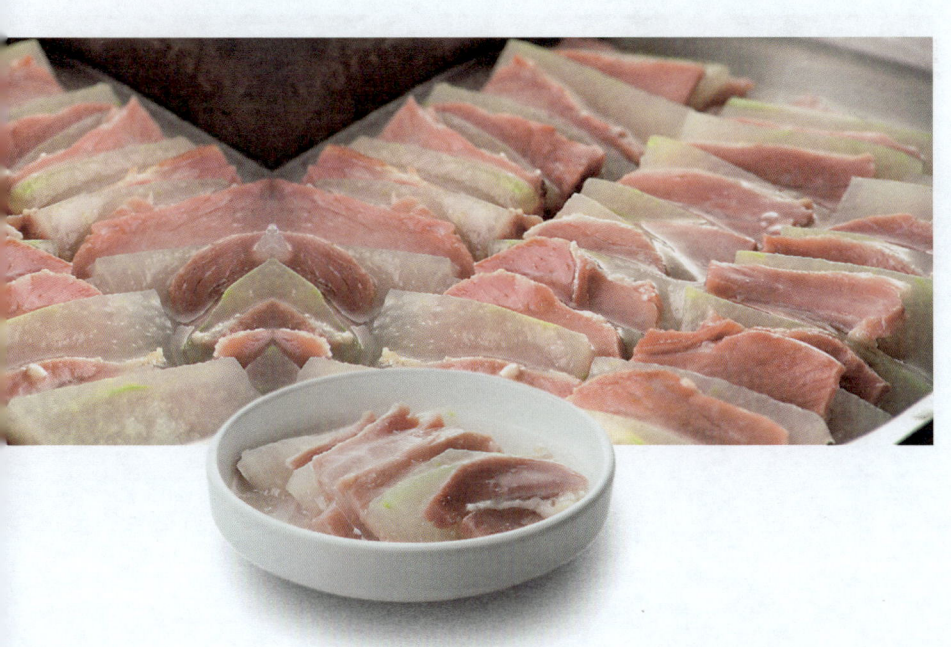

菜名

面筋塞肉

主辅料	油面筋塞肉 香葱 生姜						
单份量	1只（35 g） 0.5 g 0.5 g						
单锅总量	1 000只 500 g 500 g （共1 000份）						
锅具尺寸	蒸盘 蒸箱						
品　名	油	白糖	老抽	黄酒	汤水	香葱	生姜	生粉
数　量	500 g	200 g	1 000 g	400 g	2 000 g	50 g	50 g	2 000 g
参考时间	每锅烹饪沸点后计时，蒸箱18 min。						
操作步骤	现成油面筋塞肉可用下列方法： 1. 方法一：葱姜煸炒，调好汤汁，投入油面筋塞肉，烧熟，勾芡出锅。 2. 方法二：加好葱姜调料上笼蒸熟，滤出汤水，勾芡出锅。						
操作要领	煸炒好葱姜后汤浇在面筋上蒸制；如果自行将面筋塞肉，注意手势和大小。						
成品特点	色泽金黄，滑嫩鲜香。						
营养素供给量/份	能量 158.45 kcal	蛋白质 5.48 g	脂肪 12.89 g	碳水化合物 5.27 g	膳食纤维 0.17 g		
	钙 4.76 mg	铁 1.24 mg	锌 0.76 mg	维生素A 5.82 μg	维生素C 0.08 mg		

第四章 学生午餐菜谱推荐

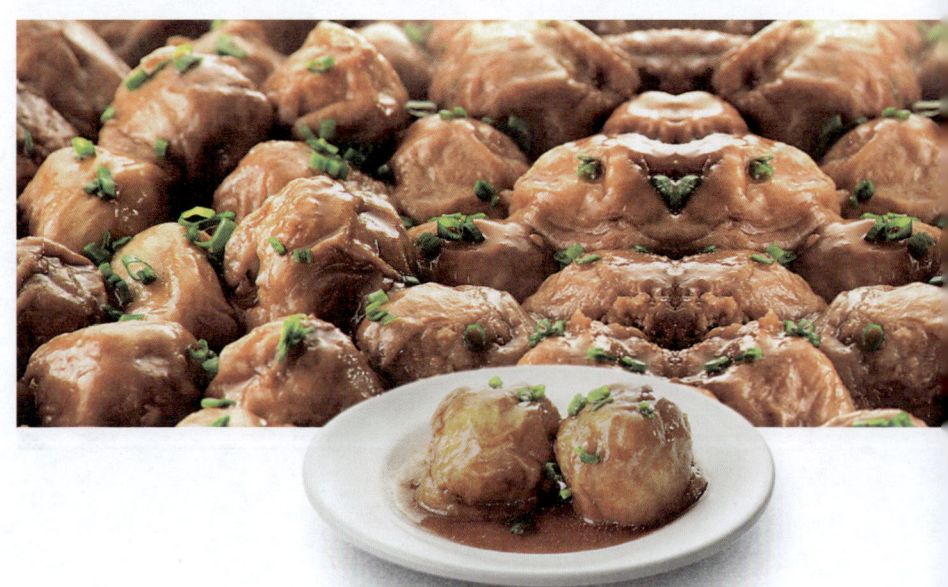

菜 名

黄 瓜 肉 片

主辅料	上浆肉片	黄瓜	生姜	香葱	
单份量	15 g	100 g	0.5 g	0.5 g	
单锅总量	3 000 g	20 000 g	100 g	100 g	（共200份）
锅具尺寸	76 cm				
品　名	油	盐	味精	汤水	生粉
数　量	600 g	250 g	50 g	4 000 g	500 g
参考时间	每锅烹饪沸点后计时，8 min。				
操作步骤	1. 黄瓜洗净，一剖二，切月牙片、焯水。 2. 肉片滑油成熟待用。 3. 锅内葱姜煸炒起香，倒入黄瓜、肉片、汤水、盐、味精、胡椒粉烧开，勾薄芡出锅。				
操作要领	黄瓜要脆，清香，肉片要滑嫩。				
成品特点	翡翠白玉，清香咸鲜。				
营养素供给量/份	能量 67.66 kcal	蛋白质 3.81 g	脂肪 4.1 g	碳水化合物 4.38 g	膳食纤维 0.59 g
	钙 26.51 mg	铁 1.47 mg	锌 0.65 mg	维生素A 21.55 μg	维生素C 9.07 mg

第四章　学生午餐菜谱推荐

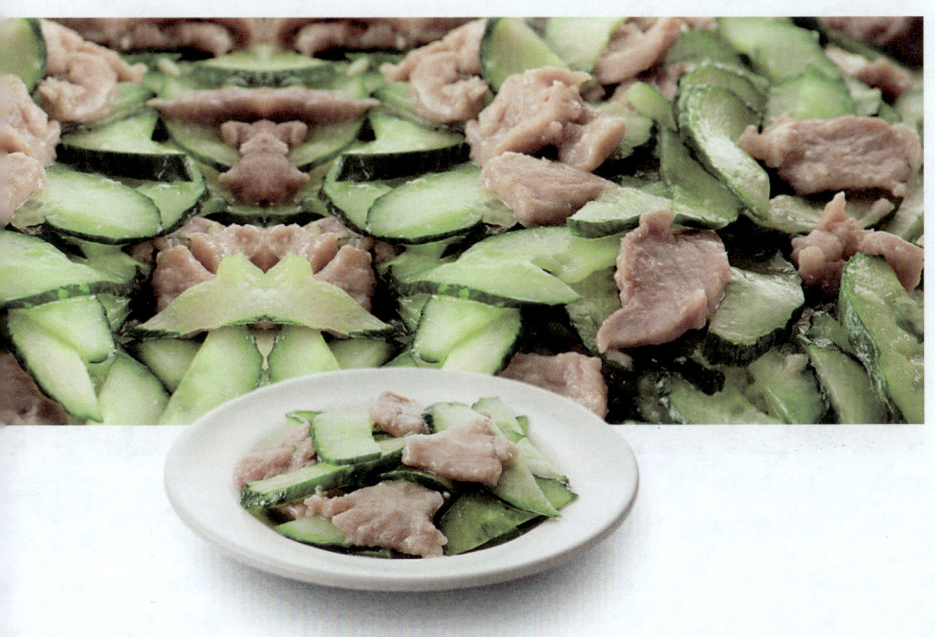

第四章 学生午餐菜谱推荐

菜 名

肉片双笋

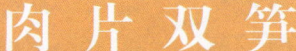

主辅料	竹笋	光莴笋	上浆肉片	香葱	
单份量	100 g	50 g	15 g	0.5 g	
单锅总量	25 000 g	12 500 g	3 750 g	125 g	（共250份）
锅具尺寸	76 cm				
品 名	油	盐	味精	汤水	胡椒粉	生粉
数 量	1 000 g	250 g	60 g	5 000 g	50 g	500 g
参考时间	每锅烹饪沸点后计时，12 min。					
操作步骤	1. 竹笋、莴笋一剖二，切月牙片，分别焯水。 2. 肉片滑油成熟备用。 3. 锅内葱煸炒起香，投入竹笋、莴笋翻炒，加汤水、盐、肉片烧开，再放味精、胡椒粉，勾芡出锅。					
操作要领	突出葱香咸鲜；双笋片形尽量协调一致。					
成品特点	翠玉分明，鲜香可口。					
营养素供给量/份	能量 90.42 kcal	蛋白质 6.09 g	脂肪 5.12 g	碳水化合物 7.16 g	膳食纤维 2.11 g	
	钙 22.95 mg	铁 1.57 mg	锌 0.96 mg	维生素A 19.07 μg	维生素C 7.07 mg	

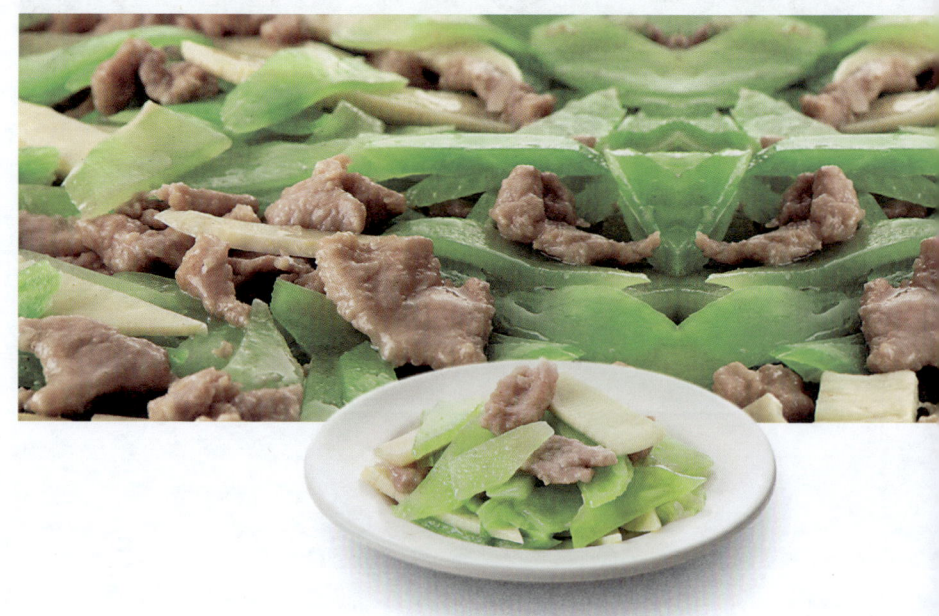

菜 名

胡萝卜花菜肉片

主辅料	鲜花菜	胡萝卜	上浆肉片	香葱	
单份量	110 g	15 g	15 g	0.5 g	
单锅总量	22 000 g	3 000 g	3 000 g	100 g	（共200份）
锅具尺寸	76 cm				
品 名	油	盐	味精	汤水	生粉
数 量	800 g	250 g	50 g	800 g	400 g
参考时间	每锅烹饪沸点后计时，12 min。				
操作步骤	1. 花菜择成小朵，胡萝卜切月牙片，分别焯水待用。 2. 肉片滑油成熟、沥油。 3. 底油葱炝锅，投入花菜、胡萝卜、汤水、盐，放入肉片、味精，烧开勾芡出锅。				
操作要领	花菜切小朵，大小要均匀。				
成品特点	花菜如云，口味咸鲜。				
营养素供给量/份	能量 92.46 kcal 钙 31.81 mg	蛋白质 5.24 g 铁 1.83 mg	脂肪 5.06 g 锌 0.89 mg	碳水化合物 8.27 g 维生素A 114.36 μg	膳食纤维 1.81 g 维生素C 68.52 mg

第四章 学生午餐菜谱推荐

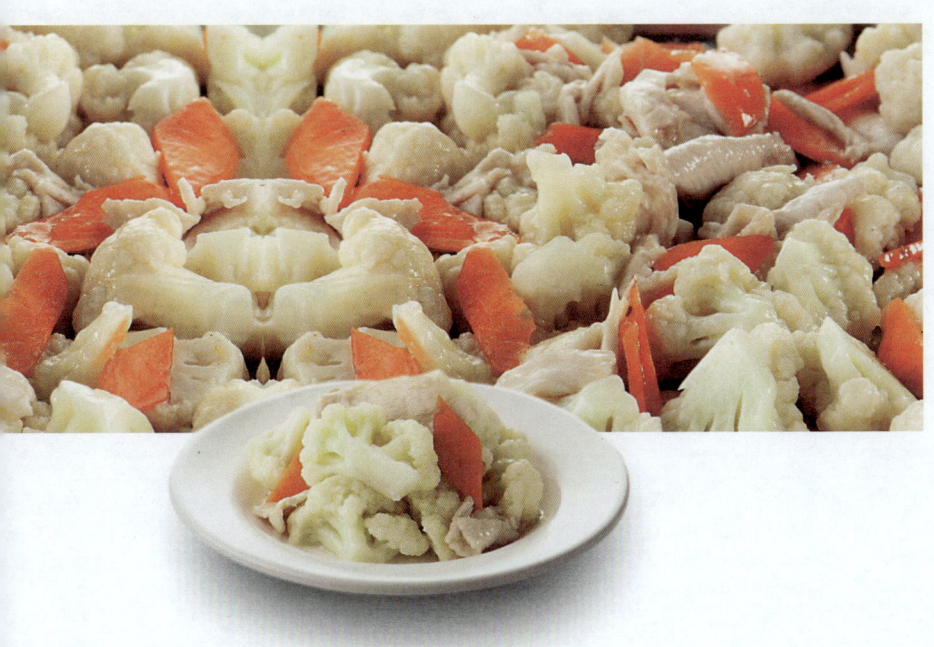

第四章 学生午餐菜谱推荐

菜 名

青椒素肠肉片

主辅料	素肠	青椒	上浆肉片	香葱	胡萝卜	
单份量	70 g	10 g	20 g	0.5 g	15 g	
单锅总量	21 000 g	3 000 g	6 000 g	150 g	4 500 g	（共300份）
锅具尺寸	76 cm					
品 名	油	盐	味精	老抽	汤水	生粉
数 量	1 000 g	320 g	60 g	100 g	6 000 g	600 g
参考时间	每锅烹饪沸点后计时，10 min。					
操作步骤	1. 素肠一剖二，切月牙片和青椒分别焯水。 2. 葱段煸炒起香，加汤水、素肠、肉片、胡萝卜、老抽、盐、味精烧开，勾芡出锅，拌入青椒即可。					
操作要领	素肠焯水，捏去酸味。					
成品特点	色泽金黄，糯软咸鲜。					
营养素供给量/份	能量 172.82 kcal 钙 315.64 mg	蛋白质 16.6 g 铁 3.46 mg	脂肪 6.97 g 锌 3.42 mg	碳水化合物 11.81 g 维生素A 14.01 μg	膳食纤维 0.92 g 维生素C 6.27 mg	

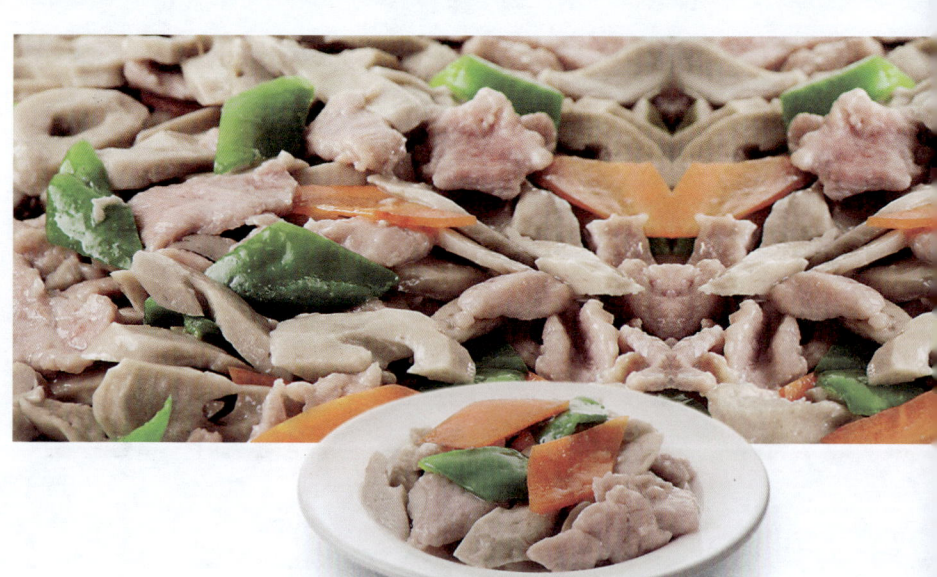

菜 名

山药木耳肉片

主辅料	山药	干黑木耳	上浆肉片		
单份量	100 g	1 g	15 g		
单锅总量	25 000 g	250 g	3750 g（共250份）		
锅具尺寸	76 cm				
品 名	油	盐	味精	汤水	生粉
数 量	800 g	250 g	50 g	5 000 g	250 g
参考时间	每锅烹饪沸点后计时，10 min。				
操作步骤	1. 山药一剖二，切月牙片焯水，干黑木耳温水涨30 min，洗清，撕成小片。 2. 肉片滑油成熟备用。 3. 锅内葱炝锅，加汤水、盐、山药、木耳、毛豆肉、肉片烧开，再加味精勾芡出锅。				
操作要领	去皮后山药须浸水中，避免发黑。				
成品特点	黑白分明，营养丰富。				
营养素供给量/份	能量 115.18 kcal	蛋白质 5.61 g	脂肪 4.33 g	碳水化合物 14.69 g	膳食纤维 1.3 g
	钙 27.05 mg	铁 1.98 mg	锌 0.84 mg	维生素A 10.43 μg	维生素C 6.35 mg

第四章 学生午餐菜谱推荐

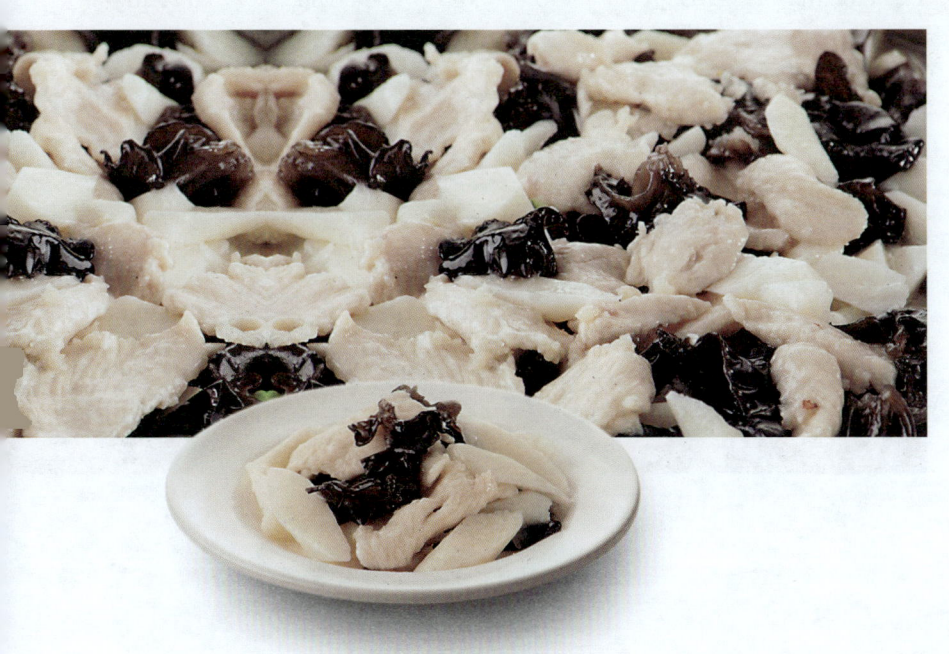

鱼香海带丝

主辅料	上浆肉丝	海带丝	香葱	魔芋细丝			
单份量	15 g	50 g	0.5 g	20 g			
单锅总量	4 500 g	15 000 g	100 g	6 000 g（共300份）			
锅具尺寸	76 cm						
品名	油	盐	味精	白糖	老抽	辣糊	镇江醋 汤水
数量	800 g	250 g	60 g	100 g	200 g	500 g	300 g 8 000 g
参考时间	每锅烹饪沸点后计时，15 min。						
操作步骤	1. 用400 g盐，一袋醋，擦捏海带丝，去除腥味和黏液后焯水洗净，魔芋细丝清洗干净，沥水。 2. 肉丝滑油后待用。 3. 底油煸炒葱姜、辣糊，加老抽、盐、糖、醋、水、海带丝、肉丝、魔芋丝烧开，最后放味精、醋即可。						
操作要领	海带须清洗干净，去腥去黏液。						
成品特点	色泽暗红，营养丰富。						
营养素供给量/份	能量 106.6 kcal 钙 248.03 mg	蛋白质 4.31 g 铁 3.95 mg	脂肪 3.59 g 锌 0.99 mg	碳水化合物 18.61 g 维生素A 36.66 μg	膳食纤维 4.92 g 维生素C 0.07 mg		

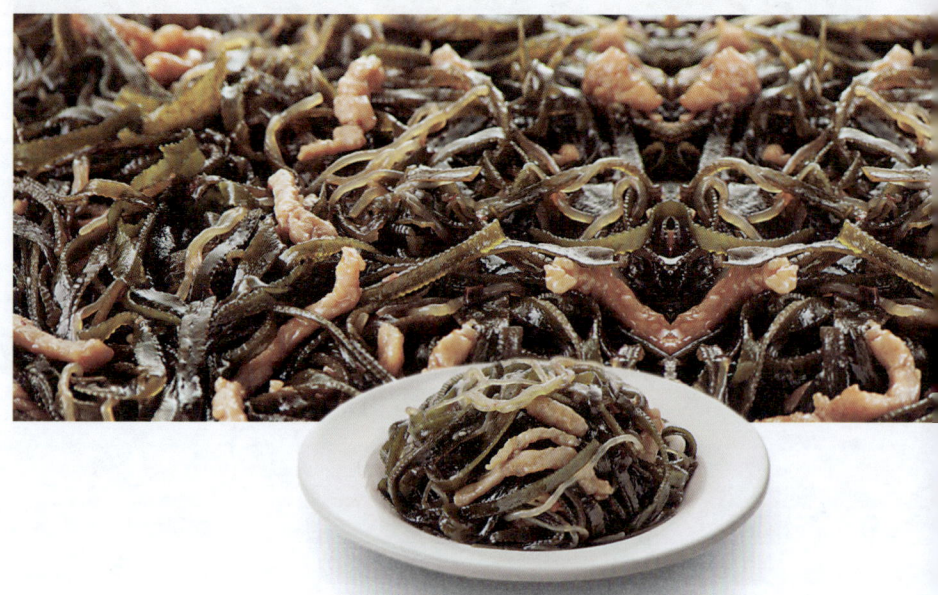

第四章 学生午餐菜谱推荐

菜 名

芹菜肉丝

主辅料	上浆肉丝	芹菜			
单份量	15 g	100 g			
单锅总量	3 750 g	25 000 g（共250份）			
锅具尺寸	76 cm				
品　名	油	盐	味精	白糖	生粉
数　量	800 g	200 g	50 g	200 g	200 g
参考时间	每锅烹饪沸点后计时，3 min。				
操作步骤	1. 芹菜去叶切4 cm小段，焯水。 2. 肉丝滑油待用。 3. 底油煸炒芹菜，加盐、糖、肉丝烧开，加味精即可。				
操作要领	芹菜焯水至五成，不要太熟。				
成品特点	白绿相间，口味咸鲜。				
营养素供给量/份	能量 65.14 kcal	蛋白质 3.34 g	脂肪 4.07 g	碳水化合物 5 g	膳食纤维 1.3 g
	钙 16.83 mg	铁 0.73 mg	锌 0.6 mg	维生素A 9.16 μg	维生素C 2 mg

第四章 学生午餐菜谱推荐

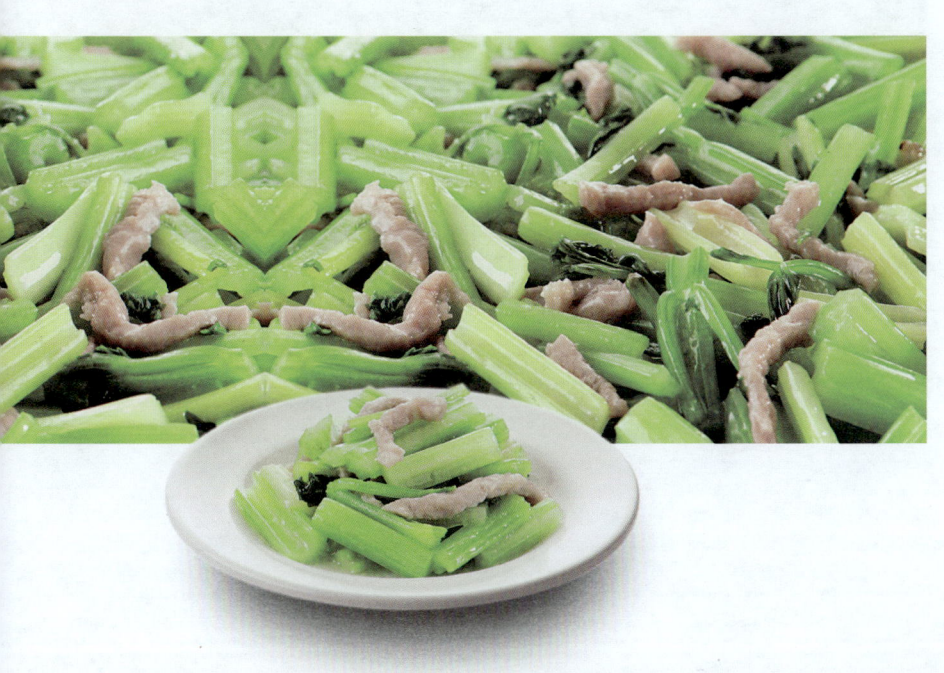

213

菜 名

雪菜肉丝粉皮

主辅料	雪菜	肉丝	粉皮	生姜	香葱
单份量	15 g	20 g	80 g	0.5 g	0.5 g
单锅总量	3 000 g	4 000 g	16 000 g	100 g	100 g（共200份）
锅具尺寸	76 cm				
品 名	油	盐	味精	汤水	
数 量	1 200 g	160 g	50 g	2 000 g	
参考时间	每锅烹饪沸点后计时,8 min。				
操作步骤	1. 雪菜洗净切小粒,粉皮改梭子块,分别焯水备用。 2. 葱姜煸炒如肉丝起香,加入雪菜、汤水稍煮,加入调料、粉皮拌匀即可。				
操作要领	肉丝、雪菜煸炒后须煮出咸鲜味;粉皮防止散糊。				
成品特点	咸鲜。				
营养素供给量/份	能量 136.86 kcal	蛋白质 4.6 g	脂肪 7.74 g	碳水化合物 14.03 g	膳食纤维 1.82 g
	钙 18.09 mg	铁 2.29 mg	锌 1.12 mg	维生素A 23.74 μg	维生素C 0.07 mg

第四章 学生午餐菜谱推荐

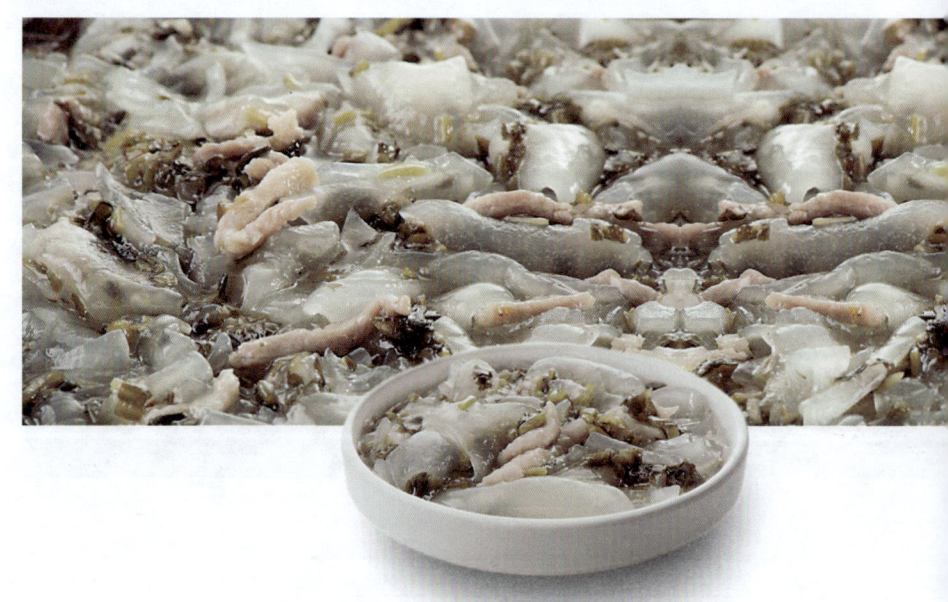

菜 名

咸肉毛豆冬瓜

主辅料	咸肉	冬瓜	去壳毛豆	香葱	
单份量	15 g	130 g	5 g	0.5 g	
单锅总量	3 000 g	26 000 g	1 000 g	100 g	（共200份）
锅具尺寸	76 cm				
品 名	油	盐	味精	生粉	
数 量	300 g	150 g	50 g	300 g	
参考时间	每锅烹饪沸点后计时，10 min。				
操作步骤	1. 冬瓜去皮、去瓤，切片，和毛豆分别焯水。 2. 底油煸炒葱、咸肉，加冬瓜、毛豆、盐烧开，放味精勾薄芡出锅。				
操作要领	咸肉不宜焯水、浸泡时间不宜太长，要保留适当咸香味。				
成品特点	清香咸鲜，色泽淡雅。				
营养素供给量/份	能量 98.6 kcal 钙 34.3 mg	蛋白质 4 g 铁 0.89 mg	脂肪 7.45 g 锌 0.51 mg	碳水化合物 5.07 g 维生素A 21.39 μg	膳食纤维 1.17 g 维生素C 24.82 mg	

第四章 学生午餐菜谱推荐

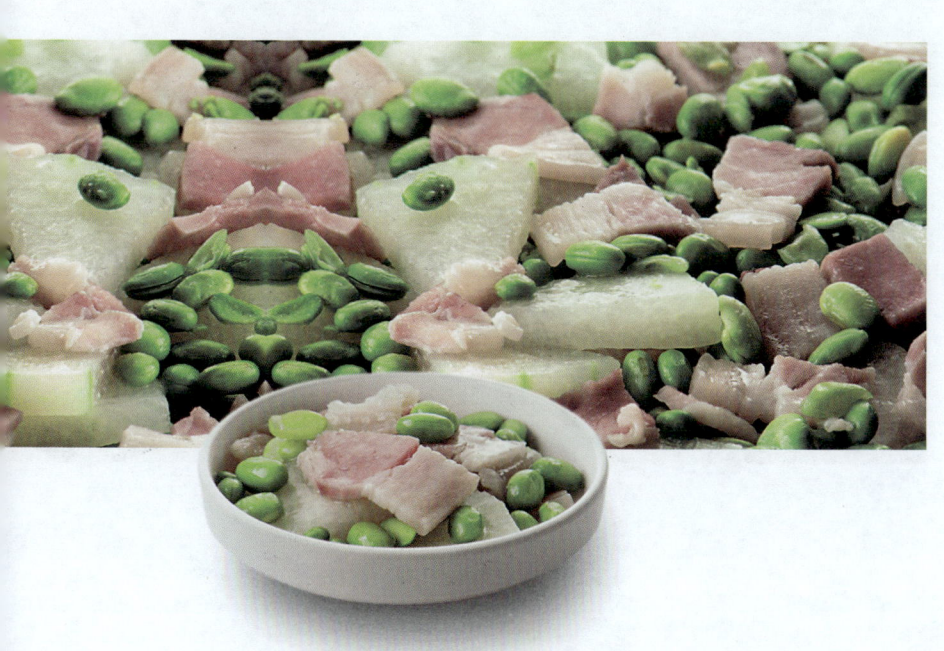

菜 名

豇豆肉丝

主辅料	豇豆	上浆肉丝			
单份量	100 g	15 g			
单锅总量	25 000 g	3 750 g	（共250份）		
锅具尺寸	76 cm				
品 名	油	盐	味精	汤水	花椒　生姜
数 量	800 g	250 g	50 g	3 000 g	5 g　150 g
参考时间	每锅烹饪沸点后计时，12 min。				
操作步骤	1. 豇豆切5 cm段，洗净焯水。 2. 肉丝滑油待用。 3. 底油将花椒、姜炸香，捞去不用，然后煸炒豇豆、肉丝、汤水、盐烧开，加味精出锅。				
操作要领	豇豆须煮透。				
成品特点	豇豆翡翠，口味咸鲜。				
营养素供给量/份	能量 79.98 kcal 钙 28.83 mg	蛋白质 5.83 g 铁 1.03 mg	脂肪 4.17 g 锌 1 mg	碳水化合物 7.01 g 维生素A 48.16 μg	膳食纤维 2.3 g 维生素C 19 mg

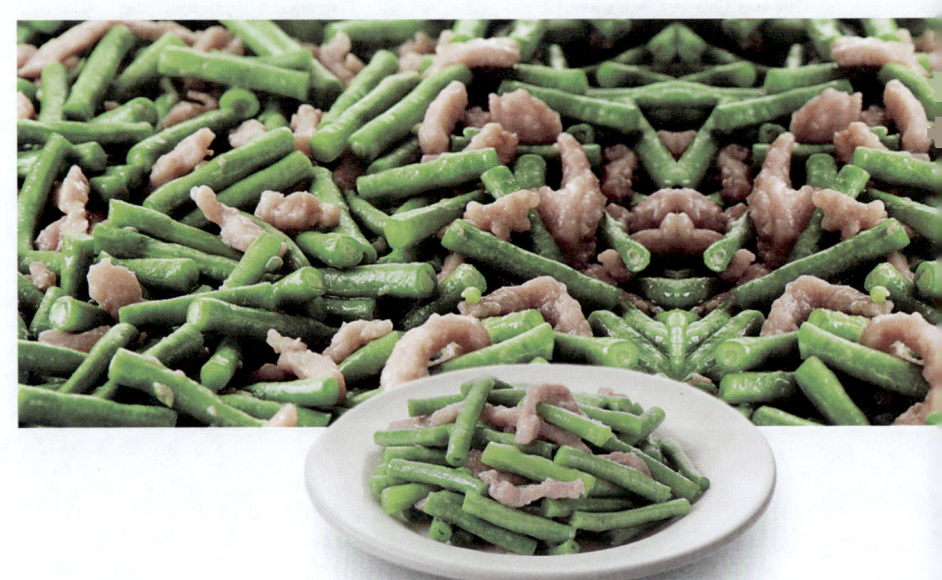

第四章　学生午餐菜谱推荐

菜 名

咸肉蒸百叶

主辅料	咸肉　　百叶
单份量	15 g　　80 g
单锅总量	9 000 g　48 000 g（共600份）
锅具尺寸	蒸盘　蒸箱
品　名	油　　盐　　味精　　汤水　　胡椒粉
数　量	1 000 g　550 g　100 g　25 000 g　50 g
参考时间	每锅烹饪沸点后计时,蒸箱18 min。
操作步骤	1. 咸肉切大片和百叶切粗丝,分别焯水。 2. 葱姜煸炒加汤水烧开5 min,汤呈乳白色,加盐、味精、胡椒粉。 3. 百叶焯水后平摊在盘内,加入乳白汤汁码上咸肉,上笼蒸熟即可。
操作要领	咸肉焯水、浸泡,适当保留咸肉咸香味;百叶须弱碱性水浸泡、清洗。
成品特点	营养丰富,口味咸鲜。
营养素供给量/份	能量　　　　蛋白质　　　脂肪　　　碳水化合物　　膳食纤维 281.6 kcal　22.15 g　　19.8 g　　4.5 g　　　　0.8 g 钙　　　　　铁　　　　　锌　　　　维生素A　　　维生素C 252.47 mg　5.56 mg　　2.34 mg　7.01 μg　　　0 mg

第四章　学生午餐菜谱推荐

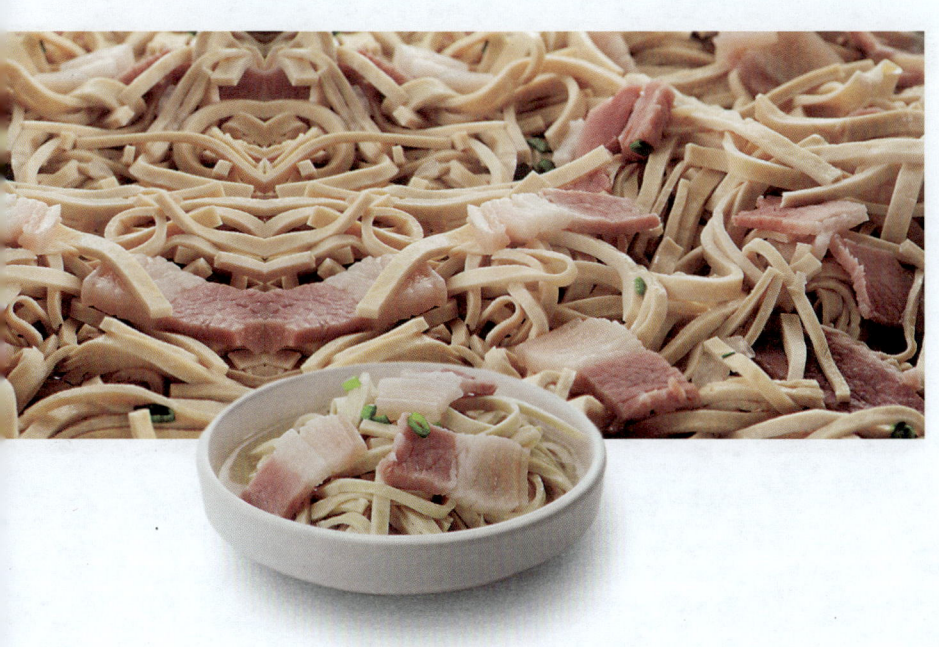

菜 名

黄瓜山药肉片

主辅料	黄瓜	山药	上浆肉片		
单份量	70 g	30 g	15 g		
单锅总量	14 000 g	6 000 g	3 000 g（共200份）		
锅具尺寸	76 cm				
品名	油	盐	味精	汤水	生粉
数量	1 000 g	220 g	30 g	2 000 g	300 g
参考时间	每锅烹饪沸点后计时,5 min。				
操作步骤	1. 山药、黄瓜一剖二,切月牙片、焯水。 2. 肉片滑油成熟。 3. 底油葱花煸香,倒入黄瓜、汤水、盐、肉片、山药翻炒,投入味精拌炒均匀,勾芡出锅。				
操作要领	黄瓜、山药要脆。				
成品特点	翡翠白玉,口味咸鲜。				
营养素供给量/份	能量 97.13 kcal 钙 23.7 mg	蛋白质 3.95 g 铁 1.02 mg	脂肪 6.03 g 锌 0.67 mg	碳水化合物 7.27 g 维生素A 17.34 μg	膳食纤维 0.59 g 维生素C 7.8 mg

第四章 学生午餐菜谱推荐

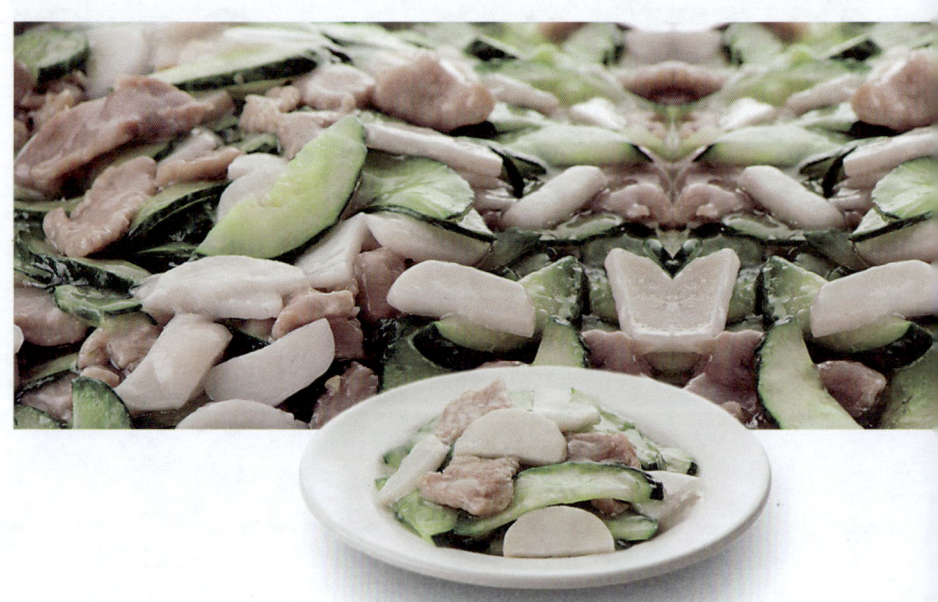

菜 名

翡翠银芽肉丝

主辅料	青椒	绿豆芽	肉丝	香葱	
单份量	20 g	70 g	20 g	0.5 g	
单锅总量	5 000 g	17 500 g	5 000 g	125 g	（共250份）
锅具尺寸	76 cm				
品 名	油	盐	味精		
数 量	800 g	260 g	80 g		
参考时间	每锅烹饪沸点后计时6 min。				
操作步骤	1. 青椒去籽切丝，绿豆芽稍焯水。 2. 肉丝滑油备用。 3. 底油煸葱香，放入青椒丝、绿豆芽、盐、鸡丝，最后加入味精炒匀即可。				
操作要领	青椒煸炒；豆芽焯水时间要短。				
成品特点	脆白清香，口味咸鲜。				
营养素供给量/份	能量 73.76 kcal	蛋白质 5.94 g	脂肪 4.37 g	碳水化合物 3.61 g	膳食纤维 0.99 g
	钙 11.68 mg	铁 1.24 mg	锌 0.92 mg	维生素A 22.69 μg	维生素C 16.67 mg

第四章 学生午餐菜谱推荐

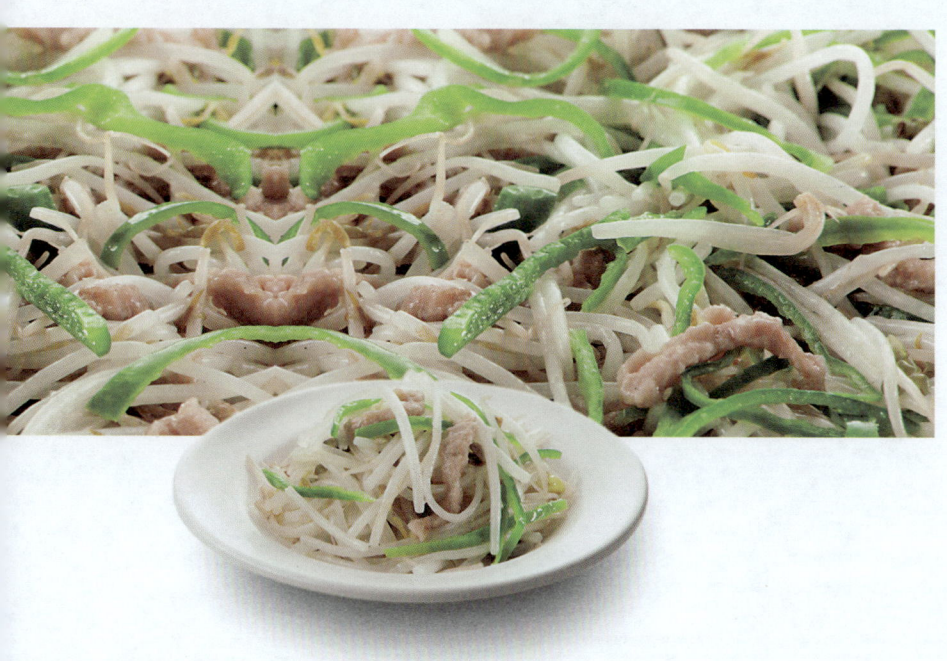

菜名

烂糊肉丝

主辅料	肉丝	鲜香菇	大白菜	胡萝卜	香葱
单份量	15 g	10 g	130 g	5 g	0.5 g
单锅总量	3 000 g	2 000 g	26 000 g	1 000 g	100 g（共200份）
锅具尺寸	76 cm				
品　名	油	盐	味精	鲜辣粉	生粉
数　量	600 g	220 g	60 g	50 g	500 g
参考时间	每锅烹饪沸点后计时，5 min。				
操作步骤	1. 白菜、胡萝卜、香菇切丝，焯水。 2. 肉丝滑油成熟。 3. 热油煸炒香葱，倒入白菜、香菇、胡萝卜、肉丝翻炒，烧开后加味精、鲜辣粉，炒透勾芡出锅。				
操作要领	白菜要烧至软烂，不能勾芡。				
成品特点	咸鲜香，呈糊状。				
营养素供给量/份	能量 81.47 kcal	蛋白质 5.35 g	脂肪 4.12 g	碳水化合物 7.39 g	膳食纤维 1.67 g
	钙 49.58 mg	铁 1.46 mg	锌 1.36 mg	维生素A 58.13 μg	维生素C 37.02 mg

第四章　学生午餐菜谱推荐

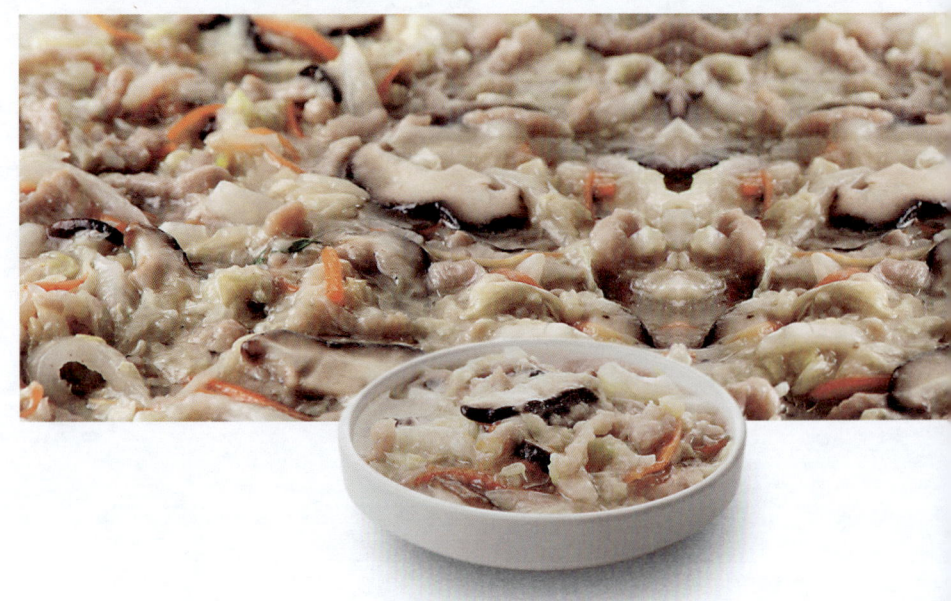

菜 名

西芹胡萝卜虾仁

主辅料	西芹	胡萝卜	虾仁	香葱	
单份量	90 g	5 g	20 g	0.5 g	
单锅总量	18 000 g	1 000 g	4 000 g	100 g	（共200份）
锅具尺寸	76 cm				
品 名	油	盐	味精	汤水	生粉
数 量	1 200 g	260 g	60 g	200 g	100 g
参考时间	每锅烹饪沸点后计时,6 min。				
操作步骤	1. 西芹去蒂去叶,和胡萝卜同切成约2 cm宽梭子片并焯水。 2. 虾仁洗净,上浆、滑油。 3. 煸炒香葱,入西芹、胡萝卜、虾仁,加入调料炒匀,勾芡出锅。				
操作要领	辅料大小均匀,厚薄一致。				
成品特点	色泽艳丽,引人食欲。				
营养素供给量/份	能量 78.3 kcal	蛋白质 2.81 g	脂肪 6.24 g	碳水化合物 5.27 g	膳食纤维 2.51 g
	钙 40.08 mg	铁 0.48 mg	锌 0.29 mg	维生素A 39.13 μg	维生素C 4.12 mg

第四章 学生午餐菜谱推荐

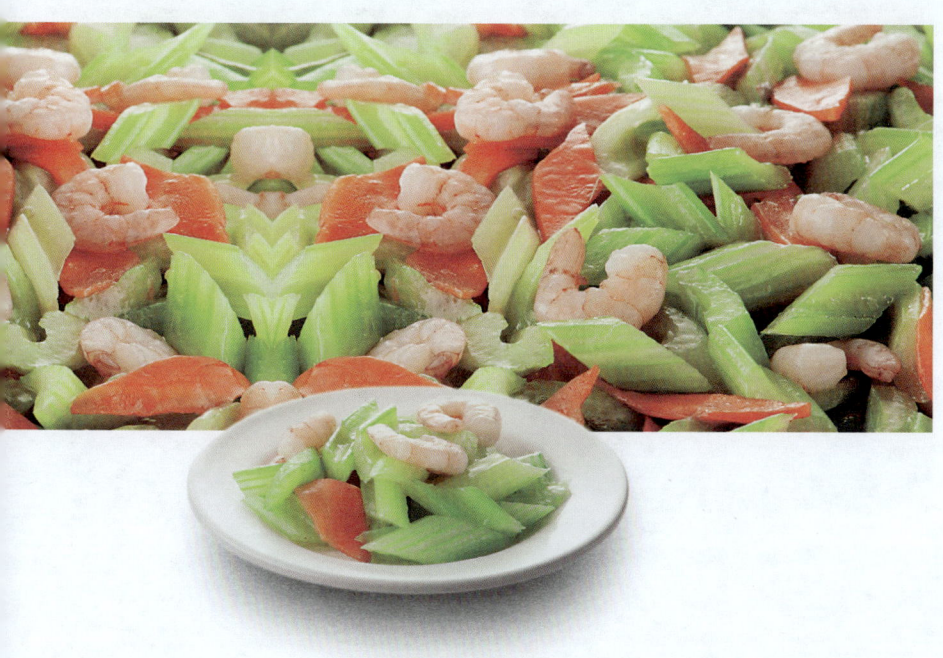

菜 名

咸肉毛豆芋艿

主辅料	咸肉	去壳毛豆	速冻芋艿	生姜	
单份量	15 g	20 g	80 g	0.5 g	
单锅总量	3 750 g	5 000 g	20 000 g	125 g	（共250份）
锅具尺寸	76 cm				
品 名	油	盐	味精	汤水	
数 量	400 g	250 g	50 g	8 000 g	
参考时间	每锅烹饪沸点后计时，8 min。				
操作步骤	1. 咸肉洗净、切片、焯水。 2. 底油生姜炒香，煸炒咸肉，加汤水、毛豆、芋艿烧透入味，投入味精即可出锅。				
操作要领	咸肉焯水、浸泡，适当保留咸肉咸香味。				
成品特点	肉香芋糯，口味咸鲜。				
营养素供给量/份	能量 162.58 kcal	蛋白质 6.98 g	脂肪 8.19 g	碳水化合物 16.95 g	膳食纤维 1.69 g
	钙 58.24 mg	铁 2.36 mg	锌 1.08 mg	维生素A 29 μg	维生素C 10.2 mg

第四章 学生午餐菜谱推荐

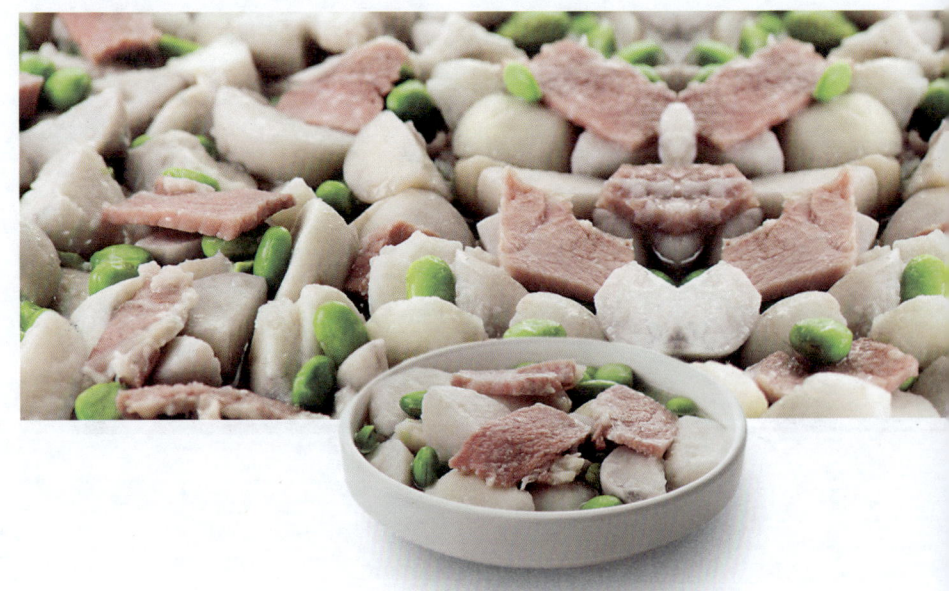

菜名

西芹腊肉

主辅料	腊肉	西芹	干黑木耳				
单份量	15 g	90 g	1 g				
单锅总量	2 250 g	13 500 g	150 g （共150份）				
锅具尺寸	76 cm						
品名	油	盐	白糖	汤水	白酒	味精	蒜片
数量	500 g	100 g	30 g	1 000 g	20 g	30 g	50 g
参考时间	每锅烹饪沸点后计时，8 min。						
操作步骤	1. 西芹改梭子块焯水，腊肉蒸熟切片。 2. 锅内底油煸炒蒜片，投入腊肉炒香，烹白酒，加汤水、西芹、黑木耳、盐、味精炒熟入味即可。						
操作要领	腊肉切片稍焯水，除烟熏味；必须蒸熟。						
成品特点	三色分明，鲜脆香嫩。						
营养素供给量/份	能量 143.29 kcal	蛋白质 3.35 g	脂肪 13.29 g	碳水化合物 4.84 g	膳食纤维 2.34 g		
	钙 77.09 mg	铁 0.26 mg	锌 0.13 mg	维生素A 4.5 μg	维生素C 3.6 mg		

第四章 学生午餐菜谱推荐

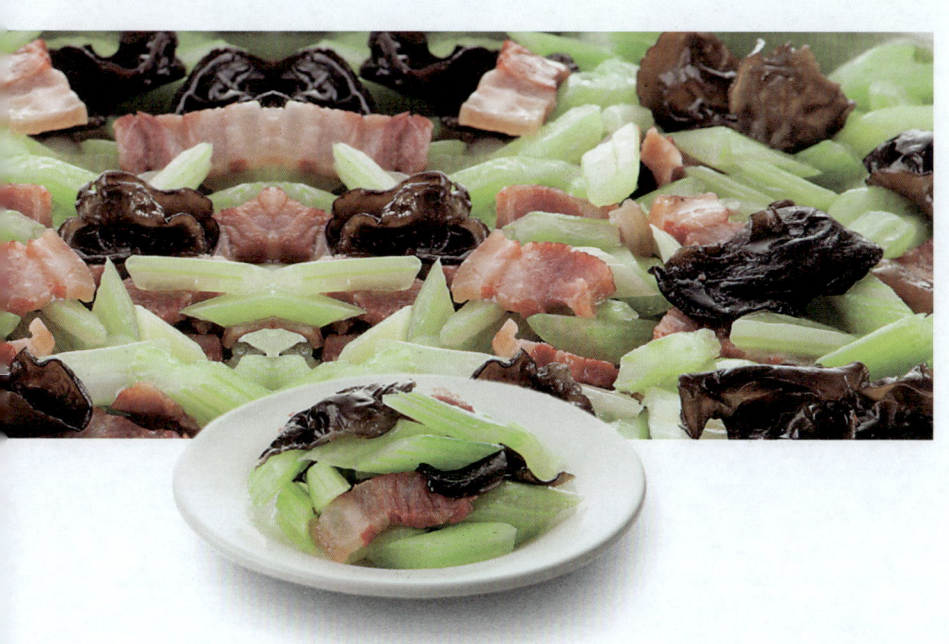

菜 名

培根西蓝花

主辅料	培根	西蓝花	大蒜头		
单份量	20 g	90 g	0.5 g		
单锅总量	1 600 g	7 200 g	40 g	（共80份）	
锅具尺寸	76 cm				
品 名	油	盐	味精	汤水	蒜片
数 量	200 g	100 g	20 g	500 g	30 g
参考时间	每锅烹饪沸点后计时，3 min。				
操作步骤	1. 西蓝花摘成小朵，焯水六成熟。 2. 大蒜切指甲片煸香，投入培根、荷兰豆炒匀，加入盐、味精、汤水烧开即可。				
操作要领	水量与原料比例恰当。				
成品特点	色泽碧绿，清香咸鲜。				
营养素供给量/份	能量 90.69 kcal 钙 61.93 mg	蛋白质 8.31 g 铁 1.47 mg	脂肪 4.84 g 锌 1.2 mg	碳水化合物 4.82 g 维生素A 1081.82 μg	膳食纤维 1.46 g 维生素C 46.17 mg

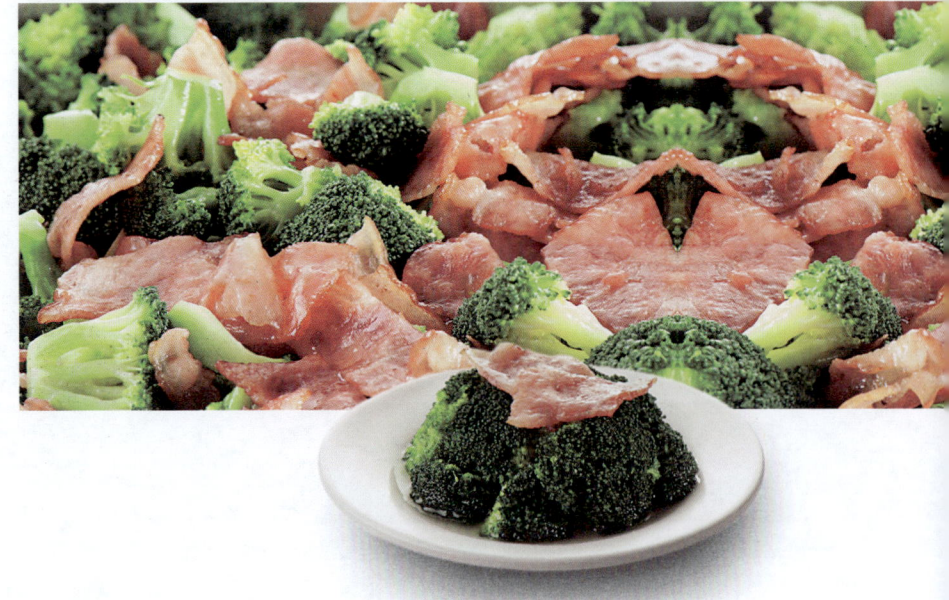

菜 名

西芹培根

主辅料	培根	西芹	大蒜头	
单份量	30 g	90 g	0.5 g	
单锅总量	6 000 g	18 000 g	100 g	（共200份）
锅具尺寸	76 cm			
品　名	油	盐	味精	汤水
数　量	1 000 g	200 g	50 g	300 g
参考时间	每锅烹饪沸点后计时,5 min。			
操作步骤	1. 西芹洗净切梭子片，焯水。 2. 培根改刀梭子片。 3. 大蒜切指甲片，油煸炒，投入培根起香，入西芹炒匀，入调料翻匀即可。			
操作要领	培根须煸炒起香，旺火速炒。			
成品特点	香脆咸鲜，双色分明。			
营养素供给量/份	能量 111.35 kcal	蛋白质 7.35 g	脂肪 7.79 g	碳水化合物 5.3 g	膳食纤维 2.35 g
	钙 34.31 mg	铁 1.02 mg	锌 0.83 mg	维生素A 4.53 μg	维生素C 3.63 mg

第四章 学生午餐菜谱推荐

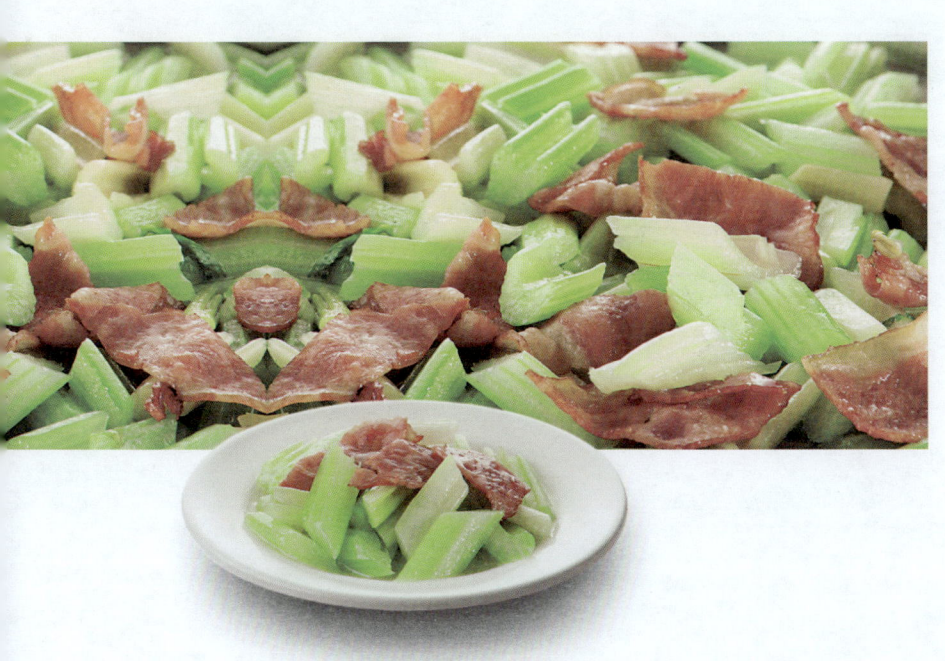

菜 名

锦绣粟米

主辅料	粟米	青豆	盐水方腿	胡萝卜	
单份量	70 g	10 g	10 g	5 g	
单锅总量	21 000 g	3 000 g	6 000 g	1 500 g	（共300份）
锅具尺寸	76 cm				
品　名	油	盐	味精	汤水	生粉
数　量	500 g	350 g	100 g	8 000 g	250 g
参考时间	每锅烹饪沸点后计时，8 min。				
操作步骤	1. 方腿、胡萝卜分别切小丁，粟米、胡萝卜、青豆分别焯水。 2. 底油煸炒粟米、青豆、胡萝卜、方腿，加汤水、盐烧开，放入味精勾芡出锅。				
操作要领	几种丁力求形态协调一致。				
成品特点	色泽艳丽，口味咸鲜。				
营养素供给量/份	能量 146.09 kcal 钙 22.36 mg	蛋白质 7.7 g 铁 1.73 mg	脂肪 4.3 g 锌 1.01 mg	碳水化合物 22.81 g 维生素A 47.45 μg	膳食纤维 3.62 g 维生素C 11.7 mg

第四章　学生午餐菜谱推荐

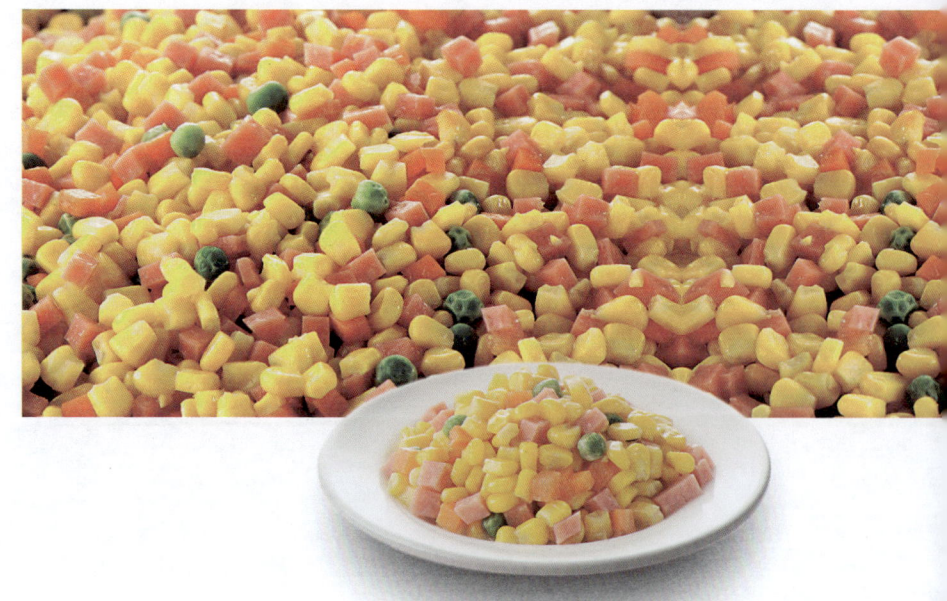

菜 名

青椒茭白鸡片

主辅料	青椒	光茭白	上浆鸡片	香葱	
单份量	20 g	80 g	15 g	0.5 g	
单锅总量	5 000 g	20 000 g	3 750 g	125 g	（共250份）
锅具尺寸	76 cm				
品 名	油	盐	味精	汤水	
数 量	800 g	250 g	50 g	5 000 g	
参考时间	每锅烹饪沸点后计时，6 min。				
操作步骤	1. 青椒切块，茭白切片焯水。 2. 鸡片滑油待用。 3. 底油煸炒葱，炒青椒、茭白片，加入鸡片、汤水、盐烧开，放入味精勾芡出锅。				
操作要领	刀工大小一致。				
成品特点	一清二白，口味咸鲜。				
营养素供给量/份	能量 115.74 kcal 钙 18.1 mg	蛋白质 2.35 g 铁 1.58 mg	脂肪 5.52 g 锌 0.43 mg	碳水化合物 16.03 g 维生素A 28.39 μg	膳食纤维 1.95 g 维生素C 16.47 mg

第四章 学生午餐菜谱推荐

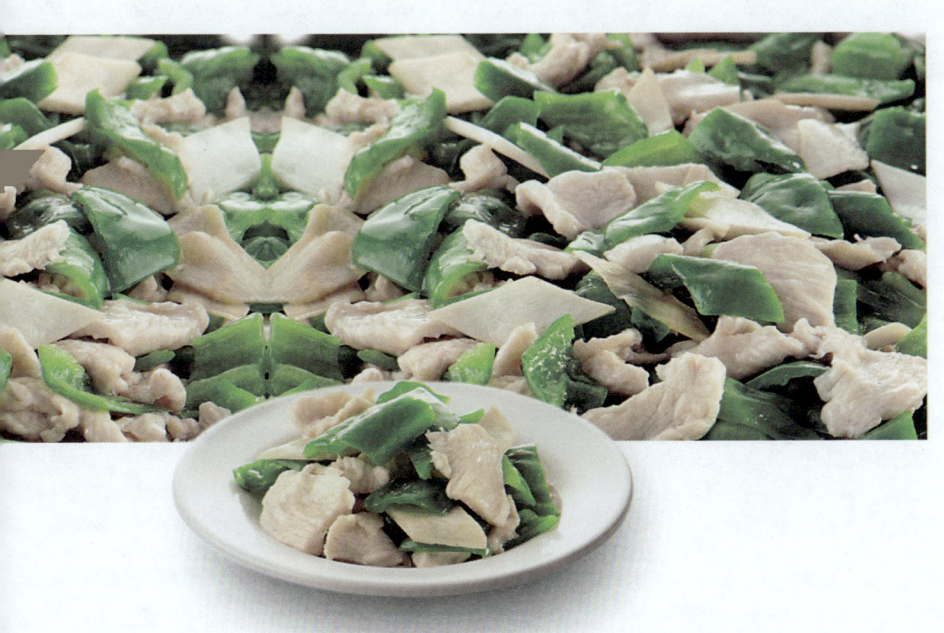

菜名

西芹木耳鸡片

主辅料	鸡片	干黑木耳	西芹	香葱	
单份量	15 g	1 g	80 g	0.5 g	
单锅总量	3 000 g	200 g	16 000 g	100 g	（共200份）
锅具尺寸	76 cm				
品名	油	盐	味精	汤水	生粉
数量	800 g	220 g	50 g	2 000 g	300 g
参考时间	每锅烹饪沸点后计时，6 min。					
操作步骤	1. 西芹去茎，切菱形块，焯水，黑木耳涨发去沙，洗净沥干。 2. 鸡片滑油待用。 3. 底油煸出葱香，放入西芹、黑木耳、鸡片、汤、盐水烧开，加入味精勾芡出锅。					
操作要领	黑木耳不易入味，略烧一会。					
成品特点	三色分明，口味咸鲜。					
营养素供给量/份	能量 113.04 kcal 钙 43.06 mg	蛋白质 1.7 g 铁 2.26 mg	脂肪 6.31 g 锌 0.24 mg	碳水化合物 14.76 g 维生素A 16.7 μg	膳食纤维 2.39 g 维生素C 3.27 mg	

第四章 学生午餐菜谱推荐

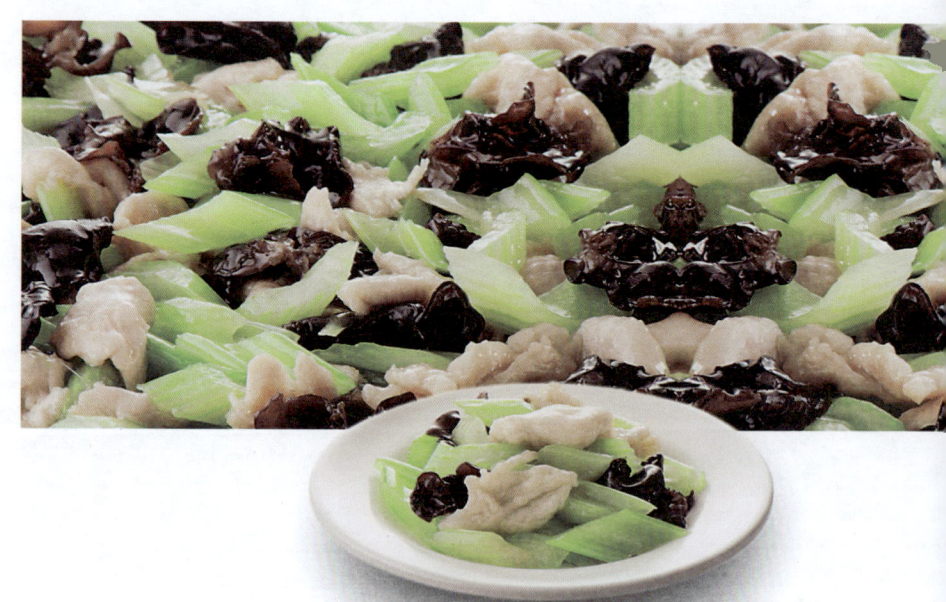

菜 名

青椒茭白肫片

主辅料	青椒	光茭白	鸭肫	香葱		
单份量	20 g	80 g	15 g	0.5 g		
单锅总量	5 000 g	20 000 g	3 750 g	125 g（共250份）		
锅具尺寸	76 cm					
品 名	油	盐	味精	汤水	生粉	胡椒粉
数 量	500 g	300 g	50 g	5 000 g	300 g	10 g
参考时间	每锅烹饪沸点后计时，6 min。					
操作步骤	1. 青椒切块，茭白切片焯水。 2. 鸭肫切片、焯水、煸炒。 3. 底油煸炒葱，炒青椒、茭白片，加入肫片、汤水、盐、胡椒粉烧开，放入味精勾芡出锅。					
操作要领	刀工大小一致；肫片焯水不能过老。					
成品特点	色泽光亮，口味咸鲜。					
营养素供给量/份	能量 61.95 kcal	蛋白质 4.31 g	脂肪 2.4 g	碳水化合物 7.63 g	膳食纤维 1.95 g	
	钙 7.63 mg	铁 1.15 mg	锌 0.89 mg	维生素A 22.99 μg	维生素C 16.47 mg	

第四章 学生午餐菜谱推荐

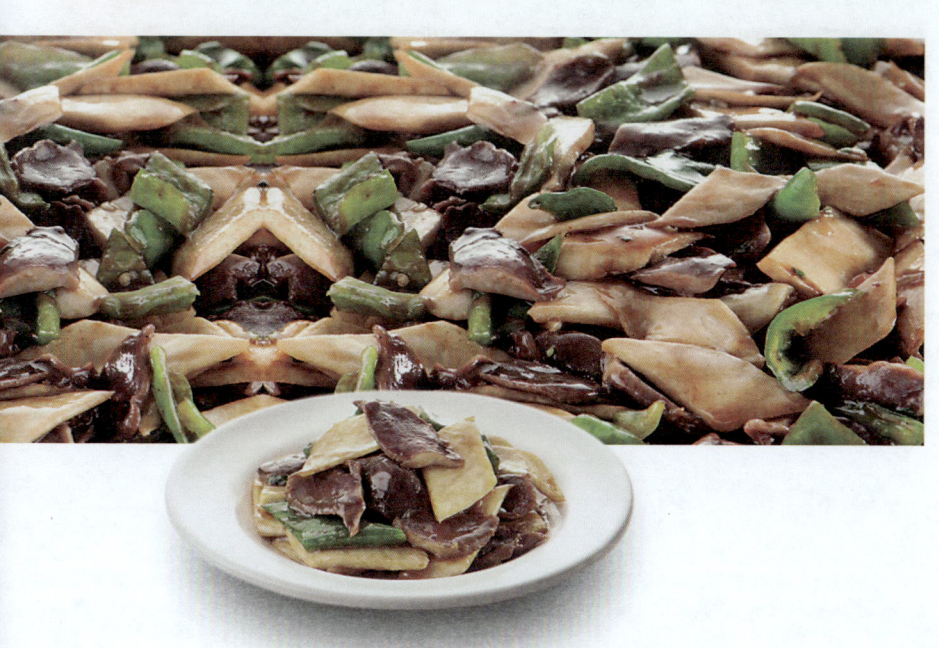

菜 名

青椒笋丝目鱼

主辅料	青椒	笋丝	目鱼	生姜	香葱			
单份量	60 g	30 g	30 g	0.5 g	0.5 g			
单锅总量	15 000 g	7 500 g	7 500 g	125 g	125 g	（共250份）		
锅具尺寸	76 cm							
品　名	油	盐	白糖	黄酒	味精	汤水	生粉	胡椒粉
数　量	800 g	350 g	50 g	400 g	30 g	3 000 g	30 g	50 g
参考时间	每锅烹饪沸点后计时,15 min。							
操作步骤	1. 目鱼改条,青椒切丝,笋丝分别焯水备用。 2. 葱姜爆香,先放目鱼煸炒入味,烹酒,再入青椒、笋丝、盐、糖、胡椒粉、汤水、味精烧开,略勾芡即可。							
操作要领	目鱼须去腥起香,洗净漂清。							
成品特点	色泽分明,咸鲜适口。							
营养素供给量/份	能量 76.41 kcal 钙 18.44 mg		蛋白质 6.35 g 铁 1.42 mg		脂肪 3.55 g 锌 0.69 mg		碳水化合物 6.48 g 维生素A 35.17 μg	膳食纤维 1.95 g 维生素C 38.77 mg

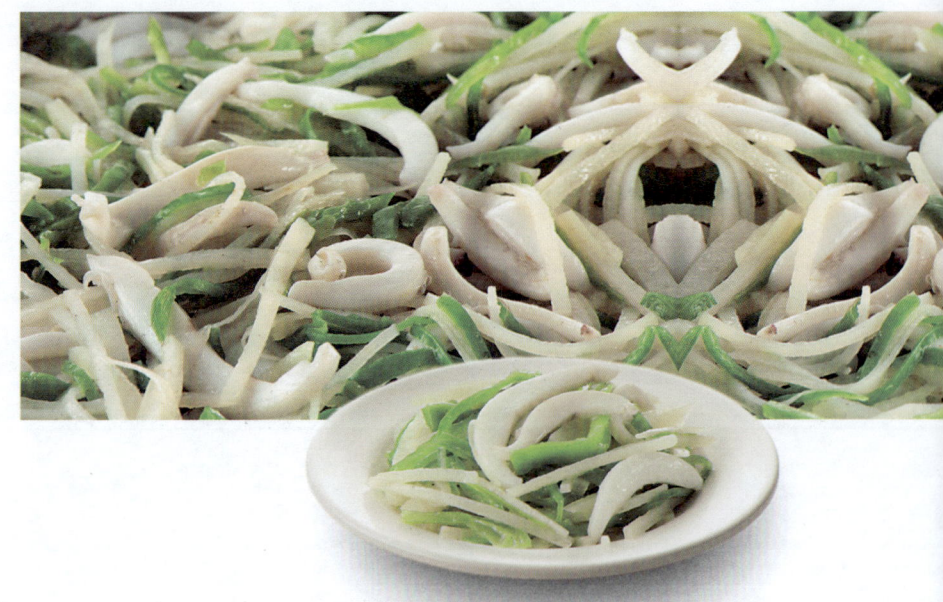

菜 名

黄瓜虾仁

主辅料	黄瓜	虾仁	鸡蛋	香葱	生姜
单份量	90 g	20 g	1 g	0.5 g	0.5 g
单锅总量	18 000 g	4 000 g	200 g	100 g	100 g（共200份）
锅具尺寸	76 cm				
品 名	油	盐	味精	胡椒粉	汤水
数 量	600 g	220 g	50 g	3 g	500 g
参考时间	每锅烹饪沸点后计时，5 min。				
操作步骤	1. 虾仁盐擦、洗净、上浆、氽熟备用。 2. 黄瓜一剖二切月牙片，焯水待用。 3. 底油葱姜煸香，投入黄瓜、虾仁、盐、胡椒粉、汤水炒匀，勾芡出锅。				
操作要领	黄瓜要脆，虾仁滑嫩，翡翠白玉。				
成品特点	色泽鲜明，口味咸鲜。				
营养素供给量/份	能量 53.78 kcal	蛋白质 3.09 g	脂肪 3.44 g	碳水化合物 3.07 g	膳食纤维 0.54 g
	钙 28.2 mg	铁 1.1 mg	锌 0.34 mg	维生素A 16.23 μg	维生素C 8.17 mg

第四章 学生午餐菜谱推荐

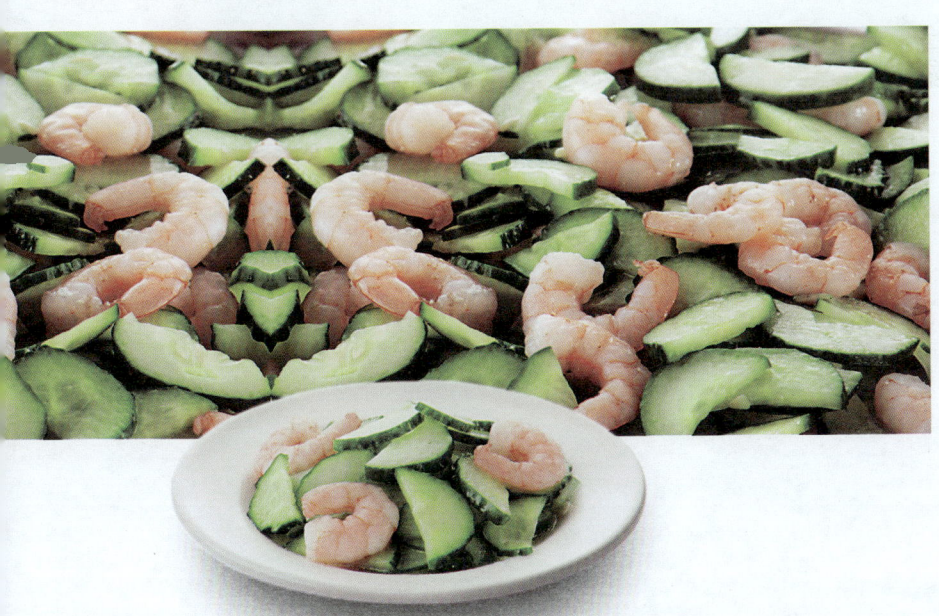

第四章 学生午餐菜谱推荐

菜 名

虾仁豆腐

主辅料	虾仁	豆腐	香葱		
单份量	20 g	100 g	0.5 g		
单锅总量	4 000 g	20 000 g	100 g （共200份）		
锅具尺寸	76 cm				
品 名	油	盐	味精	胡椒粉	生粉
数 量	500 g	250 g	50 g	20 g	400 g
参考时间	每锅烹饪沸点后计时,4 min。				
操作步骤	1. 盒豆腐切1.5 cm方丁。 2. 虾仁上浆后焯水备用。 3. 葱姜一半炝锅,捞去葱姜、水烧开,放入虾仁、豆腐,加盐、胡椒粉、味精烧开勾芡,撒上葱即可。				
操作要领	豆腐丁不可太大,要和虾仁匹配;豆腐要烫。				
成品特点	色如白玉,口味咸鲜。				
营养素供给量/份	能量 89.19 kcal 钙 23.03 mg	蛋白质 7.23 g 铁 1.08 mg	脂肪 4.54 g 锌 0.71 mg	碳水化合物 5.18 g 维生素A 0.4 μg	膳食纤维 0.41 g 维生素C 0.07 mg

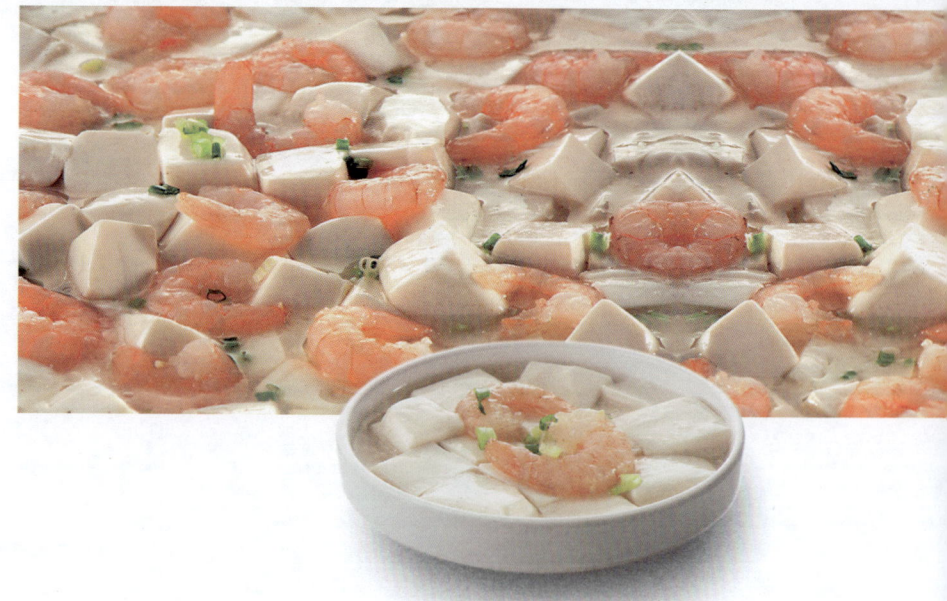

菜 名

番茄炒蛋

主辅料	番茄	鸡蛋	香葱		
单份量	90 g	40 g	0.5 g		
单锅总量	18 000 g	8 000 g	100 g（共200份）		
锅具尺寸	76 cm				
品 名	油	盐	白糖		
数 量	2 000 g	260 g	300 g		
参考时间	每锅烹饪沸点后计时，10 min。				
操作步骤	1. 鸡蛋洗净，打匀加入盐和葱花炒成桂花状待用。 2. 番茄切块，下锅煸出红油，倒入鸡蛋、盐、白糖和适量水，炒匀即可。				
操作要领	1. 炒蛋需多放些油。 2. 略带汤汁入味。				
成品特点	色泽艳丽，营养丰富。				
营养素供给量/份	能量 170.73 kcal	蛋白质 6.14 g	脂肪 13.69 g	碳水化合物 6.24 g	膳食纤维 0.46 g
	钙 33.28 mg	铁 1.38 mg	锌 0.67 mg	维生素A 176.79 μg	维生素C 17.17 mg

第四章 学生午餐菜谱推荐

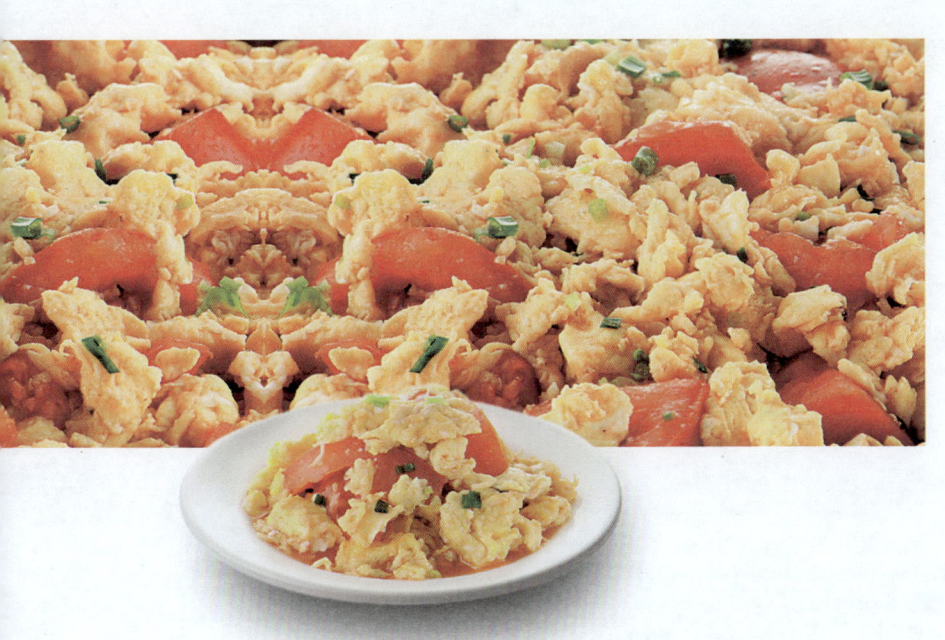

233

菜 名

木 须 蛋

主辅料	肉丝	鸡蛋	干黑木耳	香葱	
单份量	15 g	80 g	1 g	0.5 g	
单锅总量	3 000 g	16 000 g	200 g	100 g（共200份）	
锅具尺寸	76 cm				
品名	油	盐	生抽	胡椒粉	汤水
数量	1 600 g	220 g	200 g	30 g	15 000 g
参考时间	每锅烹饪沸点后计时 15 min。				
操作步骤	1. 鸡蛋炒熟，肉丝滑油。 2. 黑木耳涨发去沙，洗净沥干。 3. 底油50 g，炝葱花，加鸡蛋、肉丝、黑木耳、汤水，加味精、胡椒粉、生抽、盐烧开即可。				
操作要领	炒蛋需油重些，蛋呈桂花状。				
成品特点	色泽金黄，味咸鲜香。				
营养素供给量/份	能量 211.54 kcal 钙 49.86 mg	蛋白质 13.88 g 铁 3.25 mg	脂肪 15.98 g 锌 1.46 mg	碳水化合物 3.27 g 维生素A 194.37 μg	膳食纤维 0.31 g 维生素C 0.07 mg

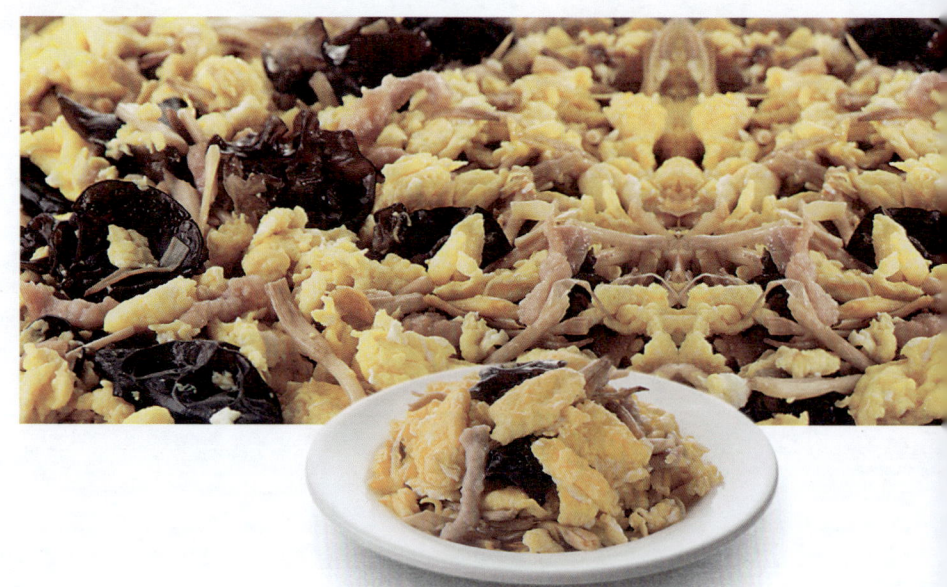

第四章 学生午餐菜谱推荐

菜 名

莴笋炒蛋

主辅料	鸡蛋	光莴笋	香葱	
单份量	40 g	90 g	0.5 g	
单锅总量	10 000 g	22 500 g	125 g	（共250份）
锅具尺寸	76 cm			
品　名	油	盐	味精	
数　量	1 500 g	300 g	50 g	
参考时间	每锅烹饪沸点后计时，12 min。			
操作步骤	1. 莴笋一剖二切月牙片，焯水。 2. 鸡蛋炒熟备用。 3. 葱切段，油煸炒投入莴笋、盐、鸡蛋、味精炒匀即可。			
操作要领	蛋须要嫩；莴笋要脆、色绿。			
成品特点	黄金翡翠，咸鲜清香。			
营养素供给量/份	能量 124.86 kcal 钙 44.57 mg	蛋白质 6.31 g 铁 1.75 mg	脂肪 9.61 g 锌 0.81 mg	碳水化合物 3.73 g 维生素A 116.49 μg	膳食纤维 0.55 g 维生素C 3.67 mg

第四章 学生午餐菜谱推荐

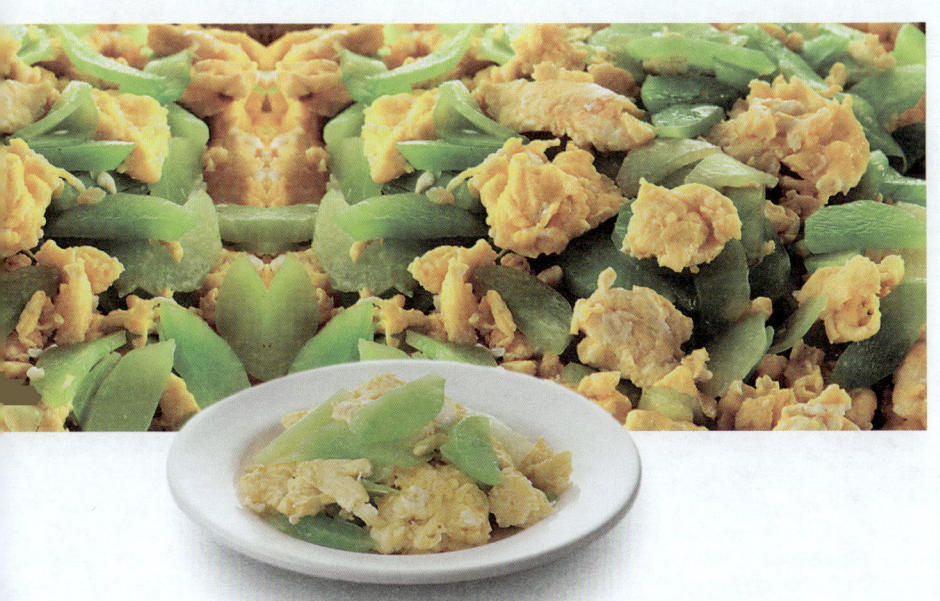

菜 名

芹菜干丝肉丝

第四章 学生午餐菜谱推荐

主辅料	药芹　　百叶丝　　上浆肉丝
单份量	100 g　　30 g　　20 g
单锅总量	20 000 g　6 000 g　4 000 g（共200份）
锅具尺寸	76 cm
品　名	油　　盐　　味精　　汤水
数　量	1 600 g　260 g　60 g　2 000 g
参考时间	每锅烹饪沸点后计时，8 min。
操作步骤	1. 药芹去蒂、去叶、洗净切3 cm段，和百叶丝分别焯水。 2. 肉丝滑油成熟。 3. 底油烧热，煸炒芹菜、百叶丝、肉丝，放入调料炒匀即可。
操作要领	切丝长短一致，旺火速炒。
成品特点	白绿相应，口味咸鲜。
营养素供给量/份	能量　　　　蛋白质　　　脂肪　　　　碳水化合物　　膳食纤维 197.36 kcal　11.95 g　　14.01 g　　7.6 g　　　　1.7 g 钙　　　　　铁　　　　　锌　　　　　维生素A　　　维生素C 144.97 mg　3.52 mg　　1.85 mg　　19.42 μg　　　12 mg

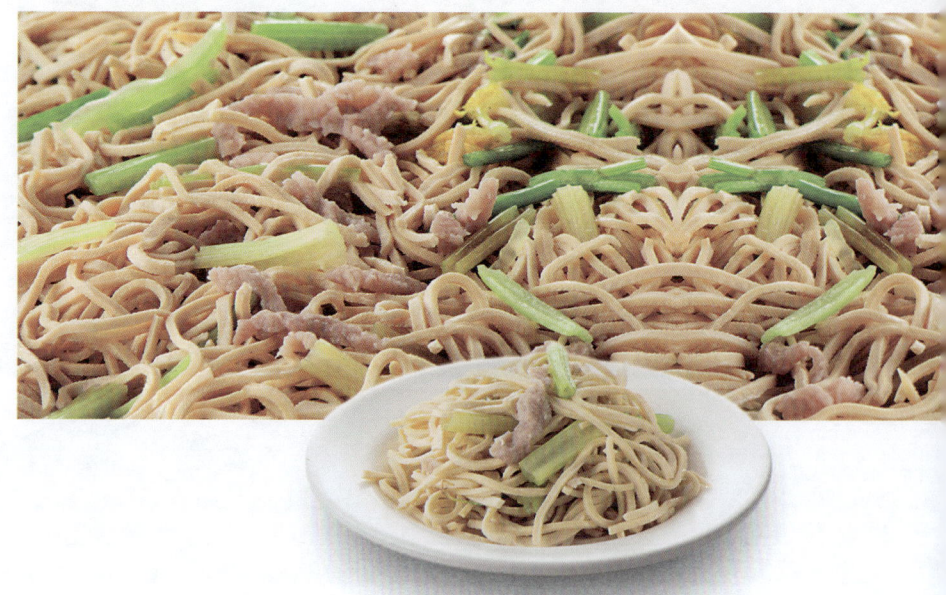

菜 名

四喜烤麸

主辅料	烤麸	干黑木耳	干香菇	有衣花生仁			
单份量	50 g	1 g	1 g	5 g			
单锅总量	15 000 g	300 g	300 g	1 500 g	（共300份）		
锅具尺寸	76 cm						
品名	油	盐	白糖	味精	老抽	汤水	桂皮
数量	1 000 g	330 g	800 g	100 g	500 g	18 000 g	10 g
参考时间	每锅烹饪沸点后计时20 min。						
操作步骤	1. 烤麸切2 cm小块和笋片焯水，黑木耳、干香菇温水涨发30 min，去沙剪蒂，香菇改小方块。 2. 花生仁盐水煮熟（盐50 g）。 3. 底油入烤麸翻炒，加水、香菇、木耳烧开，加老抽、盐、糖、中火烧煮10 min，大火收紧卤汁，投入花生仁，加味精出锅。						
操作要领	烤麸煮软后方可加调料，手撕更佳。						
成品特点	色泽金黄，咸中带甜。						
营养素供给量/份	能量 135.74 kcal	蛋白质 12.23 g	脂肪 5.42 g	碳水化合物 10.6 g	膳食纤维 1.11 g		
	钙 34.9 mg	铁 3 mg	锌 0.93 mg	维生素A 0.2 μg	维生素C 0.55 mg		

第四章 学生午餐菜谱推荐

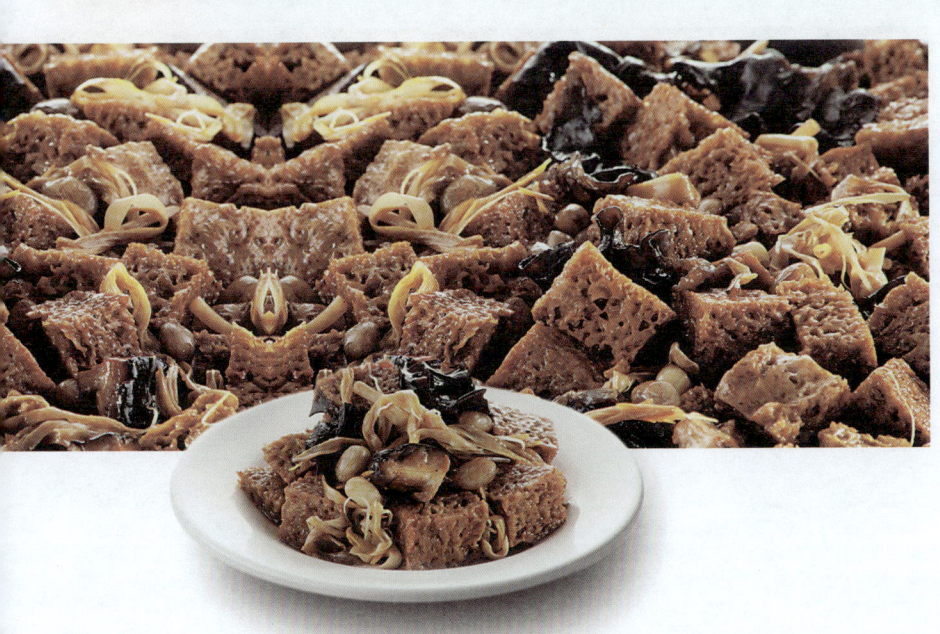

菜 名

三鲜鱼面筋

主辅料	干黑木耳	胡萝卜	青豆	鱼面筋	香葱	生姜	
单份量	1 g	5 g	20 g	30 g	0.5 g	0.5 g	
单锅总量	200 g	1 000 g	4 000 g	6 000 g	100 g	100 g	（共200份）
锅具尺寸	76 cm						
品 名	油	盐	味精	白糖	老抽	胡椒粉	汤水	生粉
数 量	600 g	150 g	30 g	150 g	150 g	50 g	3 000 g	300 g
参考时间	每锅烹饪沸点后计时10 min。
操作步骤	1. 鱼面筋改刀，胡萝卜切片，木耳去沙，分别焯水。 2. 锅内葱姜煸出香味，投入鱼面筋、胡萝卜、木耳、盐、糖炒匀，加入汤水、胡椒粉烧开，最后投入味精勾芡即可。
操作要领	鱼面筋形小可不改刀。
成品特点	色泽金黄，口味咸鲜。
营养素供给量/份	能量 129.35 kcal 钙 63.94 mg	蛋白质 6.17 g 铁 2.8 mg	脂肪 3.99 g 锌 0.64 mg	碳水化合物 18.74 g 维生素A 61.13 μg	膳食纤维 1.65 g 维生素C 31.52 mg

第四章 学生午餐菜谱推荐

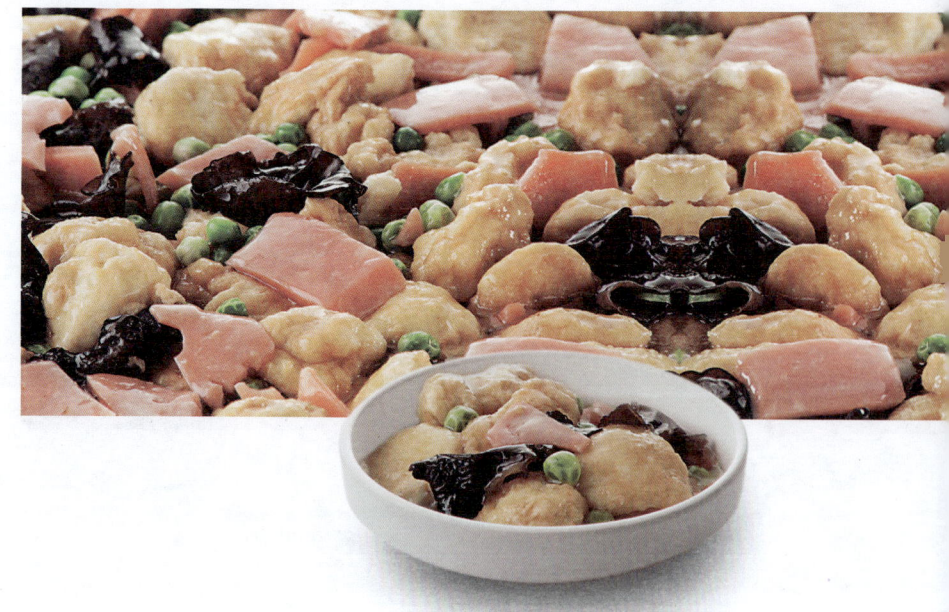

菜名

双菇面筋

主辅料	鲜香菇	鲜蘑菇	油面筋	生姜			
单份量	60 g	50 g	10 g	0.5 g			
单锅总量	12 000 g	10 000 g	1 000 g	100 g	（共200份）		
锅具尺寸	76 cm						
品名	油	老抽	白糖	盐	味精	芝麻油	生粉
数量	1 200 g	100 g	40 g	180 g	50 g	20 g	400 g
参考时间	每锅烹饪沸点后计时8 min。						
操作步骤	1. 面筋水浸泡30 min。 2. 蘑菇、香菇切块，焯水。 3. 锅内加油生姜煸炒起香，入双菇煸炒后入油面筋和调料，入味后勾薄芡，淋芝麻油出锅。						
操作要领	煮的时间不宜过长。						
成品特点	色泽金黄，口味鲜香。						
营养素供给量/份	能量 135.61 kcal 钙 9.16 mg	蛋白质 5.57 g 铁 1.7 mg		脂肪 8.87 g 锌 1.17 mg	碳水化合物 11.61 g 维生素A 1 μg		膳食纤维 3.25 g 维生素C 1.6 mg

第四章 学生午餐菜谱推荐

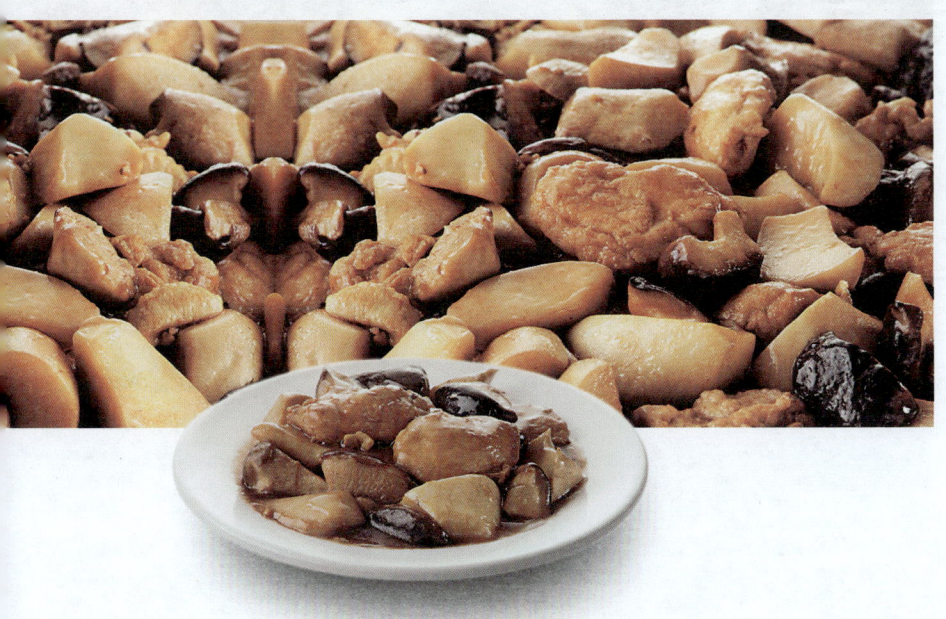

菜 名

鱼香茄子

主辅料	肉糜　　茄子
单份量	15 g　　100 g
单锅总量	3 000 g　20 000 g　（共200份）
锅具尺寸	76 cm
品　名	油　　盐　　白糖　　味精　　老抽　　镇江醋　　辣糊　　汤水
数　量	1 000 g　100 g　350 g　50 g　350 g　400 g　1 000 g　1 400 g
参考时间	每锅烹饪沸点后计时加盖 18 min。
操作步骤	1. 茄子去蒂，切滚刀块或条。 2. 热油煸炒葱、姜、辣糊、肉糜，投入茄子翻炒 5 min，加入老抽、盐、糖、汤水焖煮，最后放入味精，淋醋出锅。
操作要领	生煸要透；茄子要烂、入味。
成品特点	甜中带酸辣。
营养素供给量/份	能量　　　　蛋白质　　　脂肪　　　　碳水化合物　　膳食纤维 137.71 kcal　3.43 g　　10.89 g　　7.83 g　　　1.43 g 钙　　　　　铁　　　　　锌　　　　　维生素A　　　维生素C 33.06 mg　　1.2 mg　　0.78 mg　　17.3 μg　　　5 mg

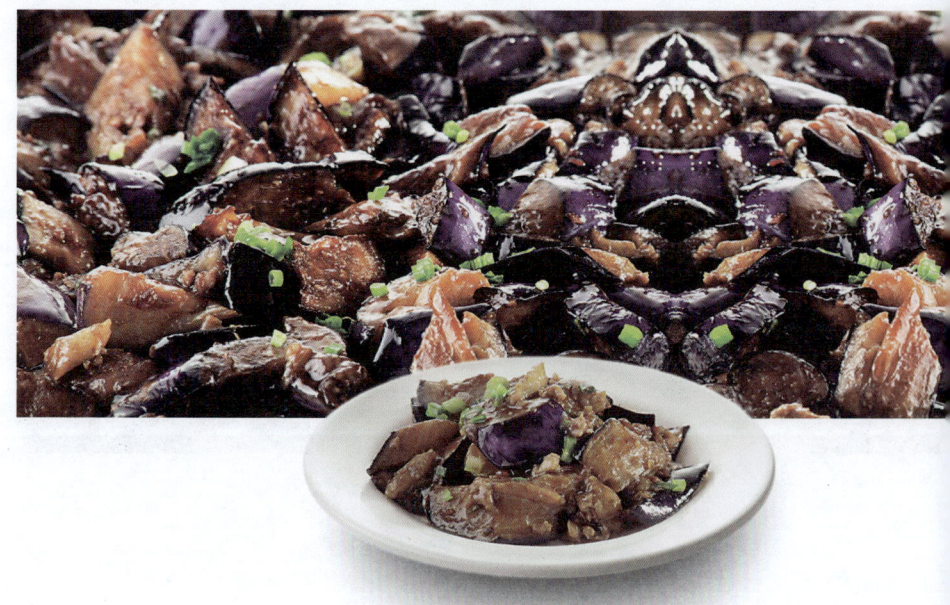

菜 名

丝 瓜 炒 蛋

主辅料	鸡蛋	丝瓜	香葱		
单份量	40 g	90 g	5 g		
单锅总量	8 000 g	18 000 g	1 000 g （共200份）		
锅具尺寸	76 cm				
品 名	油	盐	味精	汤水	
数 量	1 600 g	220 g	50 g	1 000 g	
参考时间	每锅烹饪沸点后计时 5 min。				
操作步骤	1. 丝瓜去皮切滚刀块。 2. 蛋炒散成块。 3. 底油烧熟煸香葱后入丝瓜炒、加盐、汤水烧开，倒入鸡蛋、味精，炒匀出锅。				
操作要领	丝瓜焯水后葱油速炒。				
成品特点	黄金翡翠，咸鲜清香。				
营养素供给量/份	能量 148.19 kcal 钙 36.51 mg	蛋白质 6.32 g 铁 1.33 mg	脂肪 11.69 g 锌 0.72 mg	碳水化合物 4.97 g 维生素A 107.1 μg	膳食纤维 0.54 g 维生素C 4.5 mg

第四章 学生午餐菜谱推荐

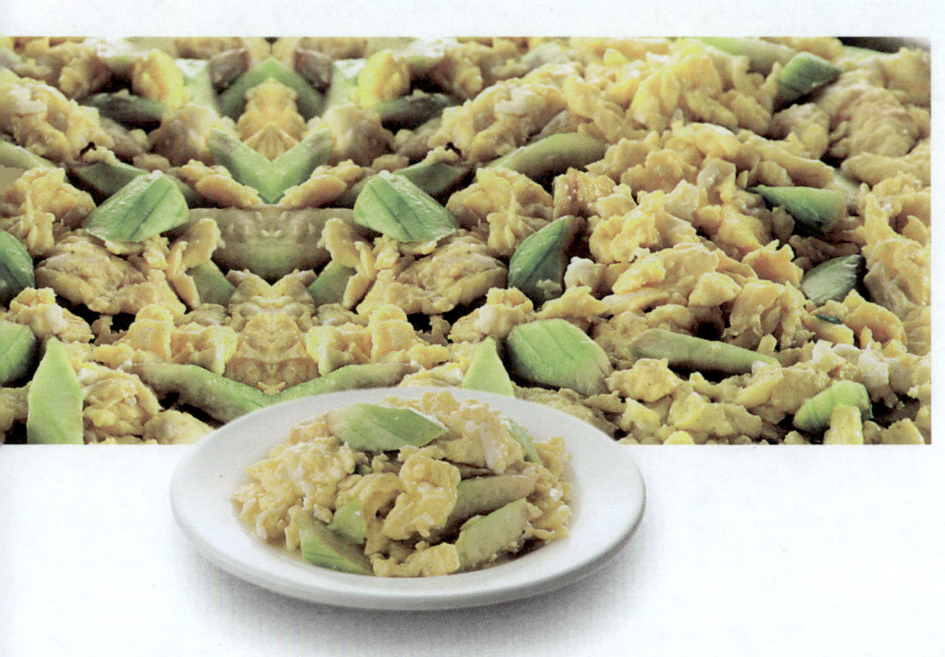

菜 名

家常豆腐

主辅料	油方	上浆肉片	笋片	干黑木耳	香葱	生姜	
单份量	80 g	15 g	20 g	1 g	0.5 g	0.5 g	
单锅总量	20 000 g	3 750 g	5 000 g	250 g	125 g	125 g	（共250份）
锅具尺寸	76 cm						
品　名	油	盐	白糖	味精	老抽	辣糊	汤水	生粉
数　量	800 g	50 g	150 g	50 g	150 g	150 g	5 000 g	375 g
参考时间	每锅烹饪沸点后计时加盖12 min。							
操作步骤	1. 木耳涨30 min，笋片、油方焯水。 2. 热油将葱、姜煸香，加辣糊炒出红油，放肉片煸炒，加水、老抽、盐、糖、油片、笋片、黑木耳烧开，最后投入味精，勾芡出锅。							
操作要领	小火煮的时间稍长些，易入味。							
成品特点	色泽红润，咸鲜微辣。							
营养素供给量/份	能量 257.92 kcal 钙 125.06 mg	蛋白质 17.19 g 铁 6.26 mg	脂肪 18.02 g 锌 2.18 mg	碳水化合物 7.94 g 维生素A 11.29 μg	膳食纤维 1.25 g 维生素C 1.07 mg			

第四章 学生午餐菜谱推荐

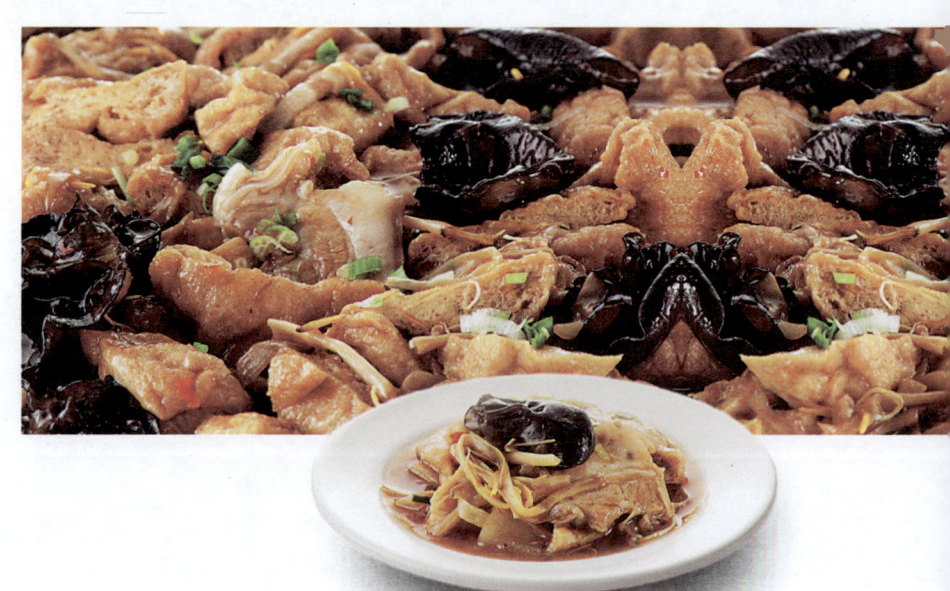

242

菜 名

黄瓜炒蛋

主辅料	鸡蛋	黄瓜		
单份量	40 g	90 g		
单锅总量	8 000 g	18 000 g（共200份）		
锅具尺寸	76 cm			
品　名	油	盐	味精	汤水
数　量	1 200 g	260 g	40 g	1 000 g
参考时间	每锅烹饪沸点后计时6 min。			
操作步骤	1. 黄瓜洗净去蒂，切月牙片。 2. 鸡蛋炒成桂花状。 3. 黄瓜焯水，煸炒后入盐汤水烧开，加入鸡蛋、味精，炒匀出锅。			
操作要领	鸡蛋打碎，须炒成桂花状。			
成品特点	黄金翡翠，咸鲜口味。			
营养素供给量/份	能量 125.58 kcal 钙 45.27 mg	蛋白质 6.12 g 铁 1.39 mg	脂肪 9.69 g 锌 0.67 mg	碳水化合物 3.78 g 维生素A 107.1 μg	膳食纤维 0.45 g 维生素C 8.1 mg

第四章　学生午餐菜谱推荐

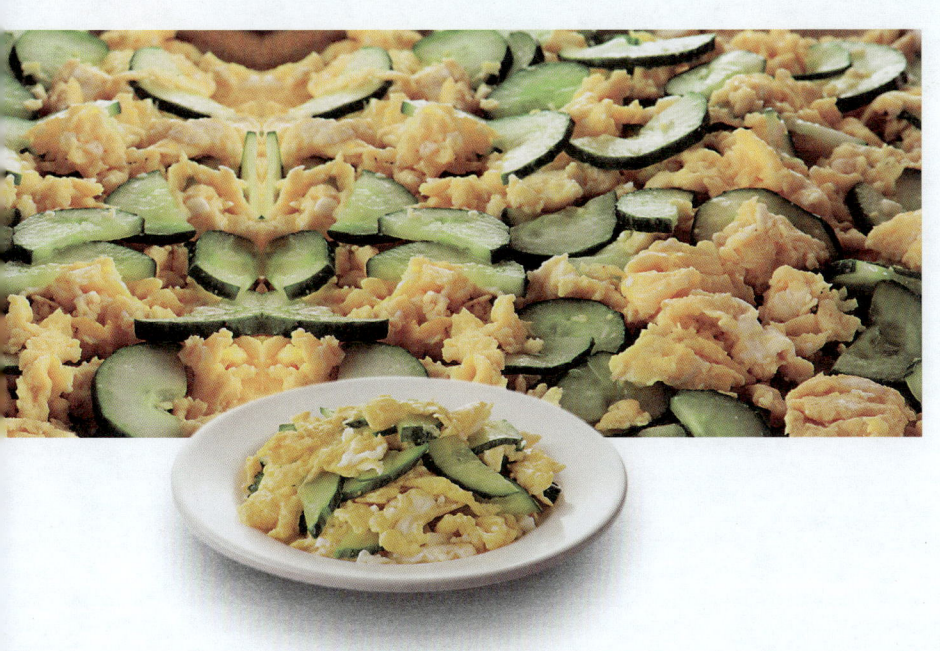

菜 名

双菇肉片

主辅料	上浆肉片	鲜香菇	鲜杏鲍菇	生姜	胡萝卜	青椒
单份量	20 g	20 g	60 g	0.5 g	5 g	5 g
单锅总量	4 000 g	4 000 g	12 000 g	100 g	1 000 g	1 000 g（共200份）
锅具尺寸	76 cm					
品 名	油	老抽	白糖	盐	汤水	
数 量	1 200 g	100 g	200 g	100 g	500 g	
参考时间	每锅烹饪沸点后计时5 min。					
操作步骤	1. 上浆肉片滑油成熟。 2. 香菇、杏鲍菇、胡萝卜、青椒都改刀成片，焯水。 3. 底油煸炒姜片、双菇、胡萝卜、青椒，加入调料稍煮，入肉片、煮沸勾芡出锅。					
操作要领	双菇易出水，加热时间不宜长。					
成品特点	色泽金黄，营养丰富。					
营养素供给量/份	能量 114.95 kcal 钙 11.03 mg	蛋白质 4.98 g 铁 1.56 mg	脂肪 7.26 g 锌 0.99 mg	碳水化合物 9.42 g 维生素A 7.92 μg	膳食纤维 0.75 g 维生素C 0.2 mg	

第四章 学生午餐菜谱推荐

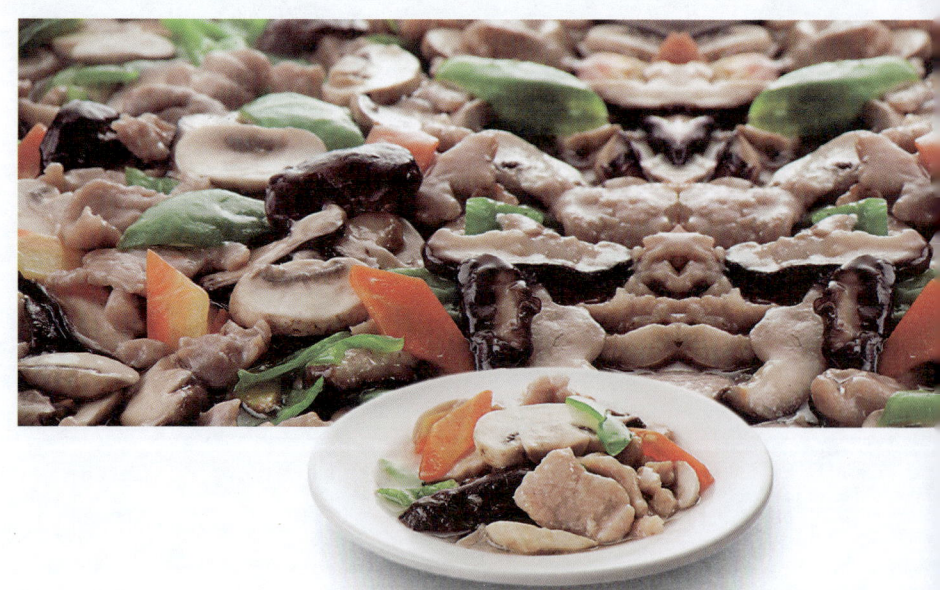

三、蔬菜

蔬菜菜谱40例，包括蔬菜、菌菇和豆制品等：

菜品为：炒青菜、炒菜薹、蒜茸空心菜、炒菠菜、蚝油生菜、胡萝卜卷心菜、蘑菇菜心、素什锦、菌菇毛菜、葱油杭白菜、香菇青菜、面筋白菜、蒜茸芥蓝、蒜香西蓝花、碧绿花菜、黄豆芽雪菜、糖醋藕片、炒豇豆、葱油蚕豆、青椒土豆丝、青椒银芽、黄豆芽油豆腐、红烧萝卜、炒南瓜、葱油芋艿、塔菜笋片、咖喱土豆、油焖茭白、毛豆丝瓜、番茄夜开花、蒜香黄瓜、虾皮西葫芦、油焖茄子、红烧豆腐、牛心菜油豆腐、五香素鸡、蚝油豆腐、葱油百叶结、雪菜粉皮、红烧粉丝。

第四章 学生午餐菜谱推荐

菜 名

炒青菜

主辅料	青菜				
单份量	140 g				
单锅总量	28 000 g （共200份）				
锅具尺寸	76 cm				
品　名	油	盐	味精		
数　量	800 g	260 g	50 g		
参考时间	每锅烹饪沸点后计时3 min。				
操作步骤	1. 青菜去头去黄叶，切块，盐水浸泡、洗涤、焯水、沥干。 2. 油烧至160℃，倒入青菜煸炒，加盐炒匀，成熟后下味精出锅。				
操作要领	旺火速炒。				
成品特点	色泽碧绿，口味咸鲜。				
营养素供给量/份	能量 50.63 kcal 钙 164.86 mg	蛋白质 2.06 g 铁 1.92 mg	脂肪 4.42 g 锌 0.37 mg	碳水化合物 3.43 g 维生素A 432.6 μg	膳食纤维 2.66 g 维生素C 89.6 mg

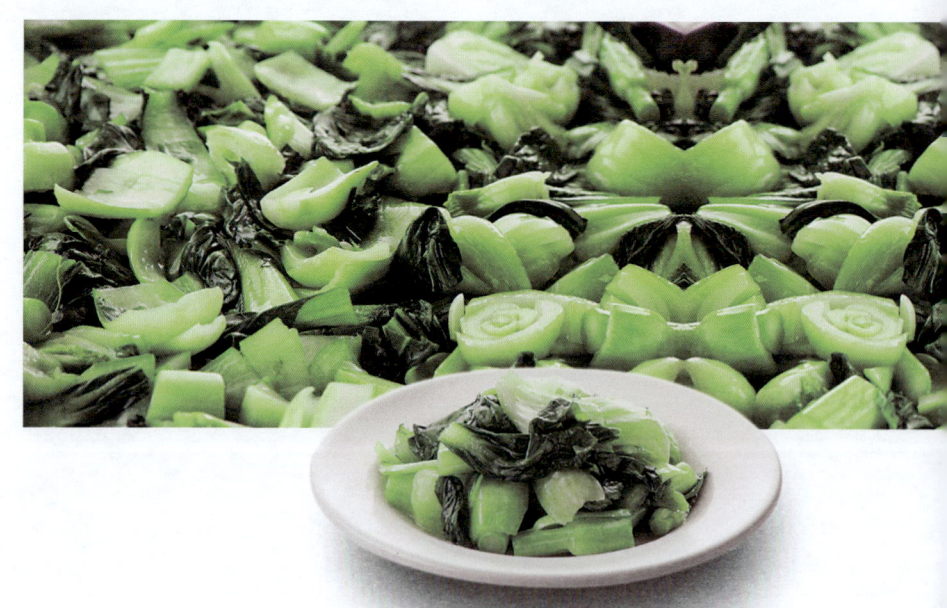

246

菜 名

炒 菜 薹

主辅料	菜苋
单份量	140 g
单锅总量	28 000 g（共200份）
锅具尺寸	76 cm
品　名	油　　盐　　味精
数　量	800 g　260 g　50 g
参考时间	每锅烹饪沸点后计时加盖3 min。
操作步骤	1. 菜苋去黄叶，切3 cm段洗净焯水。 2. 油烧至160℃，倒入菜苋煸炒，加盐炒匀，成熟后下味精出锅。
操作要领	旺火速炒。
成品特点	色泽碧绿，口味咸鲜。
营养素供给量/份	能量　　　　蛋白质　　　脂肪　　　　碳水化合物　　膳食纤维 63.23 kcal　4.02 g　　　4.56 g　　　3.71 g　　　　2.24 g 钙　　　　　铁　　　　　锌　　　　　维生素A　　　维生素C 180.26 mg　 2.9 mg　　　1.87 mg　　 805 µg　　　　106.4 mg

第四章　学生午餐菜谱推荐

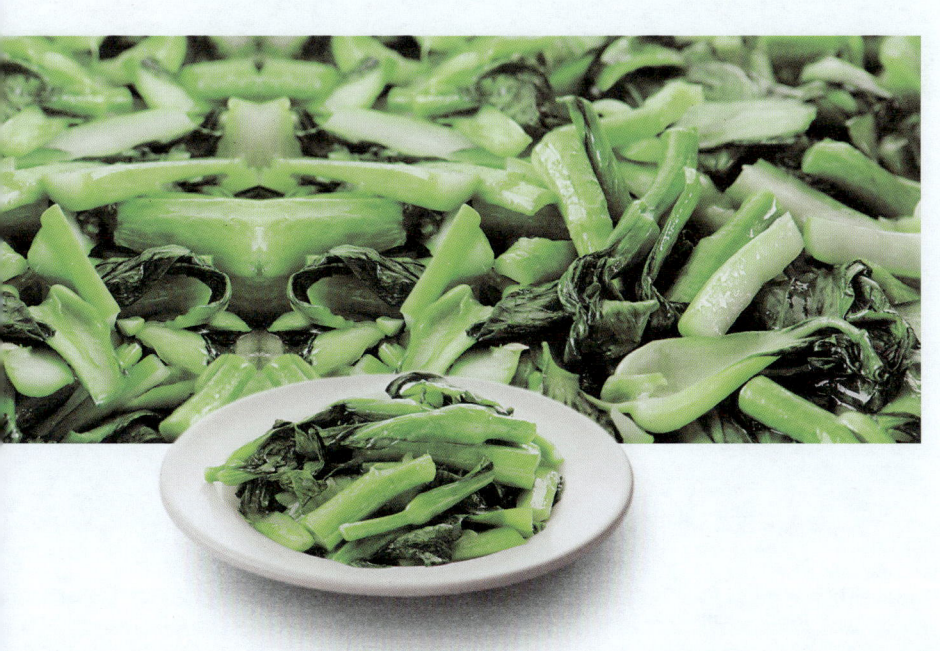

247

第四章 学生午餐菜谱推荐

菜 名

蒜茸空心菜

主辅料	空心菜　　大蒜头
单份量	130 g　　0.5 g
单锅总量	26 000 g　100 g（共200份）
锅具尺寸	76 cm
品　名	油　　盐　　味精
数　量	800 g　250 g　50 g
参考时间	每锅烹饪沸点后计时2 min。
操作步骤	1. 空心菜切4 cm段,洗净、快速焯水。 2. 锅内加油烧热,蒜茸煸炒,投入空心菜、盐、味精炒匀即可。
操作要领	旺火速炒。
成品特点	咸鲜适口,蒜香浓重。
营养素供给量/份	能量 63.26 kcal／蛋白质 2.98 g／脂肪 4.39 g／碳水化合物 4.88 g／膳食纤维 1.83 g 钙铁 129.94 mg／锌 3.09 mg／维生素A 0.56 mg／维生素C 328.92 µg／32.53 mg

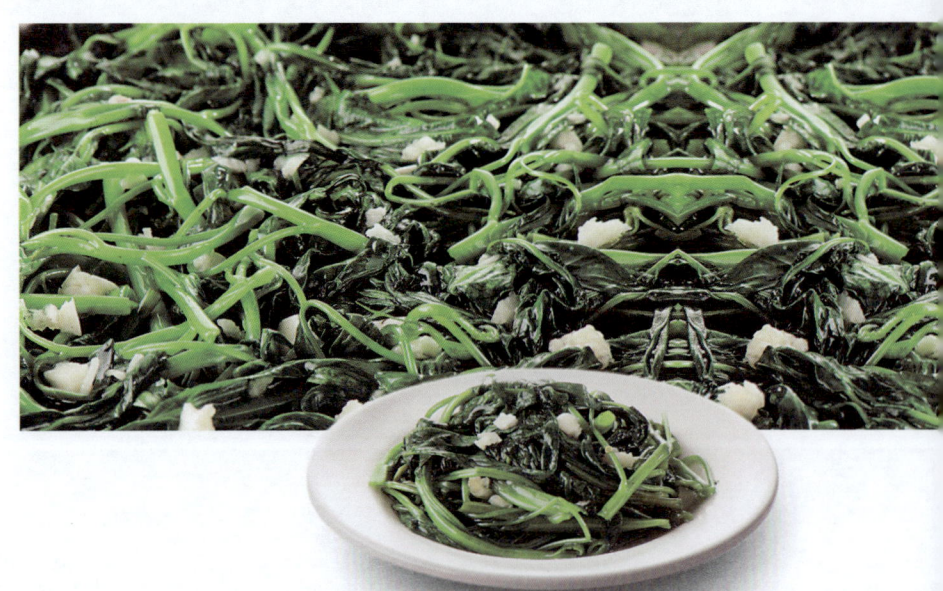

248

菜 名

炒 菠 菜

主辅料	菠菜
单份量	150 g
单锅总量	30 000 g （共200份）
锅具尺寸	76 cm
品　名	油　　盐　　味精
数　量	600 g　260 g　50 g
参考时间	每锅烹饪沸点后计时2 min。
操作步骤	1. 菠菜洗净、沥干水分。 2. 锅内加油烧热，投入菠菜、盐、味精炒匀即可。
操作要领	旺火速炒。
成品特点	色泽碧绿，口味咸鲜。
营养素供给量/份	能量 63.64 kcal　蛋白质 4 g　脂肪 3.45 g　碳水化合物 6.82 g　膳食纤维 2.55 g 钙 99.93 mg　铁 4.43 mg　锌 1.31 mg　维生素A 730.5 μg　维生素C 48 mg

第四章　学生午餐菜谱推荐

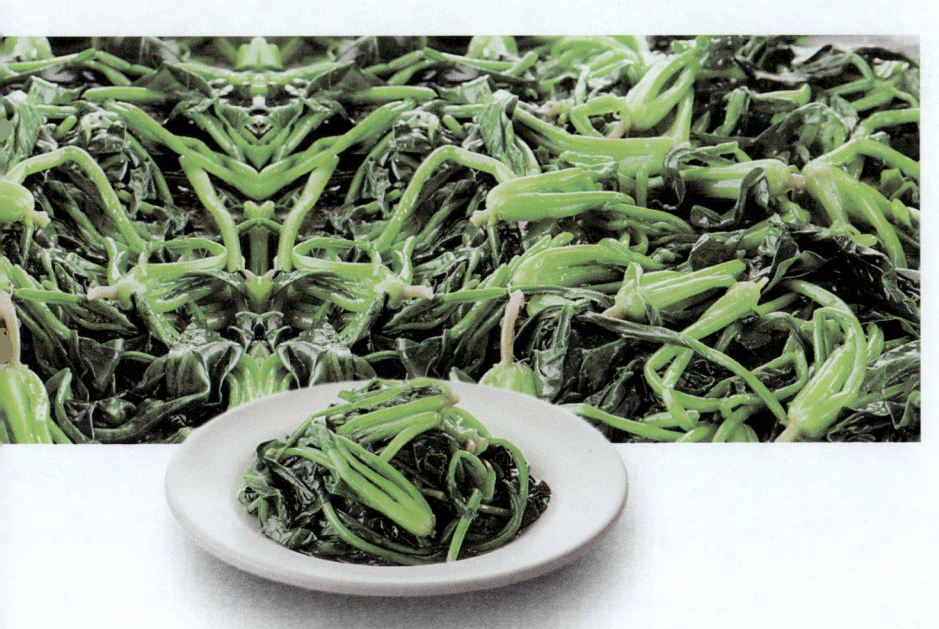

菜名

蚝油生菜

主辅料	生菜　　　大蒜头
单份量	140 g　　0.5 g
单锅总量	28 000 g　100 g（共200份）
锅具尺寸	76 cm
品名	油　　盐　　味精　蚝油
数量	800 g　220 g　50 g　400 g
参考时间	每锅烹饪沸点后计时1 min。
操作步骤	1. 生菜切4 cm段、洗净、快速焯水。 2. 锅内加油烧热,放蒜片煸炒,投入蚝油、生菜,加盐入味,加入味精炒匀即可。
操作要领	大蒜煸香,旺火速炒。
成品特点	口味咸鲜,色泽碧绿。
营养素供给量/份	能量　　　　蛋白质　　　脂肪　　　　碳水化合物　　膳食纤维 59.85 kcal　2.15 g　　　4.56 g　　　3.43 g　　　　0.85 g 钙　　　　　铁　　　　　锌　　　　　维生素A　　　维生素C 99.21 mg　　1.78 mg　　0.65 mg　　84.03 μg　　　28.03 mg

第四章 学生午餐菜谱推荐

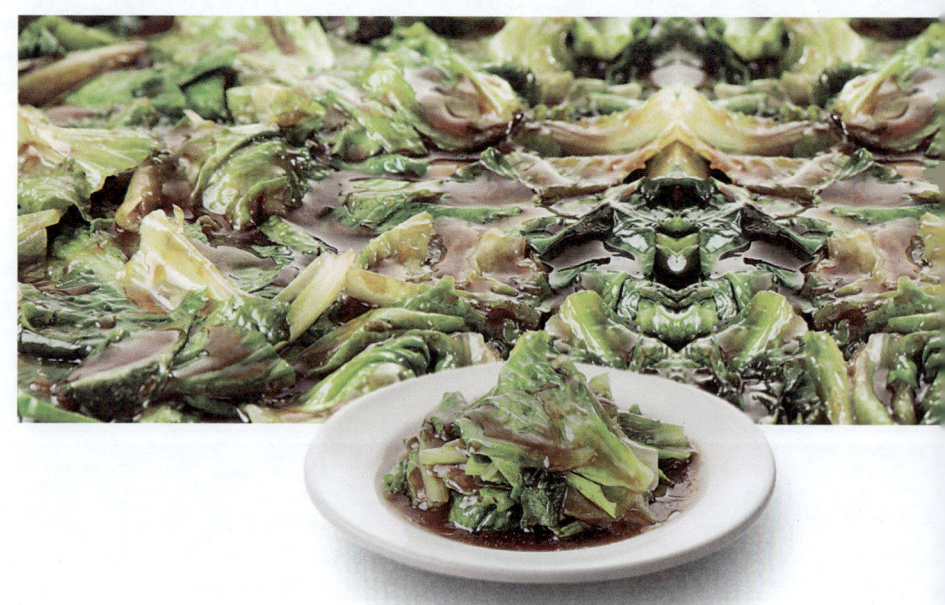

菜 名

胡萝卜卷心菜

主辅料	卷心菜	胡萝卜			
单份量	130 g	5 g			
单锅总量	26 000 g	1 000 g	（共200份）		
锅具尺寸	76 cm				
品 名	油	盐	味精		
数 量	800 g	260 g	30 g		
参考时间	每锅烹饪沸点后计时3分钟。				
操作步骤	1. 卷心菜、胡萝卜切丝、洗净、焯水。 2. 锅内加油烧热，下原料翻炒，加盐、味精炒匀即可。				
操作要领	粗细均匀，焯水速炒。				
成品特点	咸鲜。				
营养素供给量/份	能量 66.21 kcal	蛋白质 2.06 g	脂肪 4.27 g	碳水化合物 6.42 g	膳食纤维 1.46 g
	钙 66.01 mg	铁 0.89 mg	锌 0.38 mg	维生素A 49.85 μg	维生素C 52.45 mg

第四章 学生午餐菜谱推荐

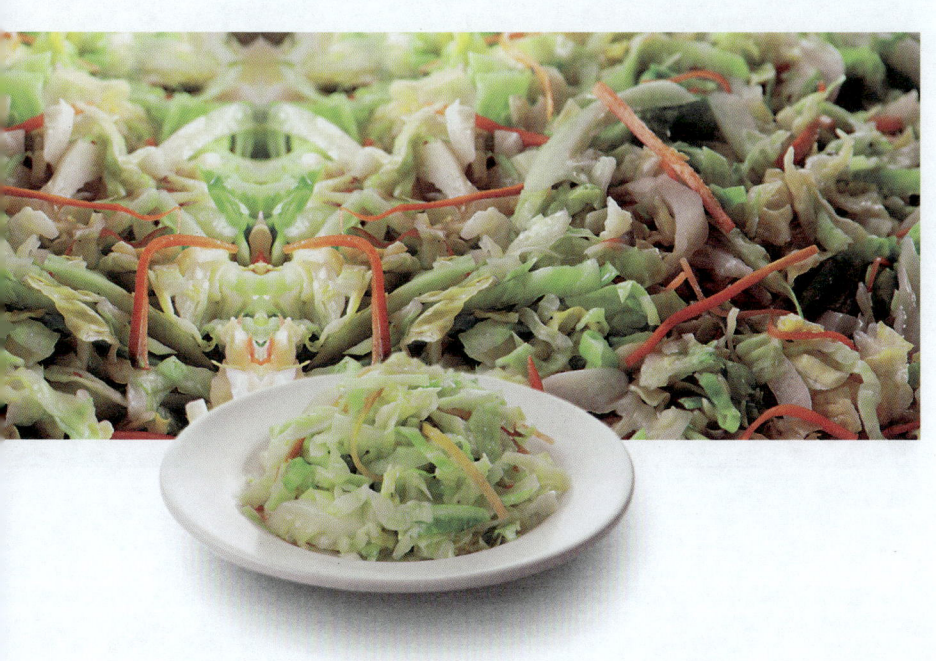

菜 名

蘑 菇 菜 心

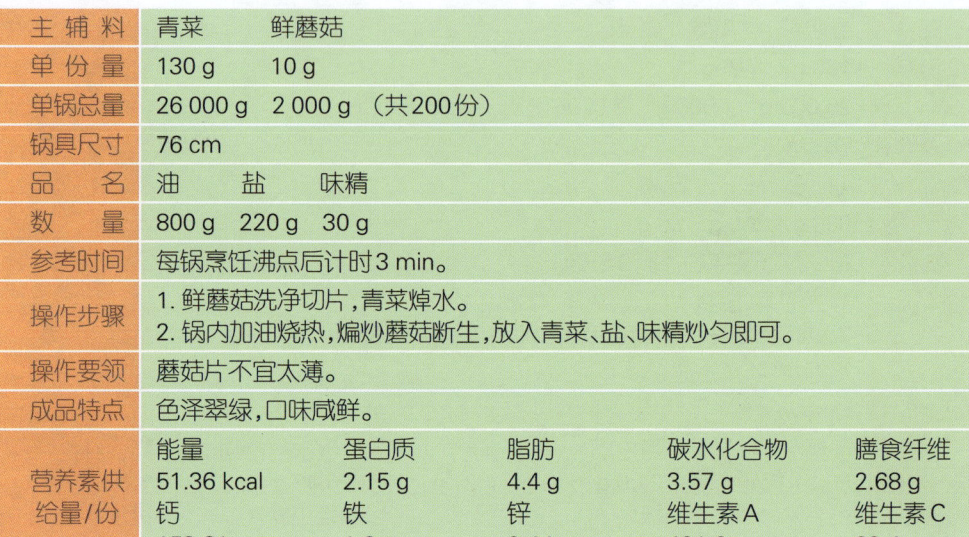

第四章 学生午餐菜谱推荐

主辅料	青菜　　　鲜蘑菇
单份量	130 g　　10 g
单锅总量	26 000 g　2 000 g （共200份）
锅具尺寸	76 cm
品　名	油　　　盐　　　味精
数　量	800 g　220 g　30 g
参考时间	每锅烹饪沸点后计时 3 min。
操作步骤	1. 鲜蘑菇洗净切片，青菜焯水。 2. 锅内加油烧热，煸炒蘑菇断生，放入青菜、盐、味精炒匀即可。
操作要领	蘑菇片不宜太薄。
成品特点	色泽翠绿，口味咸鲜。
营养素供给量/份	能量　　　　蛋白质　　　脂肪　　　碳水化合物　　膳食纤维 51.36 kcal　2.15 g　　　4.4 g　　　3.57 g　　　　2.68 g 钙　　　　　铁　　　　　锌　　　　维生素A　　　维生素C 153.61 mg　1.9 mg　　　0.44 mg　　401.9 μg　　　83.4 mg

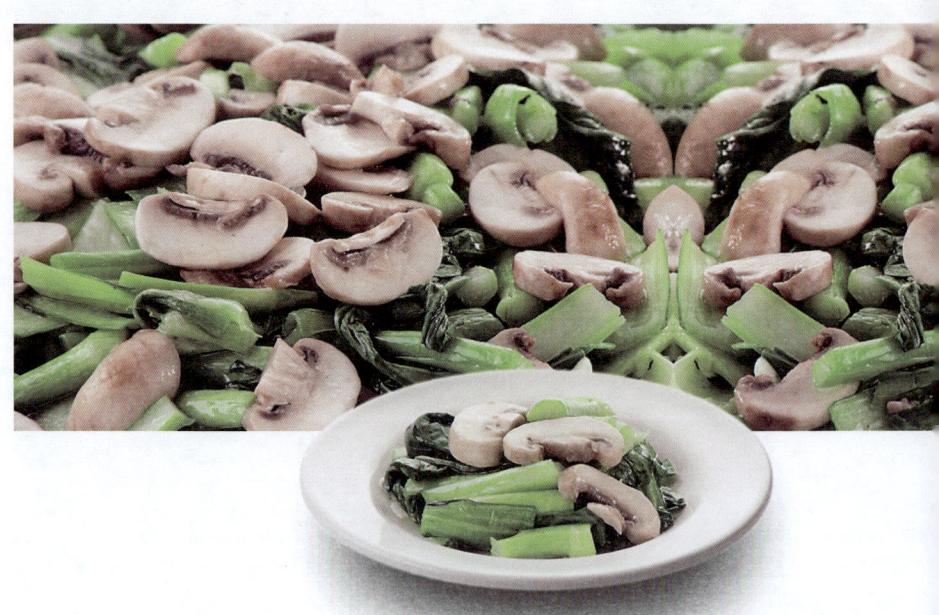

菜 名

素 什 锦

主辅料	大白菜	黑木耳	杏鲍菇	香菇	素肠	油面筋	胡萝卜	生姜
单份量	70 g	1 g	10 g	5 g	20 g	5 g	5 g	0.5 g
单锅总量	14 000 g（共200份）	200 g	2 000 g	1 000 g	4 000 g	1 000 g	1 000 g	100 g
锅具尺寸	76 cm							
品 名	油	老抽	盐	白糖	味精	汤水	生粉	麻油
数 量	800 g	100 g	200 g	100 g	50 g	30 000 g	800 g	20 g
参考时间	每锅烹饪沸点后计时10 min。							
操作步骤	1. 杏鲍菇切片，素肠切月牙片，白菜切菱形状，全部焯水。 2. 生姜末煸炒，后倒入全部焯水原料炒匀，加盐、老抽、白糖、味精、汤水，煮沸勾芡即可。							
操作要领	加工原料大小，刀工一致，勾芡不能太厚。							
成品特点	色泽金黄，营养丰富。							
营养素供给量/份	能量 129.67 kcal	蛋白质 6.66 g	脂肪 6.23 g	碳水化合物 13.41 g	膳食纤维 1.54 g			
	钙 132.87 mg	铁 3.14 mg	锌 1.37 mg	维生素A 48.42 μg	维生素C 22.2 mg			

第四章 学生午餐菜谱推荐

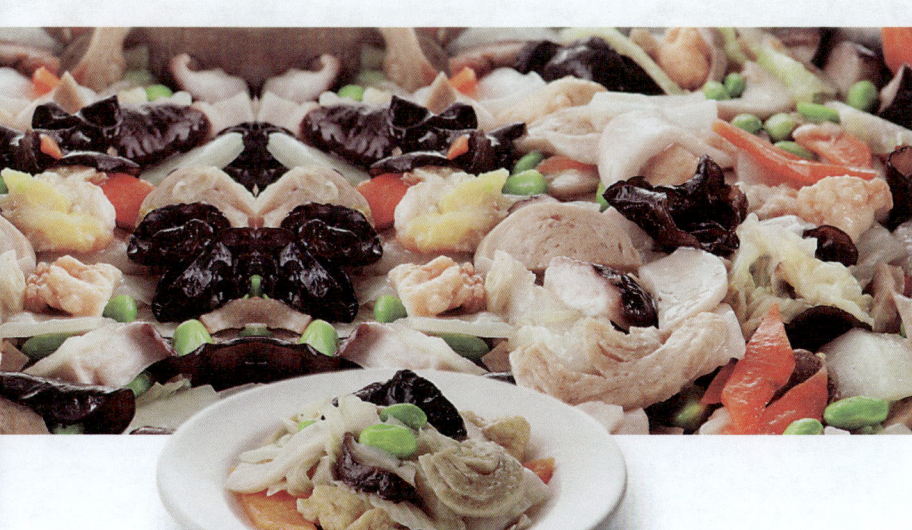

菜名

菌菇毛菜

第四章 学生午餐菜谱推荐

主辅料	鸡毛菜　　杏鲍菇				
单份量	110 g　　10 g				
单锅总量	22 000 g　2 000 g　（共200份）				
锅具尺寸	76 cm				
品　名	油　　　盐　　味精				
数　量	800 g　240 g　30 g				
参考时间	每锅烹饪沸点后计时3 min。				
操作步骤	1. 杏鲍菇切丝、焯水。 2. 锅内加油烧热，煸炒毛菜、杏鲍菇，加盐、味精烧开即可。				
操作要领	油水比例1∶1，速炒。				
成品特点	色泽碧绿，口味清香。				
营养素供给量/份	能量 55.96 kcal	蛋白质 3.16 g	脂肪 4.23 g	碳水化合物 3.73 g	膳食纤维 2.31 g
	钙 88.03 mg	铁 2.45 mg	锌 0.43 mg	维生素A 151.8 μg	维生素C 26.4 mg

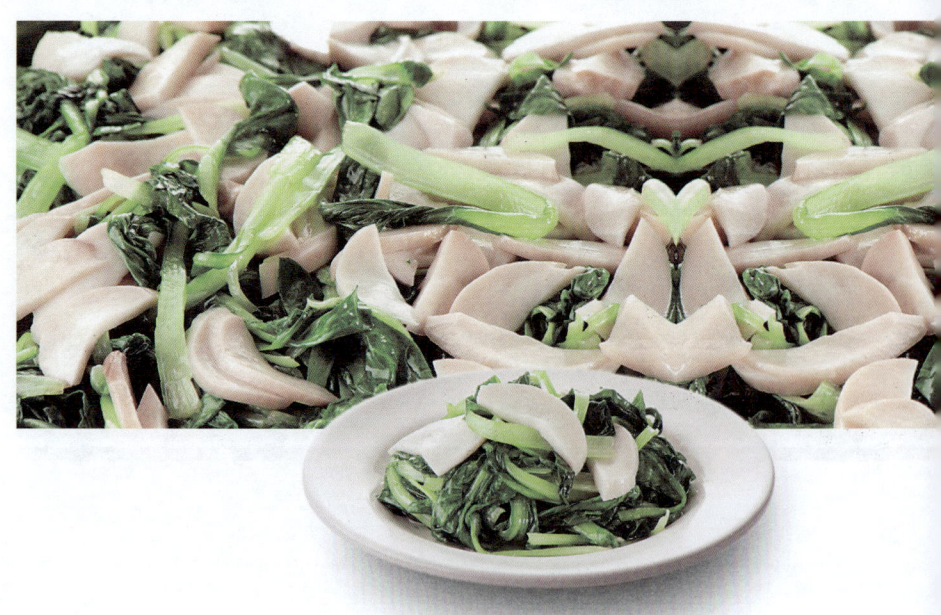

葱油杭白菜

主辅料	杭白菜	香葱			
单份量	130 g	0.5 g			
单锅总量	32 500 g	125 g	（共250份）		
锅具尺寸	76 cm				
品　名	油	盐	味精		
数　量	1 000 g	375 g	50 g		
参考时间	每锅烹饪沸点后计时3 min。				
操作步骤	1. 杭白菜切块，焯水。 2. 锅内加油烧热，葱花煸炒起香，倒入杭白菜，翻炒后加盐、味精，煮沸即可。				
操作要领	旺火速炒。				
成品特点	色白咸香。				
营养素供给量/份	能量 56.18 kcal 钙 118.32 mg	蛋白质 2.04 g 铁 2.58 mg	脂肪 4.39 g 锌 0.71 mg	碳水化合物 3.6 g 维生素A 364.39 μg	膳食纤维 1.44 g 维生素C 36.47 mg

第四章 学生午餐菜谱推荐

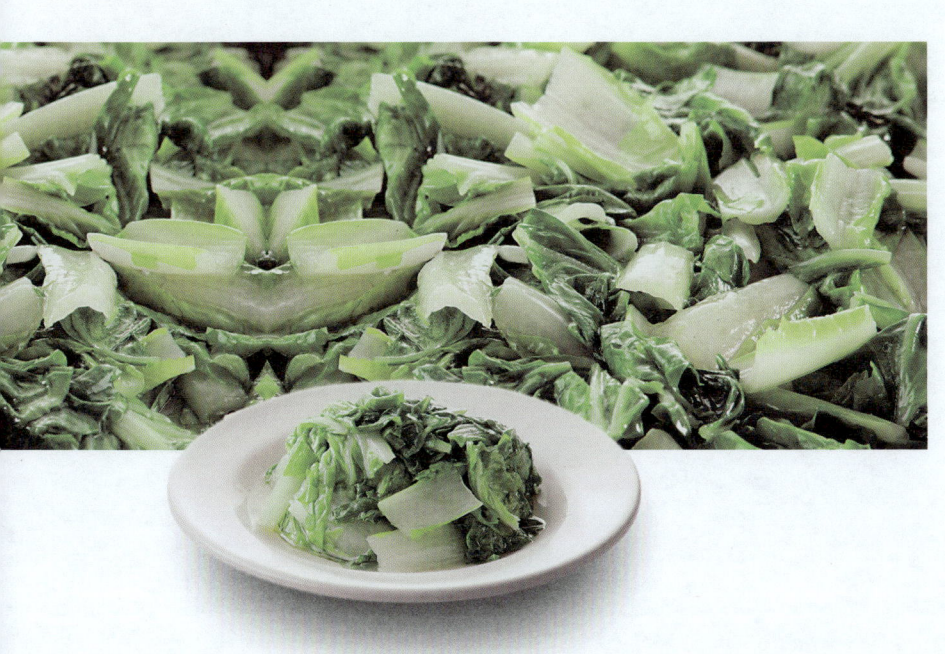

菜名

香菇青菜

主辅料	鲜香菇	青菜			
单份量	10 g	120 g			
单锅总量	2 000 g	24 000 g（共200份）			
锅具尺寸	76 cm				
品名	油	盐	味精		
数量	800 g	240 g	50 g		
参考时间	每锅烹饪沸点后计时5 min。				
操作步骤	1. 青菜去头去黄叶，切段，盐水浸泡、洗净、焯水、沥干。 2. 油烧至160℃，倒入青菜煸炒，加入香菇，盐、味精炒透入味出锅。				
操作要领	旺火速炒。				
成品特点	色泽碧绿，口感清香。				
营养素供给量/份	能量 50.4 kcal	蛋白质 1.98 g	脂肪 4.39 g	碳水化合物 3.45 g	膳食纤维 2.61 g
	钙 141.58 mg	铁 1.68 mg	锌 0.39 mg	维生素A 370.8 μg	维生素C 76.9 mg

第四章 学生午餐菜谱推荐

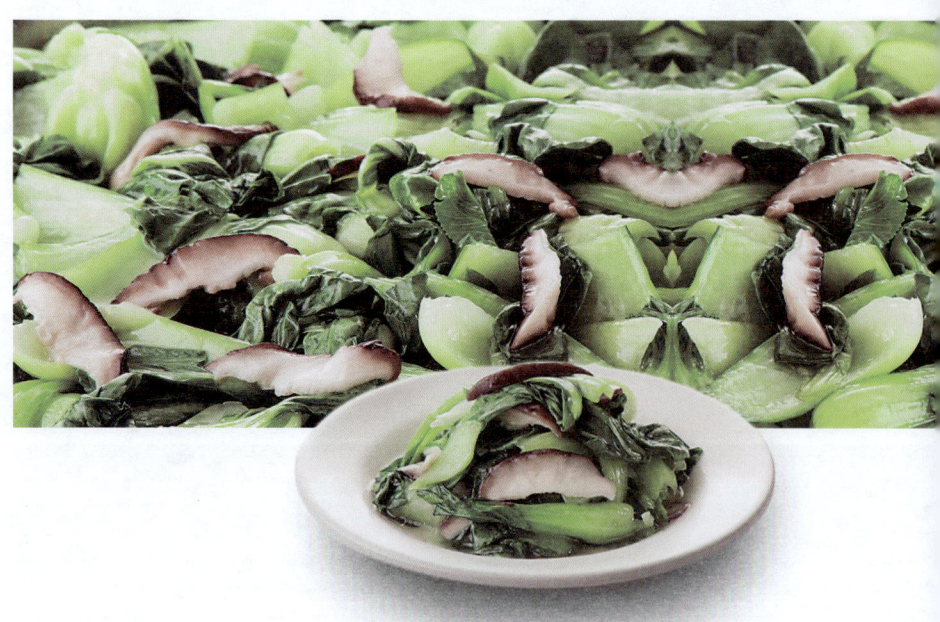

菜 名

面筋白菜

主辅料	大白菜	油面筋	香葱		
单份量	130 g	2只	0.5 g		
单锅总量	26 000 g	400 g	100 g（共200份）		
锅具尺寸	76 cm				
品 名	油	盐	味精		
数 量	800 g	300 g	30 g		
参考时间	每锅烹饪沸点后计时5 min。				
操作步骤	1. 白菜切块焯水沥干，面筋撕半。 2. 葱煸香，倒入白菜面筋，翻炒后加盐、味精，烧开出锅。				
操作要领	旺火速炒。				
成品特点	白菜脆嫩，咸鲜。				
营养素供给量/份	能量 107.65 kcal	蛋白质 4.71 g	脂肪 6.64 g	碳水化合物 8.28 g	膳食纤维 1.18 g
	钙 69.17 mg	铁 1.27 mg	锌 0.77 mg	维生素A 26.39 μg	维生素C 40.37 mg

第四章 学生午餐菜谱推荐

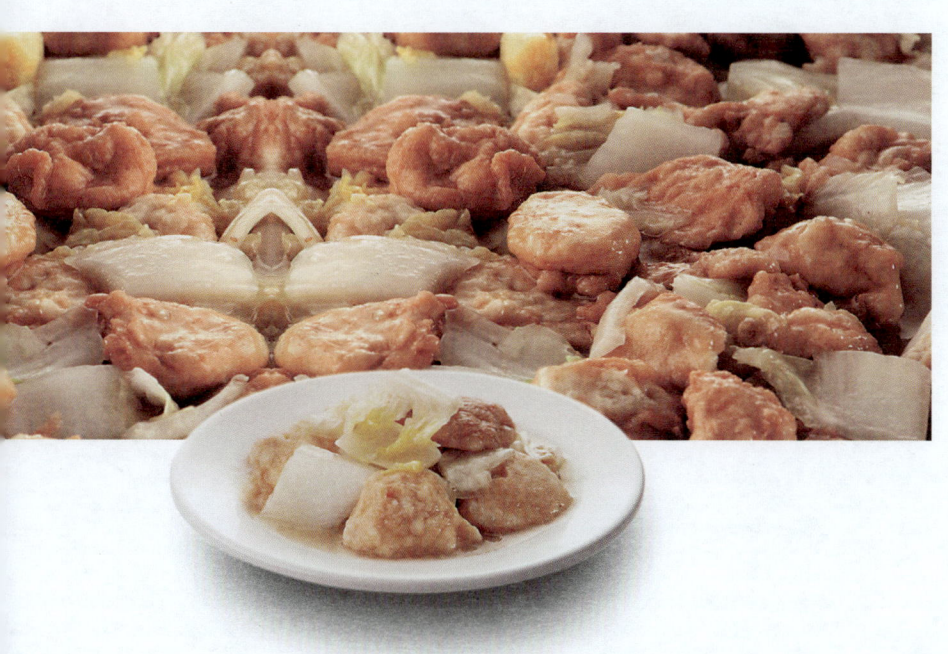

菜名

蒜茸芥蓝

主辅料	芥蓝　　　大蒜头				
单份量	140 g　　　0.5 g				
单锅总量	28 000 g　100 g　（共200份）				
锅具尺寸	76 cm				
品　名	油　　盐　　味精　　汤水　　生抽				
数　量	800 g　280 g　30 g　1 000 g　400 g				
参考时间	每锅烹饪沸点后计时3 min。				
操作步骤	1. 芥蓝去头，切成段、焯水、大蒜切指甲片。 2. 锅内加油烧热，蒜爆香，加汤水、盐烧沸，入芥蓝、生抽，烧至入味下味精出锅。				
操作要领	水油煮出蒜味，芥蓝稍煮。				
成品特点	色泽碧绿，蒜香清脆。				
营养素供给量/份	能量 63.99 kcal	蛋白质 4.1 g	脂肪 4.56 g	碳水化合物 3.82 g	膳食纤维 2.25 g
	钙 180.69 mg	铁 2.96 mg	锌 1.88 mg	维生素A 805.03 μg	维生素C 106.43 mg

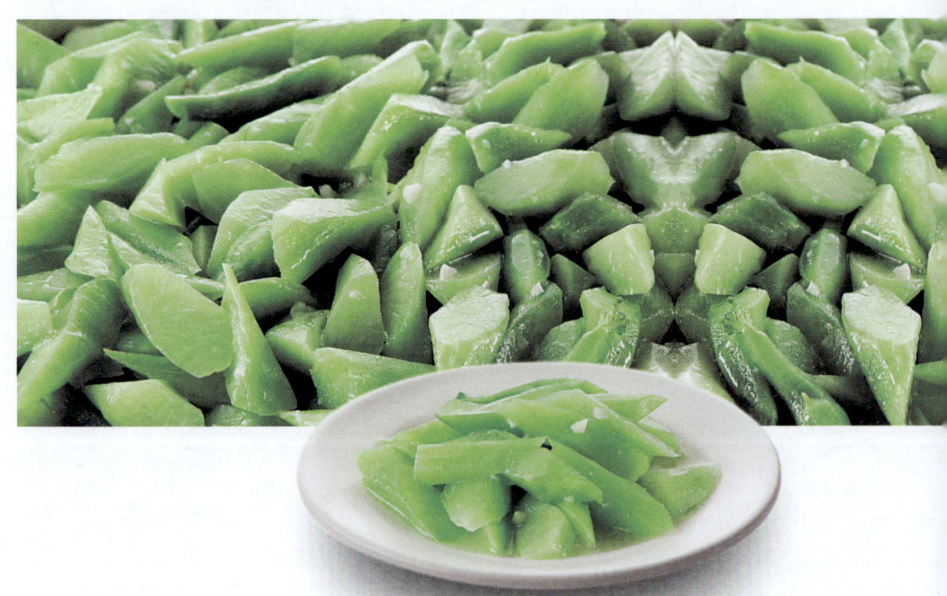

第四章　学生午餐菜谱推荐

菜名

蒜香西蓝花

主辅料	西蓝花	大蒜头			
单份量	130 g	0.5 g			
单锅总量	26 000 g	100 g	（共200份）		
锅具尺寸	76 cm				
品名	油	盐	汤水	味精	胡椒粉
数量	800 g	300 g	2 000 g	30 g	100 g
参考时间	每锅烹饪沸点后计时5 min。				
操作步骤	1. 西蓝花择成小朵，焯水六成熟，大蒜切指甲片。 2. 大蒜爆香，加汤水烧开，入西蓝花煮沸后加味精、盐、胡椒粉即可。				
操作要领	水量与原料比例恰当。				
成品特点	色泽碧绿，清脆咸鲜。				
营养素供给量/份	能量 81.68 kcal 钙 88.31 mg	蛋白质 5.46 g 铁 1.45 mg	脂肪 4.79 g 锌 1.07 mg	碳水化合物 6.15 g 维生素A 1 562.68 µg	膳食纤维 2.1 g 维生素C 66.33 mg

第四章 学生午餐菜谱推荐

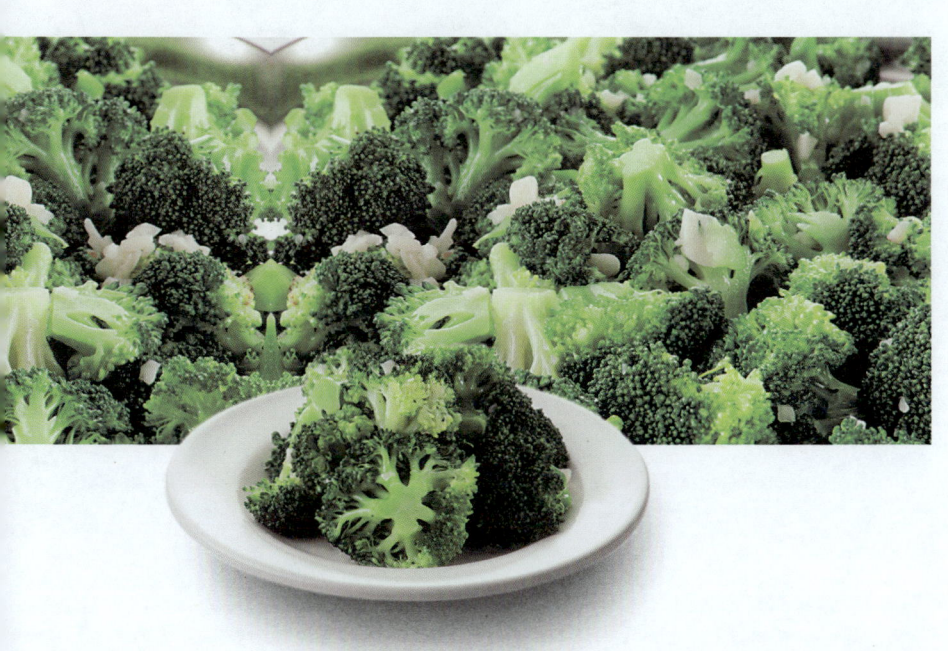

菜 名

碧绿花菜

主辅料	花菜　　荠菜　　香葱
单份量	130 g　　5 g　　0.5 g
单锅总量	26 000 g　1 000 g　100 g　（共200份）
锅具尺寸	76 cm
品　名	油　　盐　　味精　汤水　　麻油　生粉
数　量	800 g　300 g　30 g　2 000 g　20 g　200 g
参考时间	每锅烹饪沸点后计时 3 min。
操作步骤	1. 花菜择成小朵焯水，荠菜焯水后，剁碎。 2. 葱煸香，加汤水、盐、味精煮沸入花菜。 3. 勾薄芡，出锅前撒上荠菜末、翻匀即可。
操作要领	水量与原料比例恰当。
成品特点	翡翠白玉，口味咸鲜。
营养素供给量/份	能量　　　　蛋白质　　　脂肪　　　碳水化合物　　膳食纤维 73.45 kcal　2.96 g　　　4.38 g　　7.14 g　　　　1.65 g 钙　　　　　铁　　　　　锌　　　　维生素A　　　维生素C 46.07 mg　　1.85 mg　　0.58 mg　28.49 μg　　　81.52 mg

第四章　学生午餐菜谱推荐

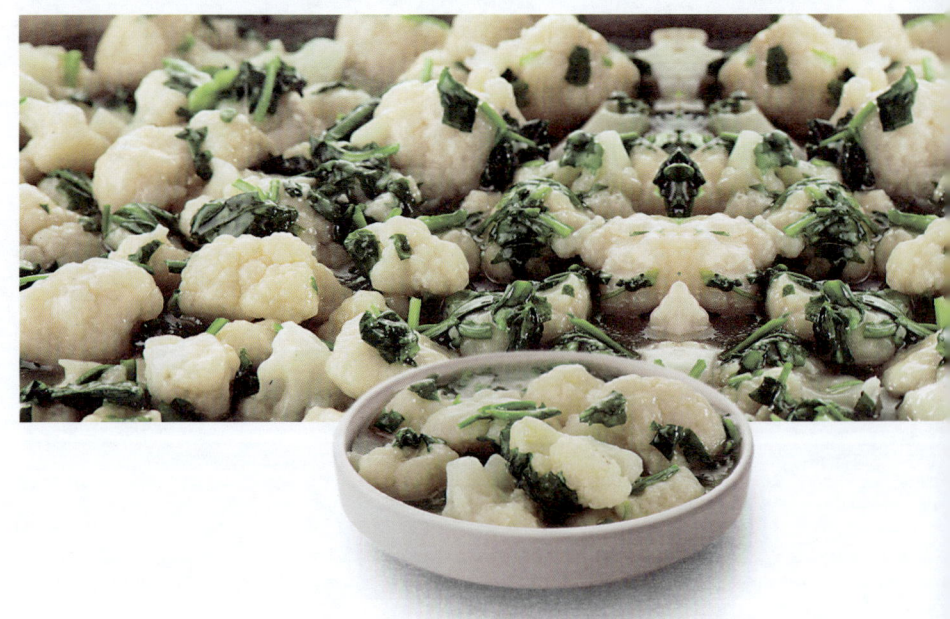

菜 名

黄豆芽雪菜

主辅料	黄豆芽	雪菜	香葱		
单份量	40 g	80 g	0.5 g		
单锅总量	12 000 g	24 000 g	150 g	（共300份）	
锅具尺寸	76 cm				
品 名	油	盐	味精	汤水	
数 量	1 200 g	250 g	50 g	2 000 g	
参考时间	每锅烹饪沸点后计时 8 min。				
操作步骤	1. 雪菜洗净、切粒、浸泡，黄豆芽焯水，葱切段。 2. 锅内加油煸炒葱段，放入雪菜、黄豆芽、汤水、盐烧开，投入味精即可。				
操作要领	保有雪菜原味。				
成品特点	咸鲜可口。				
营养素供给量/份	能量 71.83 kcal	蛋白质 3.08 g	脂肪 5.92 g	碳水化合物 8.84 g	膳食纤维 7.25 g
	钙 68.75 mg	铁 4.3 mg	锌 1.49 mg	维生素A 79.99 μg	维生素C 3.27 mg

第四章 学生午餐菜谱推荐

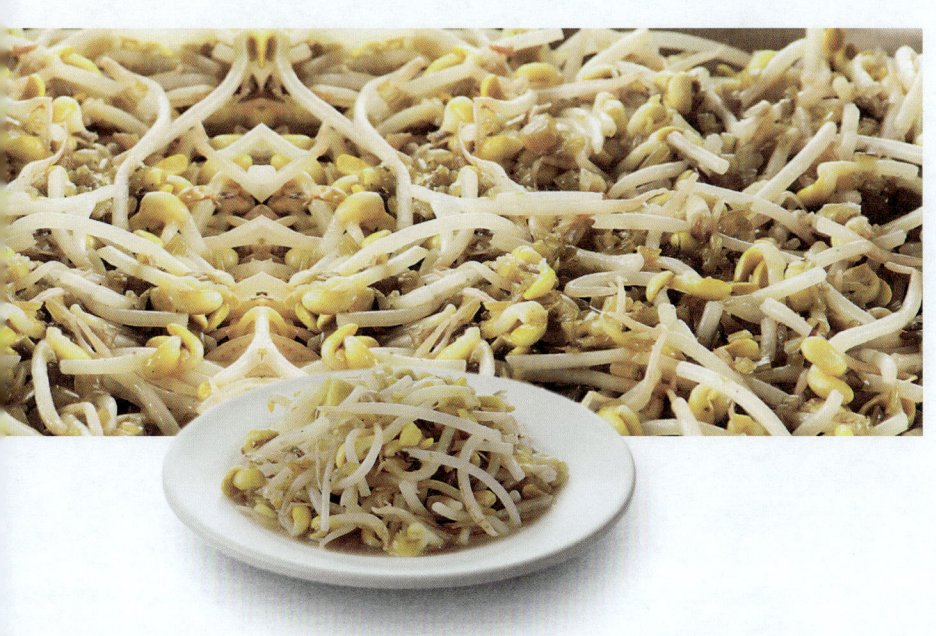

菜 名

糖醋藕片

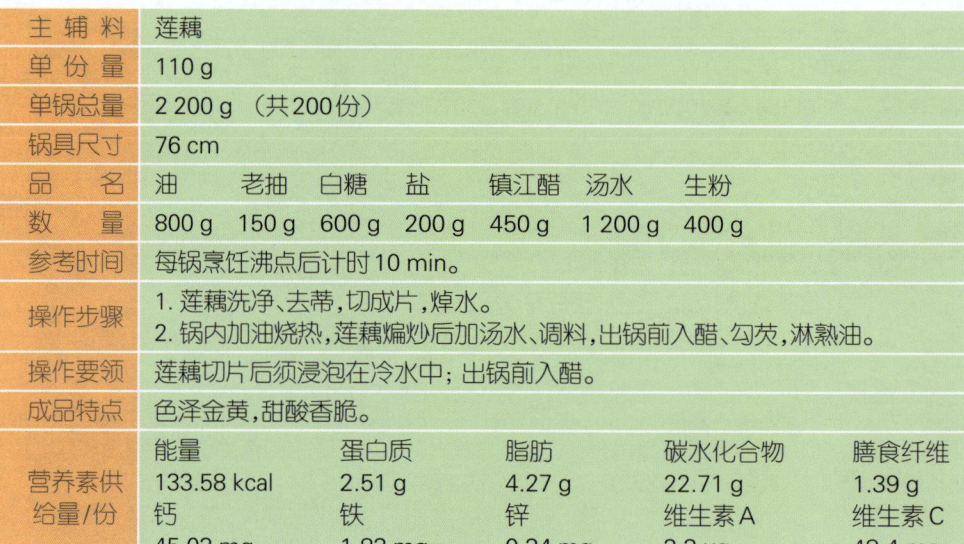

主辅料	莲藕						
单份量	110 g						
单锅总量	2 200 g （共200份）						
锅具尺寸	76 cm						
品　名	油	老抽	白糖	盐	镇江醋	汤水	生粉
数　量	800 g	150 g	600 g	200 g	450 g	1 200 g	400 g
参考时间	每锅烹饪沸点后计时 10 min。						
操作步骤	1. 莲藕洗净、去蒂，切成片，焯水。 2. 锅内加油烧热，莲藕煸炒后加汤水、调料，出锅前入醋、勾芡，淋熟油。						
操作要领	莲藕切片后须浸泡在冷水中；出锅前入醋。						
成品特点	色泽金黄，甜酸香脆。						
营养素供给量/份	能量 133.58 kcal 钙 45.03 mg	蛋白质 2.51 g 铁 1.83 mg		脂肪 4.27 g 锌 0.34 mg	碳水化合物 22.71 g 维生素A 3.3 μg		膳食纤维 1.39 g 维生素C 48.4 mg

第四章　学生午餐菜谱推荐

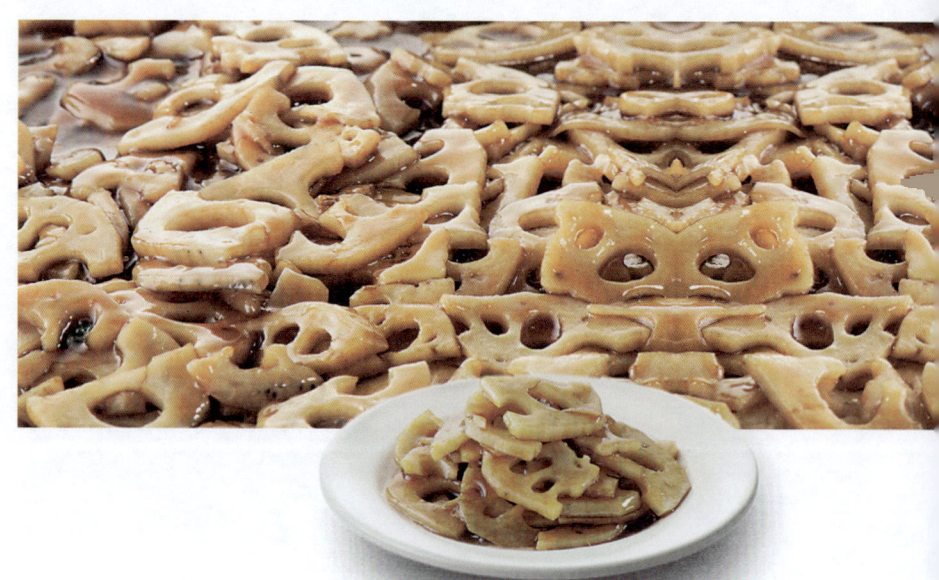

菜 名

炒豇豆

主辅料	豇豆
单份量	130 g
单锅总量	26 000 g（共200份）
锅具尺寸	76 cm
品 名	油　　盐　　味精　汤水
数 量	800 g　250 g　50 g　1 000 g
参考时间	每锅烹饪沸点后计时3 min。
操作步骤	1. 豇豆切4 cm段，洗净、焯水。 2. 锅内加油烧热，放蒜片热油煸炒，投入豇豆，加水、盐烧透入味，加入味精炒匀即可。
操作要领	煸香煮透。
成品特点	口味咸鲜，色泽碧绿。
营养素供给量/份	能量　　　　蛋白质　　　脂肪　　　　碳水化合物　　膳食纤维 74.33 kcal　3.87 g　　　4.39 g　　　7.74 g　　　　2.99 g 钙　　　　　铁　　　　　锌　　　　　维生素A　　　维生素C 36.15 mg　　0.75 mg　　0.75 mg　　54.6 μg　　　24.7 mg

第四章　学生午餐菜谱推荐

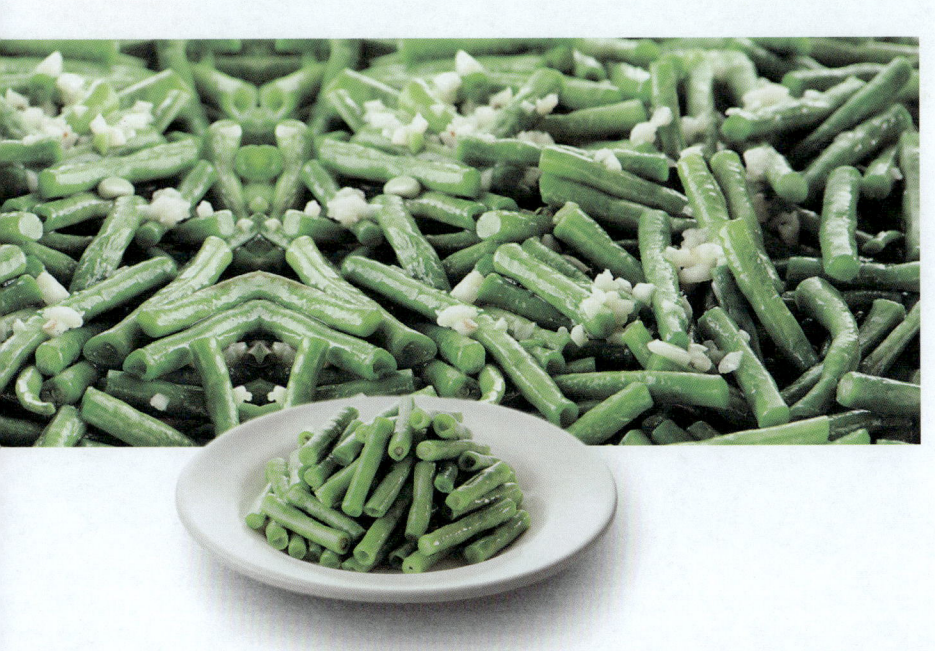

第四章 学生午餐菜谱推荐

菜 名

葱油蚕豆

主辅料	带壳蚕豆　香葱				
单份量	350 g　1 g				
单锅总量	70 000 g　200 g（共200份）				
锅具尺寸	76 cm				
品　名	油　　盐　　味精　汤水				
数　量	800 g　300 g　50 g　1 000 g				
参考时间	每锅烹饪沸点后计时3 min。				
操作步骤	1. 蚕豆去壳，焯水、沥干。 2. 锅内加油，烧热下葱花煸炒，加蚕豆和盐、水烧煮，炒透后下味精即可。				
操作要领	煸出葱香，稍煮。				
成品特点	色泽翡翠，口味咸鲜。				
营养素供给量/份	能量 1101 kcal 钙 173.14 mg	蛋白质 86.23 g 铁 10.27 mg	脂肪 7.85 g 锌 16.71 mg	碳水化合物 209.79 g 维生素A 28.77 μg	膳食纤维 38.16 g 维生素C 0.14 mg

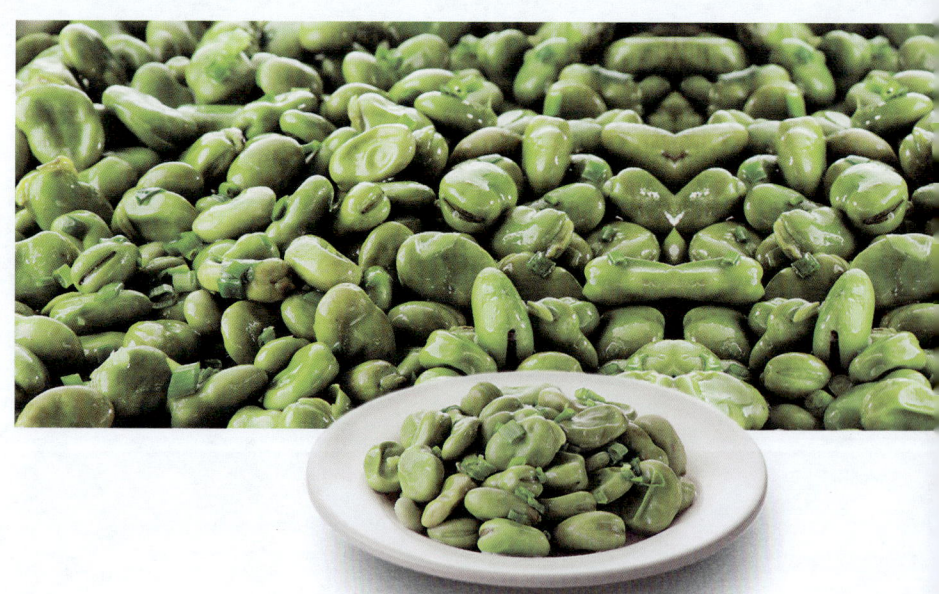

菜 名

青椒土豆丝

主辅料	青椒	土豆			
单份量	20 g	110 g			
单锅总量	5 000 g	27 500 g	（共250份）		
锅具尺寸	76 cm				
品 名	油	盐	味精	汤水	白醋
数 量	850 g	350 g	50 g	3 000 g	100 g
参考时间	每锅烹饪沸点后计时3 min。				
操作步骤	1. 土豆去皮，改5 cm长丝、焯水，青椒切丝。 2. 锅内加油烧热，热油炒青椒丝，加入土豆丝、盐、味精、白醋、汤水炒匀即可。				
操作要领	旺火速炒。				
成品特点	口味咸酸。				
营养素供给量/份	能量 119.33 kcal 钙 12.85 mg	蛋白质 2.56 g 铁 1.11 mg	脂肪 3.68 g 锌 0.49 mg	碳水化合物 20.13 g 维生素A 16.9 μg	膳食纤维 1.19 g 维生素C 42.1 mg

第四章　学生午餐菜谱推荐

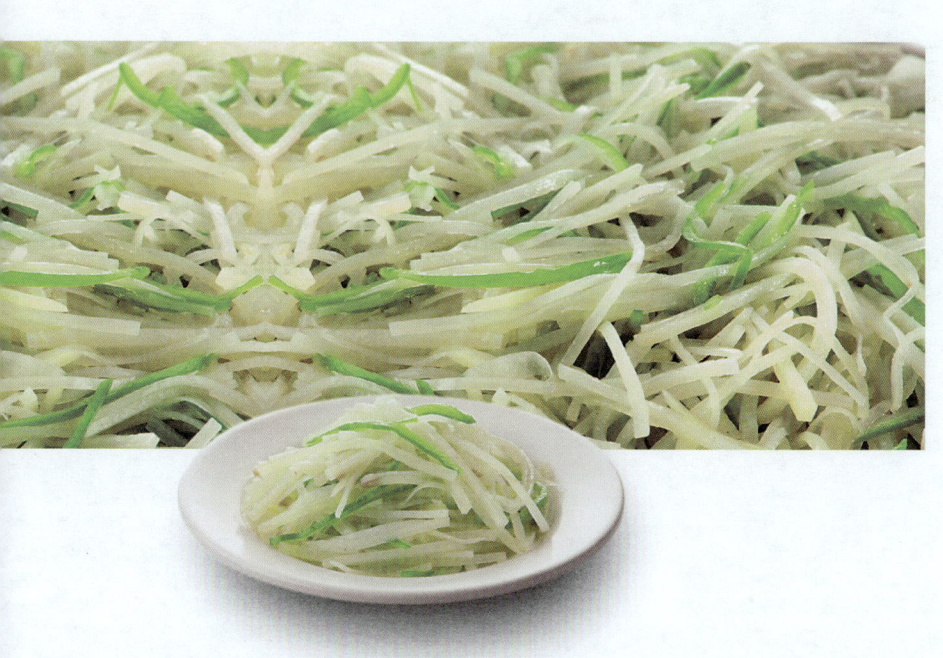

菜 名

青 椒 银 芽

第四章 学生午餐菜谱推荐

主 辅 料	青椒	绿豆芽			
单 份 量	20 g	120 g			
单锅总量	4 000 g	24 000 g （共200份）			
锅具尺寸	76 cm				
品 名	油	盐	味精		
数 量	800 g	260 g	50 g		
参考时间	每锅烹饪沸点后计时2 min。				
操作步骤	1. 绿豆芽洗净、快速焯水，青椒切丝。 2. 锅内加油烧热，煸炒青椒丝、豆芽，加盐炒匀，最后放味精翻炒即可出锅。				
操作要领	旺火速炒。				
成品特点	色泽翠绿，口味咸鲜。				
营养素供给量/份	能量 62.83 kcal 钙 14.86 mg	蛋白质 2.9 g 铁 0.96 mg	脂肪 4.18 g 锌 0.51 mg	碳水化合物 4.71 g 维生素A 15 μg	膳食纤维 1.38 g 维生素C 19.6 mg

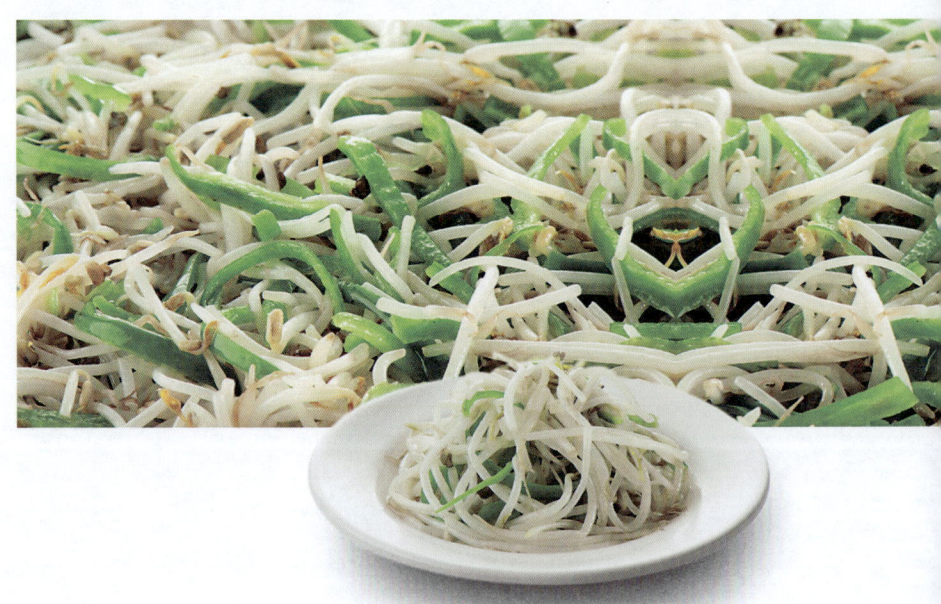

菜 名

黄豆芽油豆腐

主辅料	小油豆腐　黄豆芽			
单份量	10 g	110 g		
单锅总量	2 500 g	27 500 g （共250份）		
锅具尺寸	76 cm			
品　名	油	盐	味精	汤水
数　量	1 000 g	300 g	50 g	1 000 g
参考时间	每锅烹饪沸点后计时6 min。			
操作步骤	油豆腐改片和黄豆芽分别焯水；锅内加油烧热，煸葱起香，倒入黄豆芽、油豆腐、汤水，再加盐、味精炒匀即可。			
操作要领	油豆腐盐水稍煮入味。			
成品特点	豆芽清香，咸鲜可口。			
营养素供给量/份	能量 109.3 kcal 钙 38.78 mg	蛋白质 6.73 g 铁 1.6 mg	脂肪 7.52 g 锌 0.84 mg	碳水化合物 5.49 g 维生素A 6 μg	膳食纤维 1.71 g 维生素C 8.8 mg

第四章　学生午餐菜谱推荐

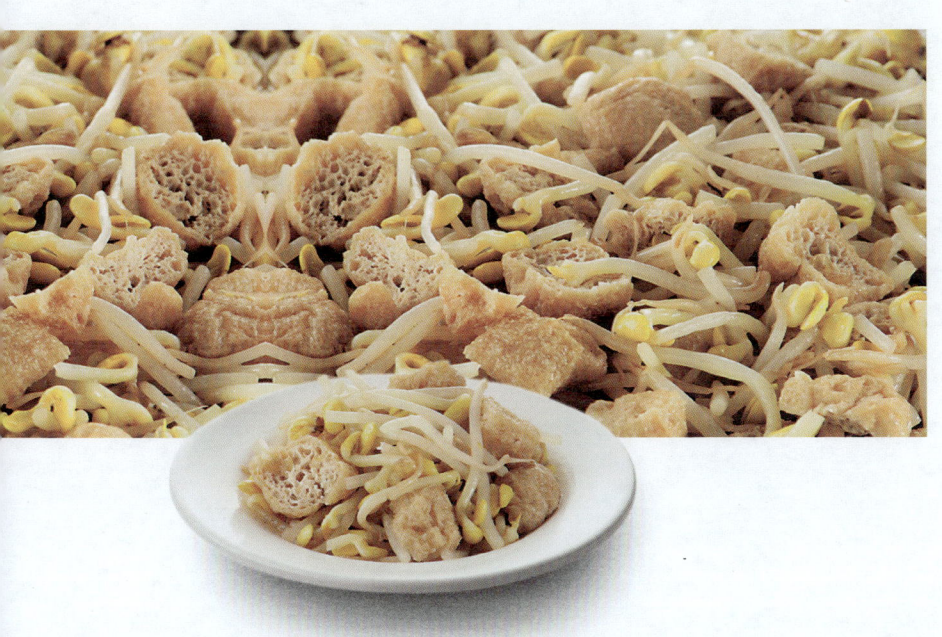

菜 名

红烧萝卜

主辅料	白萝卜　　香葱				
单份量	130 g　　0.5 g				
单锅总量	26 000 g　　100 g　（共200份）				
锅具尺寸	76 cm				
品　名	油	盐	味精　糖	老抽	汤水
数　量	600 g	200 g	30 g　350 g	500 g	3 000 g
参考时间	每锅烹饪沸点后计时加盖 10 min。				
操作步骤	1. 萝卜切块，焯水。 2. 锅内加油烧熟，葱油煸炒萝卜，老抽上色后，加入汤水、盐、白糖、焖煮，萝卜酥后加入味精出锅。				
操作要领	调味略重，去涩苦味。				
成品特点	色泽酱红，咸中微甜。				
营养素供给量/份	能量 54.43 kcal 钙 34.04 mg	蛋白质 1.17 g 铁 0.62 mg	脂肪 3.26 g 锌 0.21 mg	碳水化合物 7.05 g 维生素A 0 μg	膳食纤维 2.08 g 维生素C 20.8 mg

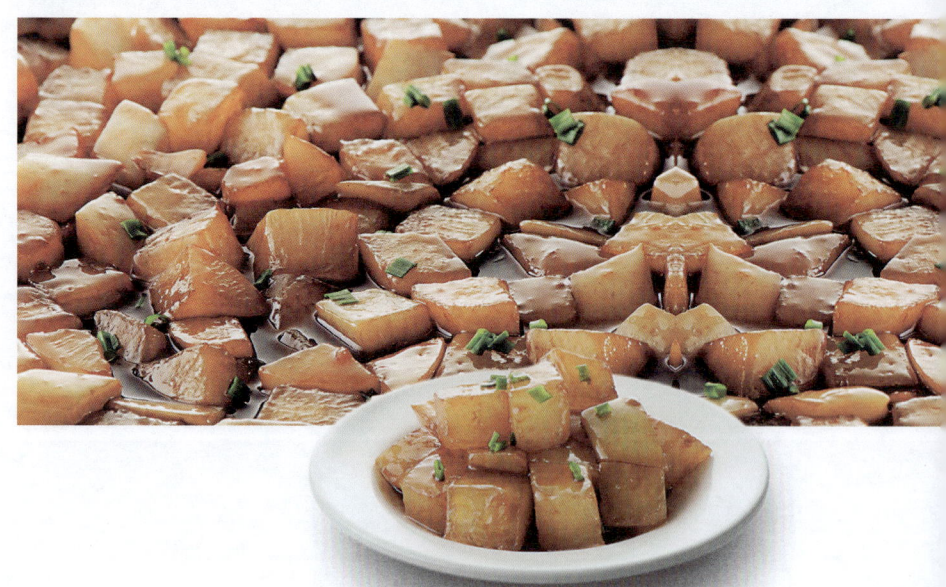

第四章　学生午餐菜谱推荐

菜 名

炒 南 瓜

主辅料	日本南瓜　香葱			
单份量	140 g	0.5 g		
单锅总量	28 000 g	100 g	（共200份）	
锅具尺寸	76 cm			
品　名	油	盐	味精	汤水
数　量	800 g	250 g	50 g	2 000 g
参考时间	每锅烹饪沸点后计时6 min。			
操作步骤	1. 南瓜去籽、切片、焯水。 2. 锅内加油烧热，煸香葱花后入南瓜翻炒，加盐、汤水炒匀煮熟，加入味精出锅。			
操作要领	刀工一致。			
成品特点	色泽金黄，糯滑鲜香。			
营养素供给量/份	能量 67.43 kcal	蛋白质 1.08 g	脂肪 4.14 g	碳水化合物 7.49 g	膳食纤维 1.12 g
	钙 23.43 mg	铁 0.65 mg	锌 0.24 mg	维生素A 207.2 μg	维生素C 11.2 mg

第四章　学生午餐菜谱推荐

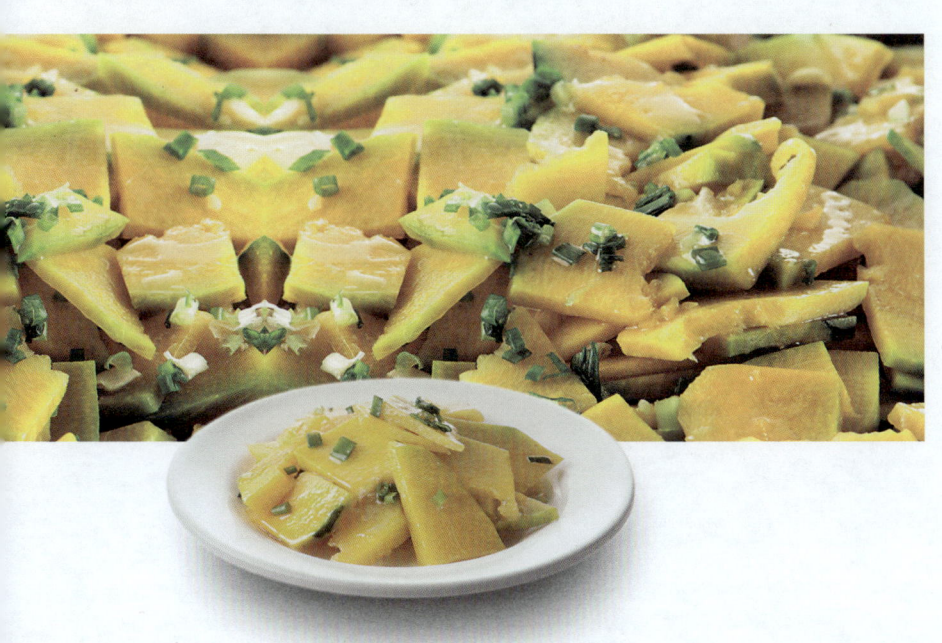

菜名

葱油芋艿

主辅料	速冻芋艿　香葱
单份量	120 g　　0.5 g
单锅总量	36 000 g　150 g（共300份）
锅具尺寸	76 cm
品　名	油　　盐　　味精　汤水
数　量	900 g　350 g　50 g　5 000 g
参考时间	每锅烹饪沸点后计时8 min。
操作步骤	1. 葱切花，熬盐水。 2. 芋艿平摊在蒸盘里，浇上熬制的盐水，蒸酥。 3. 葱油烧熟，浇在表面即可。
操作要领	葱香芋糯。
成品特点	软糯适口，咸香鲜爽。
营养素供给量/份	能量　　　　蛋白质　　　脂肪　　　碳水化合物　　膳食纤维 122.38 kcal　2.72 g　　3.24 g　　21.8 g　　　1.21 g 钙　　　　　铁　　　　　锌　　　　维生素A　　　维生素C 44.26 mg　　1.28 mg　　0.62 mg　32.78 μg　　7.27 mg

第四章　学生午餐菜谱推荐

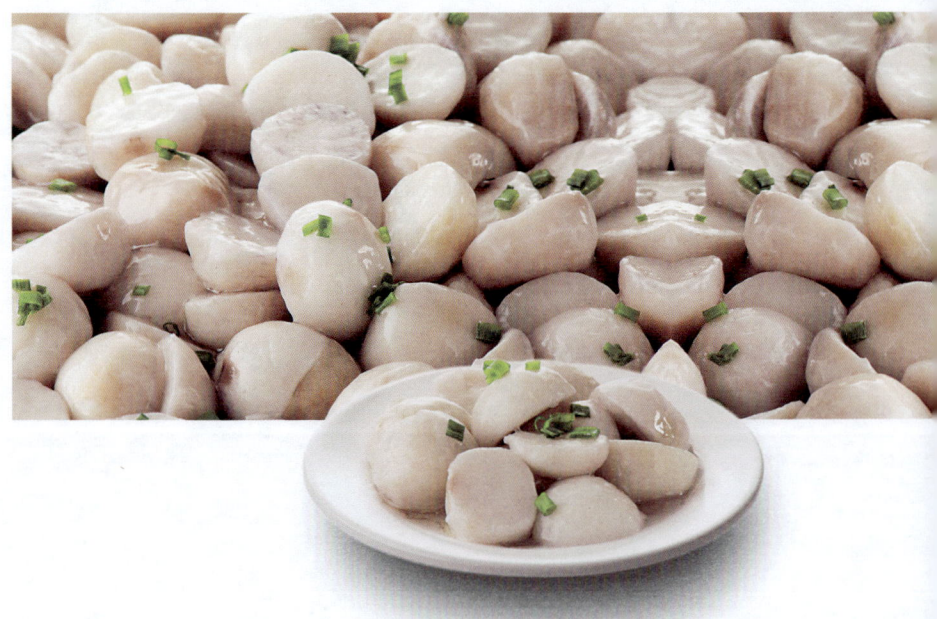

菜 名

塔菜笋片

主辅料	塔菜	笋片		
单份量	120 g	10 g		
单锅总量	24 000 g	2 000 g	（共200份）	
锅具尺寸	76 cm			
品 名	油	盐	味精	白糖
数 量	800 g	260 g	30 g	50 g
参考时间	每锅烹饪沸点后计时 3 min。			
操作步骤	1. 塔菜切4 cm段,塔菜洗净和笋片分别加盐焯水。 2. 锅内热油煸炒塔菜、加盐、糖、笋片、味精炒匀出锅。			
操作要领	煸炒略煮。			
成品特点	色泽碧绿,口味咸鲜。			
营养素供给量/份	能量 49.45 kcal	蛋白质 2.48 g	脂肪 4.14 g	碳水化合物 3.92 g	膳食纤维 3.3 g
	钙 53.48 mg	铁 2.07 mg	锌 0.38 mg	维生素A 313.2 μg	维生素C 41.18 mg

第四章 学生午餐菜谱推荐

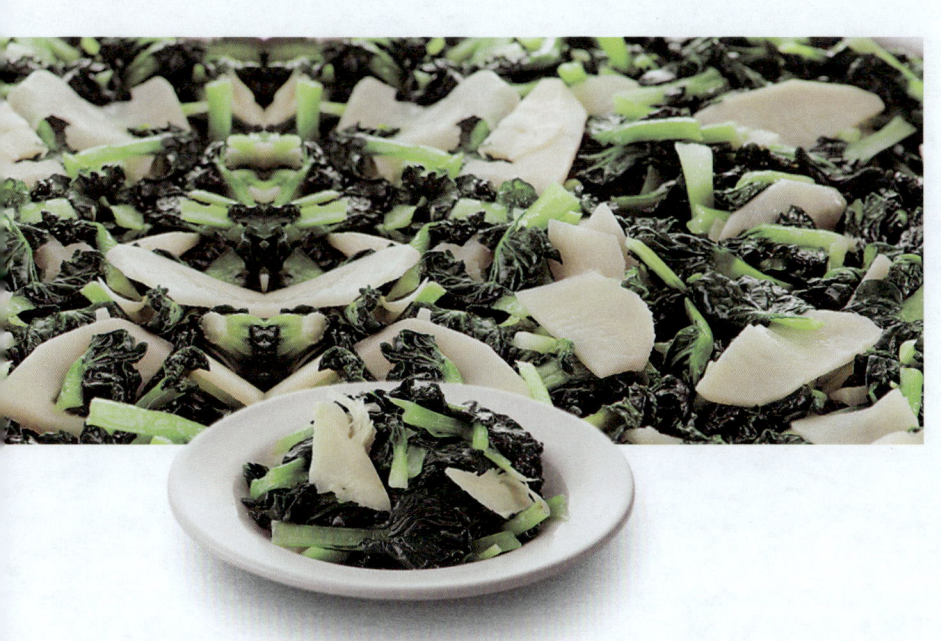

菜 名

咖喱土豆

第四章 学生午餐菜谱推荐

主辅料	土豆	洋葱			
单份量	130 g	2 g			
单锅总量	32 500 g	500 g	（共250份）		
锅具尺寸	76 cm				
品 名	油	盐	味精	汤水	咖喱粉
数 量	550 g	350 g	50 g	13 000 g	750 g
参考时间	每锅烹饪沸点后计时加盖 10 min。				
操作步骤	1. 土豆去皮切滚刀块、焯水，洋葱切末。 2. 锅内加油烧热，洋葱末煸炒起香，加入咖喱粉，加入汤水，投入土豆块、盐、味精，稍酥即可起锅。				
操作要领	汤汁略宽。				
成品特点	色泽金黄，口味咸鲜。				
营养素供给量/份	能量 153.57 kcal 钙 33.92 mg	蛋白质 3.29 g 铁 2.07 mg	脂肪 3.69 g 锌 0.61 mg	碳水化合物 27.74 g 维生素A 9.8 μg	膳食纤维 2.11 g 维生素C 35.16 mg

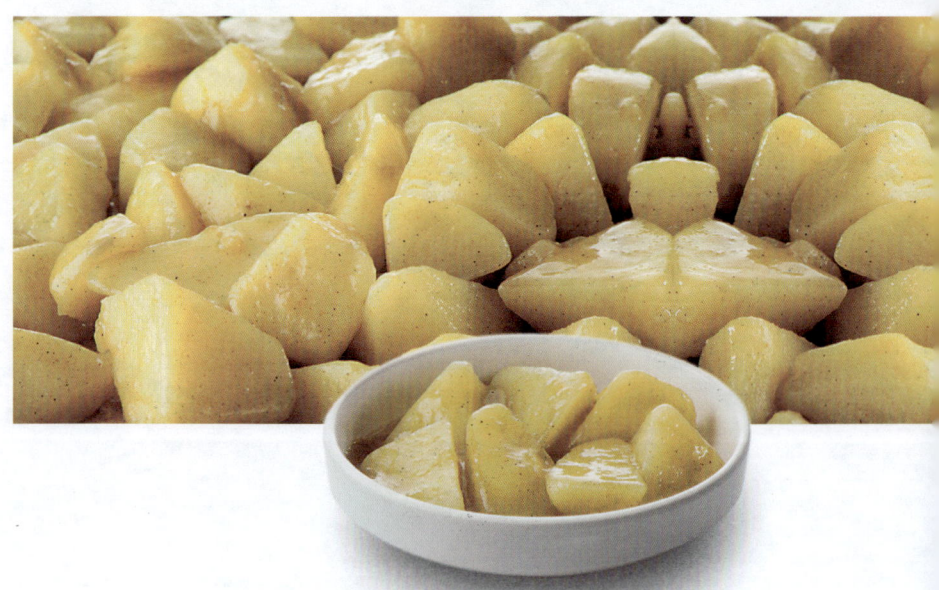

菜 名

油焖茭白

主辅料	光茭白	香葱				
单份量	140 g	0.5 g				
单锅总量	28 000 g	100 g	（共200份）			
锅具尺寸	76 cm					
品 名	油	盐	老抽	白糖	汤水	味精
数 量	1 000 g	200 g	200 g	300 g	1 000 g	30 g
参考时间	每锅烹饪沸点后计时10 min。					
操作步骤	1. 茭白切滚刀块或4 cm条，滑油。 2. 锅内余油，煸炒葱花起香加汤水、盐、老抽、白糖煮沸，倒入茭白，自然收汁。					
操作要领	油糖稍重，焖入味。					
成品特点	色泽酱红，咸鲜略甜。					
营养素供给量/份	能量 84.97 kcal 钙 7.25 mg	蛋白质 1.83 g 铁 0.75 mg	脂肪 5.28 g 锌 0.53 mg	碳水化合物 10.06 g 维生素A 7.39 μg	膳食纤维 2.67 g 维生素C 7.07 mg	

第四章 学生午餐菜谱推荐

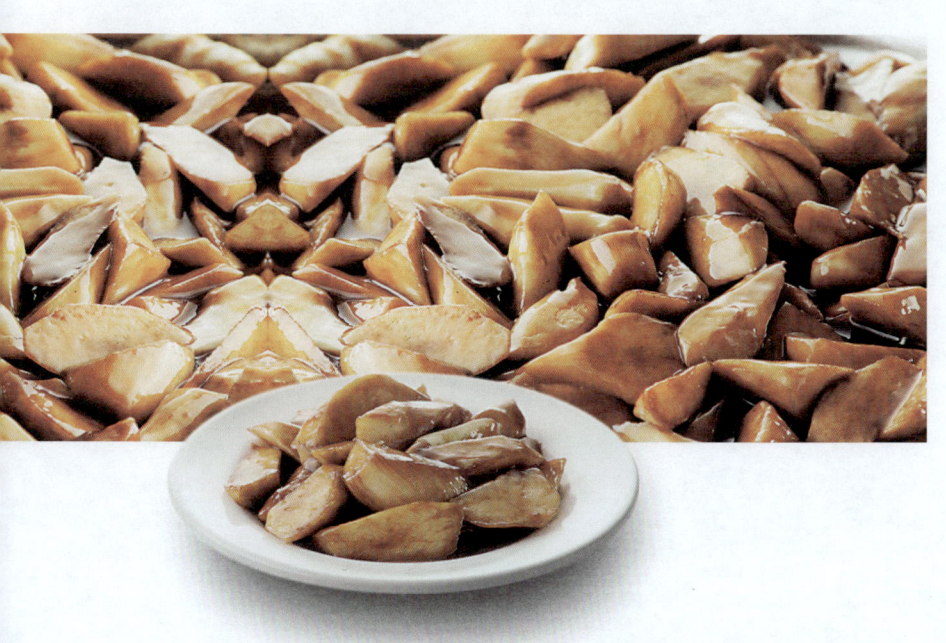

菜名

毛豆丝瓜

主辅料	毛豆肉	丝瓜	香葱		
单份量	5 g	110 g	0.5 g		
单锅总量	1 000 g	22 000 g	100 g	（共200份）	
锅具尺寸	76 cm				
品　名	油	盐	味精		
数　量	800 g	260 g	30 g		
参考时间	每锅烹饪沸点后计时 6 min。				
操作步骤	1. 丝瓜去皮切成滚刀块，毛豆焯水。 2. 锅内加油烧热，煸炒葱花丝瓜，加入盐、味精、毛豆、汤水，煮沸即可。				
操作要领	毛豆焯水要熟透。				
成品特点	色泽碧绿，口感清香。				
营养素供给量/份	能量 64.7 kcal 钙 23.38 mg	蛋白质 1.83 g 铁 0.72 mg	脂肪 4.47 g 锌 0.36 mg	碳水化合物 5.22 g 维生素A 17.99 μg	膳食纤维 0.87 g 维生素C 6.92 mg

第四章　学生午餐菜谱推荐

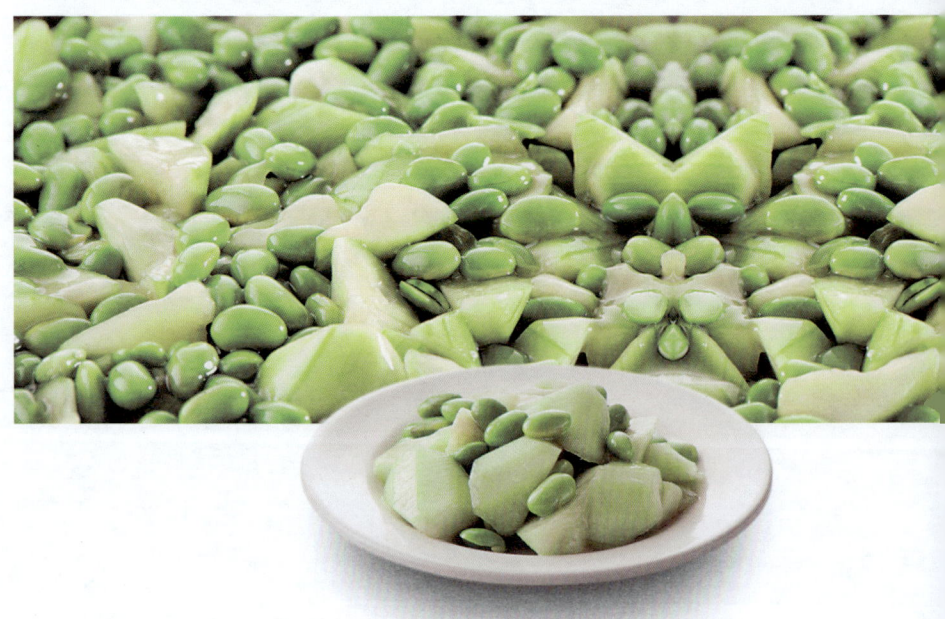

菜名

番茄夜开花

主辅料	番茄	夜开花	香葱		
单份量	60 g	70 g	0.5 g		
单锅总量	12 000 g	14 000 g	100 g（共200份）		
锅具尺寸	76 cm				
品名	油	盐	白糖	味精	
数量	800 g	300 g	50 g	50 g	
参考时间	每锅烹饪沸点后计时6 min。				
操作步骤	1. 番茄去蒂切块，夜开花去皮切块，焯水。 2. 锅内加油烧热，煸炒葱花番茄后倒入夜开花，加盐、白糖、味精煮沸即可。				
操作要领	夜开花焯水适时。				
成品特点	红绿相映，引人食欲。				
营养素供给量/份	能量 59.71 kcal 钙 18.58 mg	蛋白质 1.14 g 铁 0.63 mg	脂肪 4.19 g 锌 0.22 mg	碳水化合物 5.2 g 维生素A 60.49 μg	膳食纤维 0.87 g 维生素C 19.17 mg

第四章 学生午餐菜谱推荐

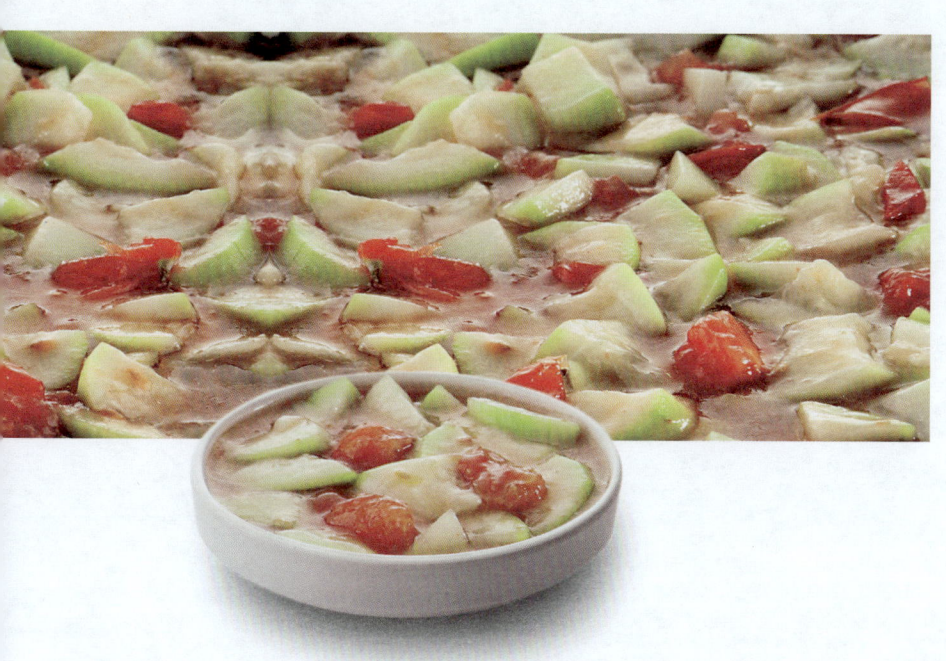

菜 名

蒜香黄瓜

主辅料	黄瓜　　大蒜头
单份量	110 g　　0.5 g
单锅总量	22 000 g　100 g　（共200份）
锅具尺寸	76 cm
品　名	油　　盐　　味精　汤水
数　量	800 g　260 g　30 g　1 000 g
参考时间	每锅烹饪沸点后计时加盖3 min。
操作步骤	1. 黄瓜去蒂、籽，切成月牙片，焯水。 2. 锅内加油烧热，煸香蒜泥，入黄瓜、盐、汤水，炒匀加味精出锅。
操作要领	焯水需量少水多，沸水下锅，旺火速炒。
成品特点	色泽碧绿，蒜香脆嫩。
营养素供给量/份	能量　　　　　蛋白质　　　　脂肪　　　　碳水化合物　　膳食纤维 53.49 kcal　　0.96 g　　　4.22 g　　　3.37 g　　　　0.56 g 钙　　　　　　铁　　　　　　锌　　　　　维生素A　　　维生素C 27.55 mg　　　0.65 mg　　　0.25 mg　　16.52 μg　　　9.94 mg

第四章　学生午餐菜谱推荐

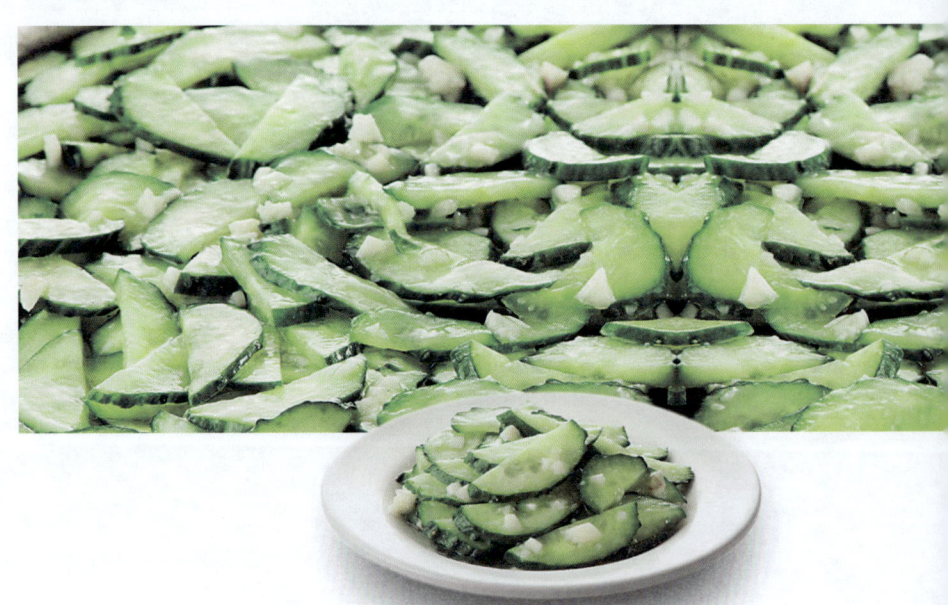

菜 名

虾皮西葫芦

主辅料	西葫芦	虾皮	香葱		
单份量	110 g	1 g	0.5 g		
单锅总量	22 000 g	200 g	100 g（共200份）		
锅具尺寸	76 cm				
品 名	油	盐	味精		
数 量	800 g	260 g	30 g		
参考时间	每锅烹饪沸点后计时，3 min。				
操作步骤	1. 西葫芦刮去籽，切月牙片，稍烫。 2. 锅内加油烧热，葱花煸香，入西葫芦、虾皮、盐、味精炒匀即可。				
操作要领	烫的时间要短，旺火速炒。				
成品特点	绿色清脆，葱香扑鼻。				
营养素供给量/份	能量 57.88 kcal	蛋白质 1.26 g	脂肪 4.24 g	碳水化合物 4.28 g	膳食纤维 0.67 g
	钙 27.64 mg	铁 0.5 mg	锌 0.2 mg	维生素A 6.07 μg	维生素C 6.67 mg

第四章 学生午餐菜谱推荐

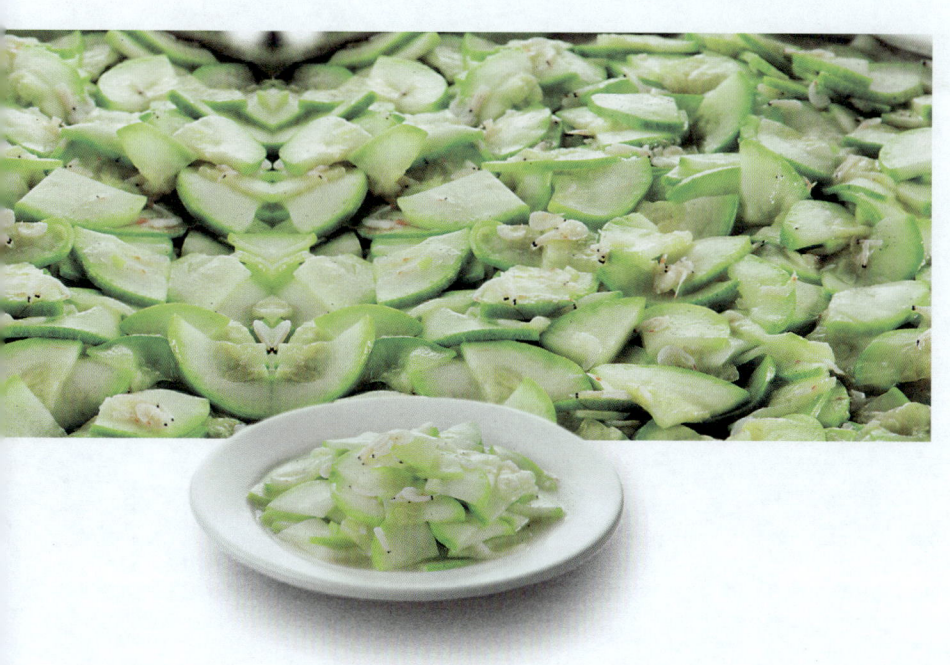

菜 名

油焖茄子

主辅料	茄子	大蒜头				
单份量	140 g	0.5 g				
单锅总量	28 000 g	100 g	（共200份）			
锅具尺寸	76 cm					
品 名	油	老抽	白糖	盐	汤水	味精
数 量	1 200 g	500 g	300 g	200 g	10 000 g	30 g
参考时间	每锅烹饪沸点后计时,加盖 20 min。					
操作步骤	1. 茄子切滚刀块,大蒜剁泥。 2. 锅内加油烧热,茄子生煸或开油锅炸,投入调味料翻炒,出锅前放味精。					
操作要领	1. 煸透后才能加调味料。 2. 油略多。					
成品特点	色泽深褐,咸鲜略甜。					
营养素供给量/份	能量 93.54 kcal	蛋白质 1.82 g	脂肪 6.28 g	碳水化合物 9.12 g	膳食纤维 1.83 g	
	钙 35.71 mg	铁 0.99 mg	锌 0.41 mg	维生素A 11.23 μg	维生素C 7.03 mg	

第四章 学生午餐菜谱推荐

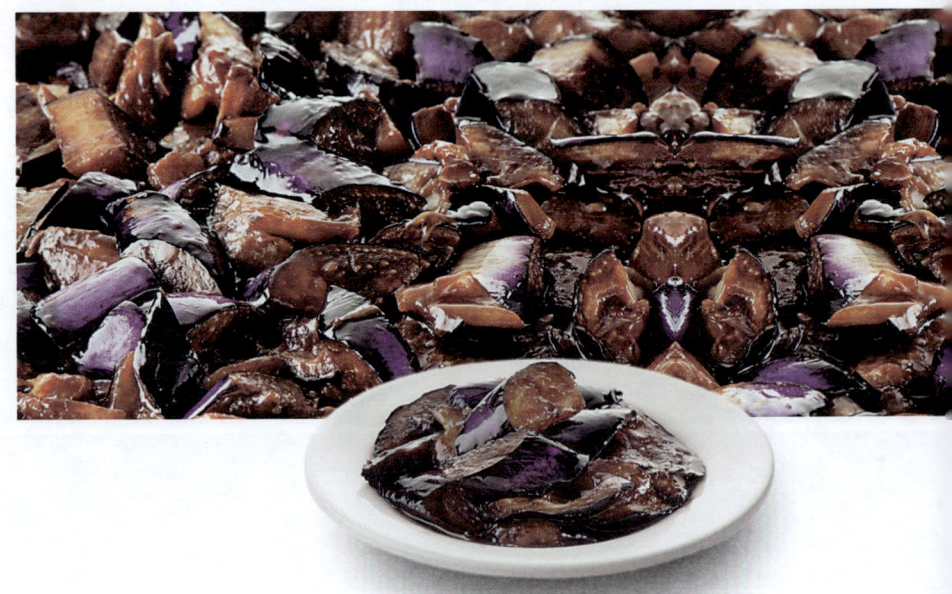

菜　名

红 烧 豆 腐

主辅料	板豆腐						
单份量	110 g						
单锅总量	33 000 g（共300份）						
锅具尺寸	76 cm						
品　名	油	盐	味精	糖	老抽	生粉	生粉
数　量	800 g	320 g	50 g	150 g	600 g	250 g	1 500 g
参考时间	每锅烹饪沸点后计时 10 min。						
操作步骤	1. 老豆腐改1.5 cm方丁、焯水。 2. 锅内加油烧热，葱段煸炒起香加汤水、老抽、盐、糖、豆腐烧开，加味精勾薄芡即可。						
操作要领	豆腐后烫注意不能碎。						
成品特点	色泽红亮，口味咸鲜。						
营养素供给量/份	能量 83.02 kcal	蛋白质 5.73 g	脂肪 4.4 g	碳水化合物 5.49 g	膳食纤维 0.44 g		
	钙 20.13 mg	铁 1.1 mg	锌 0.65 mg	维生素A 0 μg	维生素C 0 mg		

第四章　学生午餐菜谱推荐

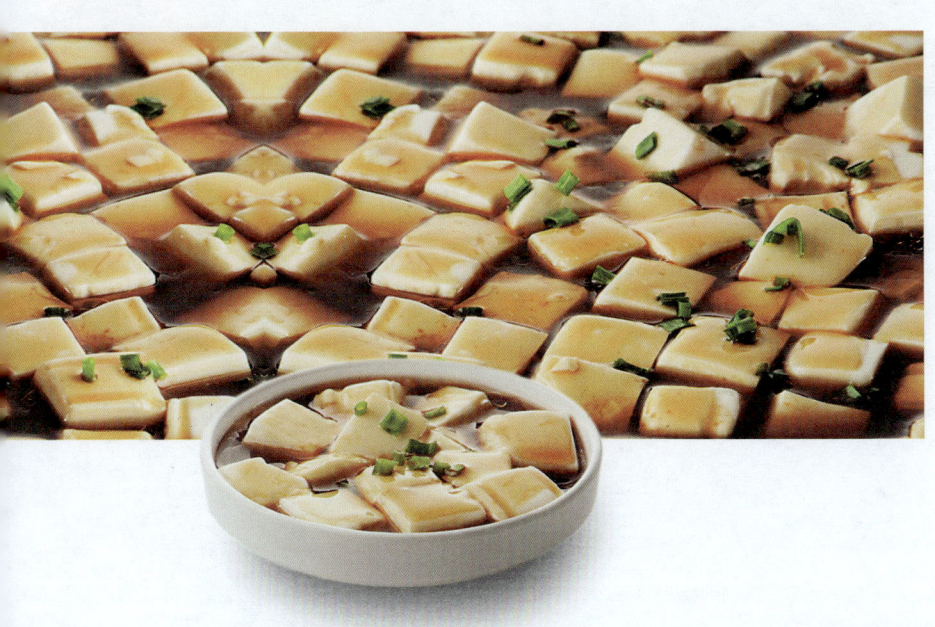

菜 名

牛心菜油豆腐

第四章 学生午餐菜谱推荐

主辅料	牛心菜	油豆腐	香葱		
单份量	90 g	5 g	0.5 g		
单锅总量	18 000 g	1 000 g	100 g	（共200份）	
锅具尺寸	76 cm				
品 名	油	盐	味精		
数 量	800 g	260 g	30 g		
参考时间	每锅烹饪沸点后计时3 min。				
操作步骤	1. 牛心菜切块，油豆腐一切二，焯水。 2. 热油煸炒葱花，加入牛心菜、盐、油豆腐炒匀，投入味精出锅。				
操作要领	煸炒后略煮。				
成品特点	咸鲜适口。				
营养素供给量/份	能量 59.55 kcal	蛋白质 1.73 g	脂肪 5.06 g	碳水化合物 3.92 g	膳食纤维 2.11 g
	钙 33.78 mg	铁 0.55 mg	锌 0.26 mg	维生素A 2.43 μg	维生素C 14.47 mg

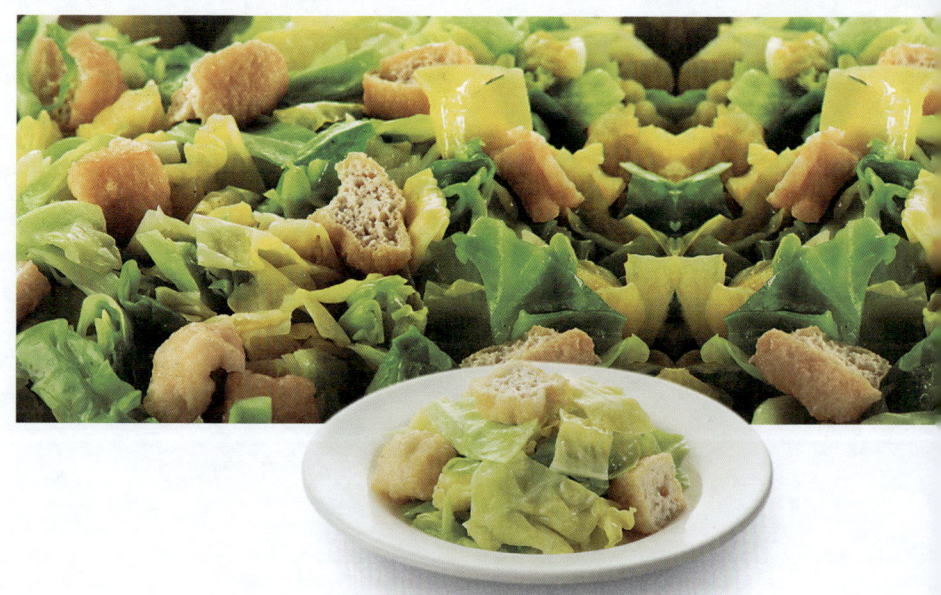

菜 名

五香素鸡

主辅料	素鸡					
单份量	80 g					
单锅总量	16 000 g（共200份）					
锅具尺寸	76 cm					
品　名	油	老抽	生抽	白糖	桂皮	汤水
数　量	1 800 g	200 g	100 g	200 g	40 g	4 000 g
参考时间	每锅烹饪沸点后计时 10 min。					
操作步骤	1. 素鸡改刀成80 g斜刀大片。 2. 油炸成金黄色。 3. 锅内加调料成红汤，沸后入素鸡煮至入味。					
操作要领	炸素鸡油温须200℃上，炸至表面起泡；火候大—中—大收汁；不放味精。					
成品特点	色泽墨绿，营养丰富。					
营养素供给量/份	能量 239.86 kcal	蛋白质 13.3 g	脂肪 18.99 g	碳水化合物 4.59 g	膳食纤维 0.72 g	
	钙 256.78 mg	铁 4.5 mg	锌 1.5 mg	维生素A 8 μg	维生素C 0 mg	

第四章　学生午餐菜谱推荐

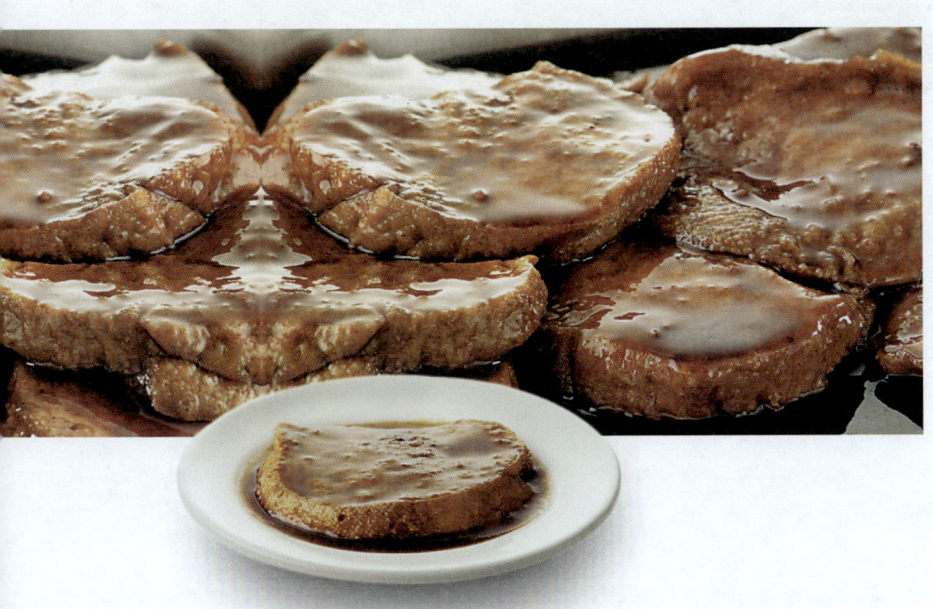

菜名

蚝油豆腐

第四章 学生午餐菜谱推荐

主辅料	老豆腐　生姜　香葱					
单份量	110 g　　0.5 g　　0.5 g					
单锅总量	33 000 g　150 g　150 g（共300份）					
锅具尺寸	76 cm					
品　名	油	老抽	蚝油	白糖	汤水	味精　生粉
数　量	900 g	500 g	600 g	300 g	6 000 g	50 g　250 g
参考时间	每锅烹饪沸点后计时8 min。					
操作步骤	1. 豆腐切厚片。 2. 锅内加油烧热,煸葱姜蚝油起香,加汤水、老抽、白糖、味精、汤水烧开入豆腐,入味后即勾芡出锅。					
操作要领	豆腐要嫩且烫;也可将豆腐排列入锅汽蒸,出锅浇上熬制的调味汁。					
成品特点	色泽红亮,咸鲜。					
营养素供给量/份	能量 55.83 kcal 钙 21.57 mg	蛋白质 2.42 g 铁 1.62 mg	脂肪 3.91 g 锌 0.6 mg	碳水化合物 2.74 g 维生素A 6.99 μg	膳食纤维 0.09 g 维生素C 0.07 mg	

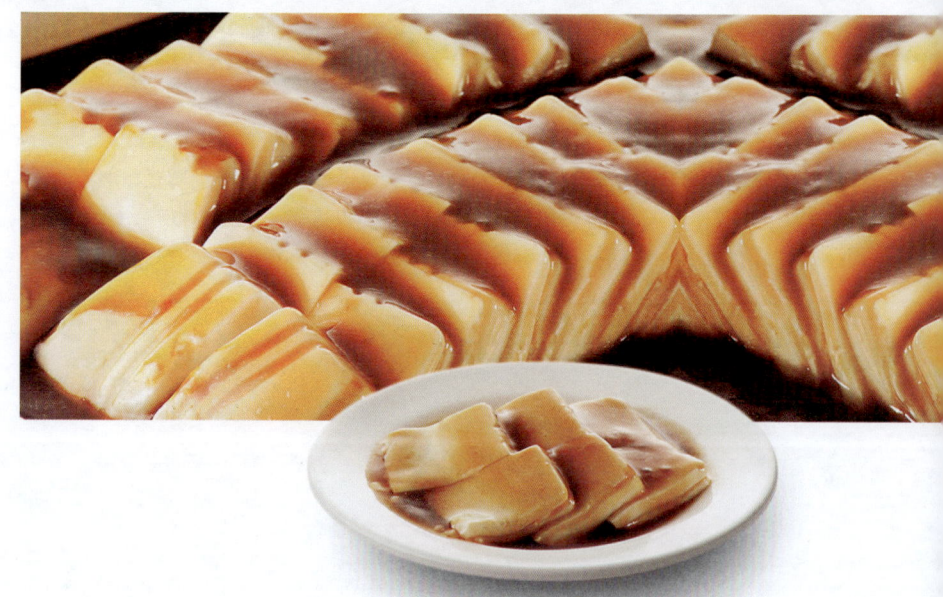

葱油百叶结

主辅料	百叶结	香葱		
单份量	110 g	1 g		
单锅总量	22 000 g	200 g	（共200份）	
锅具尺寸	76 cm			
品名	油	盐	汤水	味精
数量	800 g	280 g	3 000 g	60 g
参考时间	每锅烹饪沸点后计时 8 min。			
操作步骤	1. 百叶结焯水回软。 2. 锅内加油烧热，葱煸香，入汤水、盐煮沸，投入百叶结煮入味即可。			
操作要领	百叶结和汤色须浓白。			
成品特点	色泽乳白，葱香咸鲜。			
营养素供给量/份	能量 323.13 kcal	蛋白质 27.1 g	脂肪 21.6 g	碳水化合物 6.2 g	膳食纤维 1.11 g
	钙 345.97 mg	铁 7.16 mg	锌 2.82 mg	维生素A 6.27 μg	维生素C 0.14 mg

第四章 学生午餐菜谱推荐

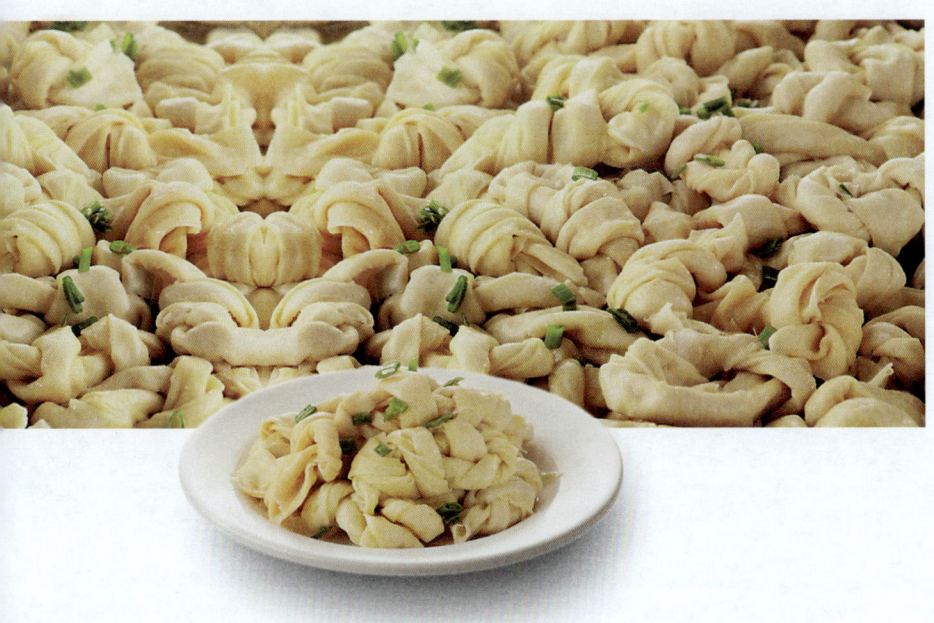

菜 名

雪菜粉皮

主辅料	雪菜	粉皮	香葱	生姜	
单份量	20 g	90 g	0.5 g	0.5 g	
单锅总量	5 000 g	22 500 g	125 g	125 g	（共250份）
锅具尺寸	76 cm				
品名	油	盐	白糖	味精	
数量	800 g	125 g	100 g	50 g	6 000 g
参考时间	每锅烹饪沸点后计时 10 min。				
操作步骤	1. 雪菜洗净切粒，粉皮切2 cm梭子状，焯水。 2. 锅内加油烧热，下葱姜与雪菜煸炒后，加汤水煮沸，加盐、白糖、味精，放入粉皮，烧开即可。				
操作要领	保有雪菜原味。				
成品特点	咸鲜清香，口感软滑。				
营养素供给量/份	能量 89.94 kcal	蛋白质 0.62 g	脂肪 3.62 g	碳水化合物 16.04 g	膳食纤维 2.29 g
	钙 20.6 mg	铁 1.91 mg	锌 0.6 mg	维生素A 19.78 μg	维生素C 0.07 mg

第四章 学生午餐菜谱推荐

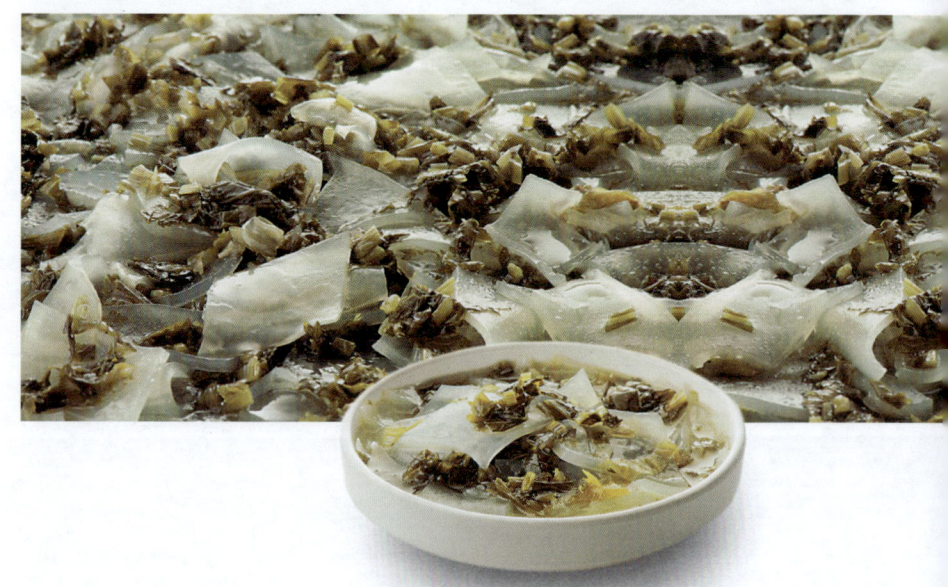

菜 名

红烧粉丝

主辅料	粉丝	香葱	生姜			
单份量	20 g	0.5 g	0.5 g			
单锅总量	6 000 g	150 g	150 g（共300份）			
锅具尺寸	76 cm					
品 名	油	老抽	盐	白糖	汤水	味精
数 量	900 g	600 g	200 g	500 g	15 000 g	50 g
参考时间	每锅烹饪沸点后计时8 min。					
操作步骤	1. 粉丝1∶5温水涨发，改成5 cm段，焯水。 2. 锅内加油烧热，煸炒葱姜，加汤水、老抽、盐、白糖烧开放入粉丝，待粉丝完全涨发后即可。					
操作要领	粉丝泡制时间不宜长，约2小时（温水）。					
成品特点	色泽红亮，滑爽无比。					
营养素供给量/份	能量 104.86 kcal	蛋白质 0.44 g	脂肪 3.07 g	碳水化合物 19.2 g	膳食纤维 0.31 g	
	钙 8.1 mg	铁 1.91 mg	锌 0.11 mg	维生素A 0.38 μg	维生素C 0.07 mg	

第四章 学生午餐菜谱推荐

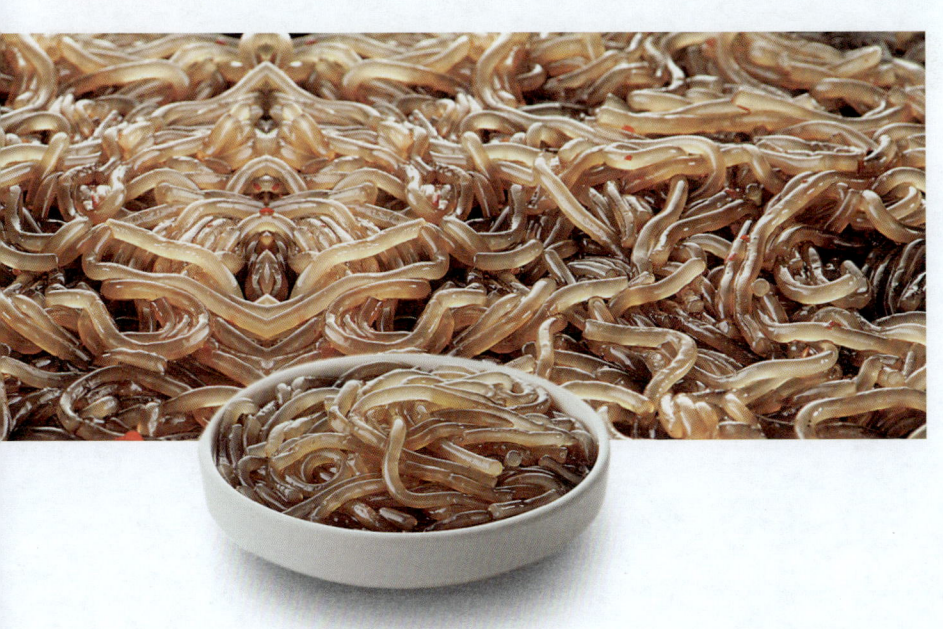

四、汤类

汤类菜谱共21例,具体如下:黄豆芽油豆腐汤、番茄冬瓜汤、番茄土豆汤、雪菜鸡丝蛋汤、罗宋汤、榨菜肉丝蛋汤、紫菜扁尖蛋丝汤、虾皮蛋丝紫菜汤、虾皮冬瓜汤、萝卜鸡骨汤、萝卜小排汤、咖喱牛肉粉丝汤、芹菜叶土豆丝汤、鸡茸粟米羹、芙蓉银鱼羹、瓜霜虾皮蛋茸羹、醋椒肉丝豆腐羹、荠菜肉丝豆腐羹、番茄蛋茸羹、西湖牛肉羹、扁尖冬瓜汤。

菜 名

黄豆芽油豆腐汤

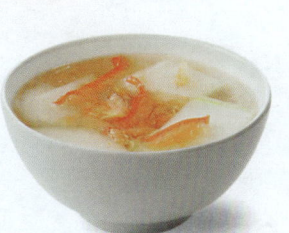

主辅料	黄豆芽	小油豆腐			
单份量	25 g	5 g			
单锅总量	12 500 g	2 500 g（共500份）			
锅具尺寸	76 cm				
品名	葱油	盐	味精	水	
数量	100 g	550 g	100 g	50 000 g	
参考时间	每锅烹饪沸点后计时 30 min。				
操作步骤	1. 小油豆腐切片，黄豆芽洗净。 2. 50 kg水，油豆腐、盐烧开，加入黄豆芽、味精，淋入葱油。				
操作要领	汤清。				
成品特点	味鲜。				
营养素供给量/份	能量 25.53 kcal	蛋白质 2.06 g	脂肪 1.48 g	碳水化合物 1.42 g	膳食纤维 0.41 g
	钙 13.07 mg	铁 0.5 mg	锌 0.24 mg	维生素A 1.5 μg	维生素C 2 mg

番茄冬瓜汤

主辅料	冬瓜	番茄			
单份量	30 g	15 g			
单锅总量	15 000 g	7 500 g（共500份）			
锅具尺寸	76 cm				
品名	葱油	盐	味精	水	
数量	100 g	550 g	200 g	50 000 g	
参考时间	每锅烹饪沸点后计时加盖 28 min。				
操作步骤	1. 冬瓜切片，番茄切块。 2. 番茄煸炒，加水 50 kg，投入冬瓜、盐，烧开加味精即可。				
操作要领	番茄煸出红油，可适当加些番茄酱。				
成品特点	汤清味鲜。				
营养素供给量/份	能量 9.02 kcal	蛋白质 0.42 g	脂肪 0.29 g	碳水化合物 1.49 g	膳食纤维 0.28 g
	钙 7.87 mg	铁 0.14 mg	锌 0.05 mg	维生素A 17.7 μg	维生素C 8.25 mg

第四章 学生午餐菜谱推荐

菜 名

番茄土豆汤

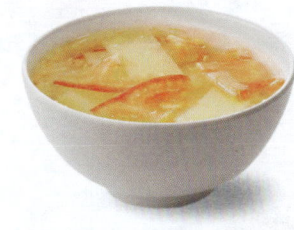

主辅料	土豆	番茄			
单份量	25 g	15 g			
单锅总量	12 500 g	7 500 g（共500份）			
锅具尺寸	76 cm				
品 名	葱油	盐	味精	鲜辣粉	水
数 量	150 g	500 g	100 g	50 g	50 000 g
参考时间	每锅烹饪沸点后计时 30 min。				
操作步骤	1. 番茄切小块，土豆去皮切片。 2. 葱油煸炒番茄、土豆加汤水、盐煮沸入味精。				
操作要领	番茄煸出红油，可加些番茄酱。				
成品特点	略有番茄酸味。				
营养素供给量/份	能量 25.4 kcal 钙 3.96 mg	蛋白质 0.74 g 铁 0.28 mg	脂肪 0.39 g 锌 0.12 mg	碳水化合物 4.99 g 维生素A 15.05 μg	膳食纤维 0.25 g 维生素C 9.6 mg

雪菜鸡丝蛋汤

主 辅 料	雪菜	鸡丝	笋丝	鸡蛋	
单份量	15 g	5 g	5 g	10 g	
单锅总量	7 500 g	2 500 g	2 500 g	5 000 g（共500份）	
锅具尺寸	76 cm				
品 名	葱油	盐	味精	水	
数 量	50 g	400 g	100 g	50 000 g	
参考时间	每锅烹饪沸点后计时加盖 30 min。				
操作步骤	1. 雪菜洗净切粒。 2. 50 kg水烧开，投入雪菜、笋丝、鸡丝、盐、味精，烧开淋入蛋液即可。				
操作要领	保留雪菜香味。				
成品特点	咸鲜。				
营养素供给量/份	能量 42.08 kcal 钙 21.34 mg	蛋白质 2.13 g 铁 1.31 mg	脂肪 2.05 g 锌 0.39 mg	碳水化合物 5.11 g 维生素A 42.45 μg	膳食纤维 1.34 g 维生素C 0.25 mg

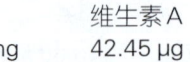

第四章 学生午餐菜谱推荐

菜 名

罗宋汤

主辅料	红肠	番茄	卷心菜	土豆	洋葱
单份量	5 g	15 g	20 g	15 g	5 g
单锅总量	2 500 g	7 500 g	10 000 g	7 500 g	2 500 g (共500份)
锅具尺寸	76 cm				
品　名	葱油	盐	白糖	番茄酱	汤水	生粉
数　量	100 g	500 g	1 000 g	6 000 g	50 000 g	2 500 g
参考时间	每锅烹饪沸点后计时 25 min。
操作步骤	1. 番茄切小块，土豆切小块，卷心菜、洋葱切块，红肠切片。 2. 底油煸炒洋葱，熬番茄酱，加水 40 kg，加入土豆片、卷心菜、红肠，稍滚勾薄芡出锅。
操作要领	洋葱香要突显，也可用面粉沙司勾芡。
成品特点	甜咸酸香。

营养素供给量/份	能量	蛋白质	脂肪	碳水化合物	膳食纤维
	93.14 kcal	2.19 g	2.55 g	16.08 g	0.73 g
	钙	铁	锌	维生素A	维生素C
	24.18 mg	0.88 mg	0.35 mg	24.85 μg	14.9 mg

榨菜肉丝蛋汤

主辅料	榨菜丝	鸡蛋	肉丝
单份量	10 g	5 g	5 g
单锅总量	5 000 g	2 500 g	2 500 g （共500份）
锅具尺寸	76 cm		
品　名	葱油	盐	味精	汤水
数　量	100 g	400 g	100 g	50 000 g
参考时间	每锅烹饪沸点后计时加盖 30 min。
操作步骤	50 kg 水烧开，投入榨菜丝、肉丝、盐，烧开淋入蛋液，加味精即可。
操作要领	1. 榨菜不宜太酥。 2. 鸡蛋不要结块。
成品特点	汤清味鲜。

营养素供给量/份	能量	蛋白质	脂肪	碳水化合物	膳食纤维
	19.58 kcal	1.98 g	0.98 g	0.92 g	0.21 g
	钙	铁	锌	维生素A	维生素C
	19 mg	0.65 mg	0.27 mg	22.1 μg	0.2 mg

第四章 学生午餐菜谱推荐

菜 名

紫菜扁尖蛋丝汤

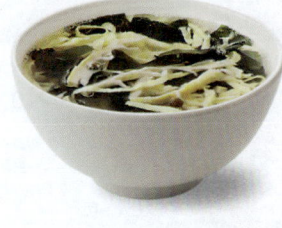

主辅料	紫菜（干）	蛋丝	扁尖		
单份量	2 g	5 g	3 g		
单锅总量	1 000 g	2 500 g	1 500 g	（共500份）	
锅具尺寸	76 cm				
品 名	葱油	盐	味精	老抽	水
数 量	100 g	400 g	100 g	50 g	50 000 g
参考时间	每锅烹饪沸点后计时 30 min。				
操作步骤	1. 扁尖、紫菜剪碎。鸡蛋摊蛋皮切丝。 2. 50 kg水，加老抽、盐、紫菜、蛋丝烧开，入味精，撒葱花。				
操作要领	蛋丝在汤煮沸后放入。				
成品特点	味鲜。				
营养素供给量/份	能量 14.34 kcal 钙 8.51 mg	蛋白质 1.35 g 铁 1.22 mg	脂肪 0.7 g 锌 0.11 mg	碳水化合物 1.1 g 维生素A 16.26 μg	膳食纤维 0.43 g 维生素C 0.04 mg

虾皮蛋丝紫菜汤

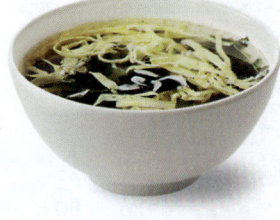

主辅料	虾皮	紫菜（干）	蛋丝		
单份量	1 g	2 g	5 g		
单锅总量	500 g	1 000 g	2 500 g	（共500份）	
锅具尺寸	76 cm				
品 名	葱油	盐	味精	老抽	水
数 量	100 g	500 g	100 g	150 g	50 000 g
参考时间	每锅烹饪沸点后计时加盖 30 min。				
操作步骤	1. 紫菜剪碎。鸡蛋摊蛋皮切丝。 2. 50 kg水，加老抽、盐、紫菜、蛋丝烧开，入味精，淋葱油、葱花。				
操作要领	蛋丝在汤煮沸后放入。				
成品特点	味鲜。				
营养素供给量/份	能量 15.59 kcal 钙 18.52 mg	蛋白质 1.61 g 铁 1.3 mg	脂肪 0.69 g 锌 0.13 mg	碳水化合物 1.17 g 维生素A 16.45 μg	膳食纤维 0.43 g 维生素C 0.04 mg

第四章 学生午餐菜谱推荐

菜 名

虾皮冬瓜汤

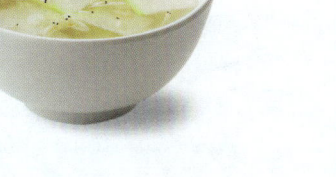

主辅料	冬瓜	虾皮			
单份量	45 g	1 g			
单锅总量	22 500 g	500 g	（共500份）		
锅具尺寸	76 cm				
品 名	葱油	盐	味精	鲜辣粉	水
数 量	100 g	500 g	100 g	50 g	50 000 g
参考时间	每锅烹饪沸点后计时 30 min。				
操作步骤	1. 冬瓜去皮切片。 2. 烧水 50 kg，入虾皮、冬瓜、盐、鲜辣粉烧开，入味精，淋葱油。				
操作要领	煮沸小火烧。				
成品特点	汤清味鲜。				
营养素供给量/份	能量 9.13 kcal 钙 18.91 mg	蛋白质 0.59 g 铁 0.17 mg	脂肪 0.32 g 锌 0.06 mg	碳水化合物 1.29 g 维生素A 6.04 μg	膳食纤维 0.31 g 维生素C 8.1 mg

萝卜鸡骨汤

主辅料	白萝卜	鸡骨			
单份量	30 g	15 g			
单锅总量	15 000 g	7 500 g	（共500份）		
锅具尺寸	76 cm				
品 名	葱油	盐	味精	鲜辣粉	水
数 量	100 g	500 g	100 g	50 g	50 000 g
参考时间	每锅烹饪沸点后计时 30 min。				
操作步骤	1. 鸡骨斩块焯水洗净，萝卜切片。 2. 葱姜煸炒加水 50 kg，投入鸡骨块熬制，适时加入萝卜与盐、鲜辣粉、味精即可。				
操作要领	鸡骨斩块焯水要洗净，汤要清澈，小火煮。				
成品特点	汤清味鲜。				
营养素供给量/份	能量 19.75 kcal 钙 10.23 mg	蛋白质 0.53 g 铁 0.32 mg	脂肪 0.76 g 锌 0.06 mg	碳水化合物 3.15 g 维生素A 2.7 μg	膳食纤维 0.48 g 维生素C 4.8 mg

第四章 学生午餐菜谱推荐

菜 名

萝卜小排汤

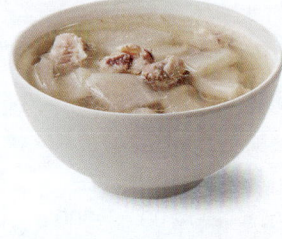

主辅料	小排	白萝卜	香葱	生姜	
单份量	15 g	30 g	0.5 g	0.5 g	
单锅总量	7 500 g	15 000 g	250 g	250 g	（共500份）
锅具尺寸	76 cm				
品 名	葱油	盐	味精	鲜辣粉	水
数 量	100 g	500 g	100 g	50 g	50 000 g
参考时间	每锅烹饪沸点后计时 35 min。				
操作步骤	1. 小排斩块焯水洗净，萝卜切块。 2. 葱姜煸香加水50 kg，投入小排熬制，适时加入萝卜与盐、鲜辣粉、味精即可。				
操作要领	小排斩块焯水要洗净，汤要清澈，小火煮之。				
成品特点	汤清味鲜。				
营养素供给量/份	能量 49.8 kcal 钙 10.63 mg	蛋白质 2.88 g 铁 0.75 mg	脂肪 3.76 g 锌 0.56 mg	碳水化合物 1.63 g 维生素A 1.13 μg	膳食纤维 0.57 g 维生素C 4.87 mg

咖喱牛肉粉丝汤

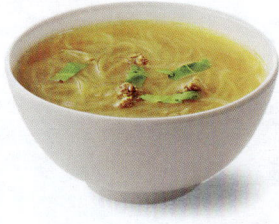

主辅料	牛白奶	粉丝	香葱	生姜	
单份量	10 g	5 g	0.5 g	0.5 g	
单锅总量	5 000 g	2 500 g	250 g	250 g	（共500份）
锅具尺寸	76 cm				
品 名	葱油	盐	味精	咖喱粉	水
数 量	100 g	550 g	100 g	300 g	50 000 g
参考时间	每锅烹饪沸点后计时加盖 28 min。				
操作步骤	1. 牛白奶焯水切小片，粉丝涨发。 2. 葱姜煸香放入咖喱粉、牛白奶片、水50 kg，烧煮15 min，加盐、粉丝、味精煮沸即可。				
操作要领	牛肉糜要撇清，粉丝切6 cm长。				
成品特点	咸鲜香。				
营养素供给量/份	能量 35.62 kcal 钙 8.12 mg	蛋白质 2.25 g 铁 1.27 mg	脂肪 0.73 g 锌 0.52 mg	碳水化合物 5.17 g 维生素A 1.75 μg	膳食纤维 0.37 g 维生素C 0.08 mg

第四章 学生午餐菜谱推荐

菜 名

芹菜叶土豆丝汤

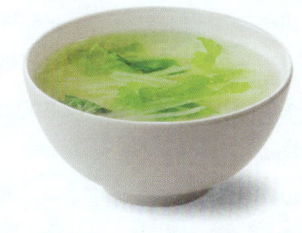

主辅料	芹菜叶	土豆			
单份量	20 g	10 g			
单锅总量	10 000 g	5 000 g	（共500份）		
锅具尺寸	76 cm				
品 名	油	盐	味精	鲜辣粉	水
数 量	300 g	500 g	100 g	60 g	50 000 g
参考时间	每锅烹饪沸点后计时 30 min。				
操作步骤	1. 汤沸后放入土豆丝，再加入调料，烧开入芹菜叶。 2. 芹菜叶切碎，出锅前放入。				
操作要领	汤清，芹菜叶临近食用时投放。				
成品特点	芹叶清香，咸鲜清口。				
营养素供给量/份	能量 20.11 kcal 钙 9.3 mg	蛋白质 0.83 g 铁 0.22 mg	脂肪 0.75 g 锌 0.27 mg	碳水化合物 3 g 维生素A 98.1 μg	膳食纤维 0.51 g 维生素C 7.1 mg

鸡茸粟米羹

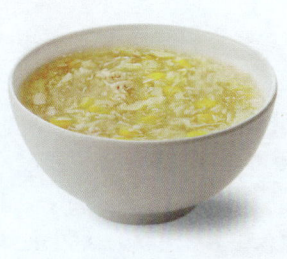

主辅料	鸡肉糜	粟米	鸡蛋		
单份量	5 g	10 g	10 g		
单锅总量	2 500 g	5 000 g	5 000 g	（共500份）	
锅具尺寸	76 cm				
品 名	葱油	盐	味精	汤水	生粉
数 量	100 g	750 g	100 g	50 000 g	2 500 g
参考时间	每锅烹饪沸点后计时 30 min。				
操作步骤	1. 鸡肉糜煸炒碎。 2. 加水 50 kg，入粟米煮沸，放入盐、鲜辣粉、味精勾芡，淋蛋液。				
操作要领	芡粉勾玻璃芡。				
成品特点	蛋呈云片状。				
营养素供给量/份	能量 48.15 kcal 钙 8.14 mg	蛋白质 2.14 g 铁 0.56 mg	脂肪 1.34 g 锌 0.21 mg	碳水化合物 7.2 g 维生素A 23.4 μg	膳食纤维 0.3 g 维生素C 1.6 mg

第四章 学生午餐菜谱推荐

菜名

芙蓉银鱼羹

主辅料	银鱼	大白菜	鸡蛋		
单份量	5 g	25 g	10 g		
单锅总量	2 500 g	12 500 g	5 000 g	（共500份）	
锅具尺寸	76 cm				
品 名	葱油	盐	味精	鲜辣粉	汤水	生粉
数 量	100 g	500 g	100 g	50 g	50 000 g	2 500 g
参考时间	每锅烹饪沸点后计时加盖20 min。				
操作步骤	1. 银鱼解冻焯水，白菜切丝。 2. 葱油煸炒白菜，加汤水50 kg，放盐、鲜辣粉、银鱼、味精，勾薄芡淋入蛋清液即可。				
操作要领	勾玻璃芡。				
成品特点	口味鲜美，羹透亮。				
营养素供给量/份	能量 45.7 kcal	蛋白质 2.95 g	脂肪 1.35 g	碳水化合物 5.94 g	膳食纤维 0.54 g
	钙 21.95 mg	铁 0.67 mg	锌 0.29 mg	维生素A 28.4 μg	维生素C 7.85 mg

瓜霜虾皮蛋茸羹

主辅料	冬瓜	虾皮	榨菜丝	鸡蛋	
单份量	35 g	1 g	5 g	10 g	
单锅总量	17 500 g	500 g	500 g	5 000 g	（共500份）
锅具尺寸	76 cm				
品 名	葱油	盐	味精	汤水	生粉
数 量	100 g	550 g	100 g	6 000 g	2 500 g
参考时间	每锅烹饪沸点后计时20 min。				
操作步骤	1. 冬瓜去皮、切小粒，榨菜丝切小粒。 2. 加水20 kg，放入虾皮、榨菜粒、冬瓜、盐烧开，放入味精，勾芡淋蛋液，浇上葱油即可。				
操作要领	冬瓜粒不要煮得太久。				
成品特点	口味鲜美，羹透亮。				
营养素供给量/份	能量 40.81 kcal	蛋白质 2.03 g	脂肪 1.19 g	碳水化合物 5.84 g	膳食纤维 0.35 g
	钙 31.26 mg	铁 0.75 mg	锌 0.19 mg	维生素A 32.24 μg	维生素C 6.4 mg

第四章 学生午餐菜谱推荐

菜名

醋椒肉丝豆腐羹

主辅料	板豆腐	肉丝	香菇				
单份量	25 g	5 g	5 g				
单锅总量	12 500 g	2 500 g	2 500 g	（共500份）			
锅具尺寸	76 cm						
品名	葱油	盐	味精	鲜辣粉	水	生粉	镇江醋
数量	100 g	550 g	100 g	50 g	50 000 g	2 500 g	250 g
参考时间	每锅烹饪沸点后计时30 min。						
操作步骤	1. 豆腐改刀小粒，香菇切丝。 2. 葱油煸炒肉丝，炒熟加水40 kg，煮沸放豆腐、盐、鲜辣粉、味精、醋，勾芡即可。						
操作要领	豆腐可不焯水。						
成品特点	酸辣咸鲜。						

营养素供给量/份

能量	蛋白质	脂肪	碳水化合物	膳食纤维
40.59 kcal	2.56 g	1.01 g	5.57 g	0.27 g
钙	铁	锌	维生素A	维生素C
6.18 mg	0.6 mg	0.37 mg	2.2 μg	0.05 mg

荠菜肉丝豆腐羹

主辅料	板豆腐	荠菜	肉丝				
单份量	25 g	5 g	5 g				
单锅总量	12 500 g	2 500 g	2 500 g	（共500份）			
锅具尺寸	76 cm						
品名	葱油	盐	味精	鲜辣粉	水	生粉	
数量	100 g	550 g	100 g	50 g	50 000 g	2 500 g	
参考时间	每锅烹饪沸点后计时加盖30 min。						
操作步骤	1. 豆腐切粒，荠菜焯水剁碎。 2. 肉丝煸炒后下豆腐，加水40 kg，煮沸，加盐、鲜辣粉、味精勾芡，放入荠菜末搅匀即可。						
操作要领	豆腐可不焯水，勾芡后放入荠菜末。						
成品特点	色泽翠绿，香味浓郁。						

营养素供给量/份

能量	蛋白质	脂肪	碳水化合物	膳食纤维
40.65 kcal	2.57 g	1.02 g	5.48 g	0.19 g
钙	铁	锌	维生素A	维生素C
20.6 mg	0.84 mg	0.33 mg	23.8 μg	2.15 mg

第四章 学生午餐菜谱推荐

第四章 学生午餐菜谱推荐

菜 名

番茄蛋茸羹

主辅料	番茄	鸡蛋			
单份量	25 g	10 g			
单锅总量	12 500 g	5 000 g	（共500份）		
锅具尺寸	76 cm				
品 名	葱油	盐	味精	水	生粉
数 量	100 g	500 g	100 g	50 000 g	2 500 g
参考时间	每锅烹饪沸点后计时30 min。				
操作步骤	1. 番茄洗净剁碎。 2. 葱油煸炒碎番茄，加水50 kg，入盐、鲜辣粉、味精勾芡，淋入蛋液即可。				
操作要领	勾芡后速关火（玻璃芡）。				
成品特点	蛋呈云片状。				
营养素供给量/份	能量 38.73 kcal 钙 9.45 mg	蛋白质 1.7 g 铁 0.52 mg	脂肪 1.14 g 锌 0.15 mg	碳水化合物 5.58 g 维生素A 46.4 μg	膳食纤维 0.13 g 维生素C 4.75 mg

西湖牛肉羹

主辅料	牛肉末	鲜蘑菇	鲜香菇	鸡蛋		
单份量	5 g	3 g	5 g	10 g		
单锅总量	2 500 g	1 500 g	2 500 g	5 000 g	（共500份）	
锅具尺寸	76 cm					
品 名	葱油	盐	味精	鲜辣粉	水	生粉
数 量	50 g	500 g	100 g	50 g	50 000 g	2 500 g
参考时间	每锅烹饪沸点后计时30 min。					
操作步骤	1. 蘑菇、香菇都切末。 2. 热油煸炒牛肉末、鲜蘑菇末、鲜香菇末，加水50 kg，入盐、鲜辣粉、味精，勾薄芡，淋入蛋液。					
操作要领	勾玻璃芡后，淋入蛋液，即熄火。					
成品特点	牛肉鲜香。					
营养素供给量/份	能量 41.2 kcal 钙 8.36 mg	蛋白质 2.68 g 铁 0.63 mg	脂肪 1.22 g 锌 0.42 mg	碳水化合物 5.11 g 维生素A 23.81 μg	膳食纤维 0.23 g 维生素C 0.11 mg	

菜 名

扁尖冬瓜汤

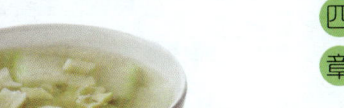

主辅料	扁尖	冬瓜	香葱
单份量	5 g	40 g	0.5 g
单锅总量	2 500 g	20 000 g	250 g （共500份）
锅具尺寸	76 cm		
品 名	油	盐	味精 水
数 量	500 g	500 g	100 g 50 000 g
参考时间	每锅烹饪沸点后计时 30 min。		
操作步骤	1. 扁尖稍浸泡、去头部、切指甲片。 2. 冬瓜去皮、去籽，切片。 3. 烧水 50 kg，入扁尖、冬瓜、盐烧开，入味精，淋葱油。		
操作要领	辅料大小均匀厚薄一致。		
成品特点	色泽清白，引人食欲。		
营养素供给量/份	能量 15.01 kcal 钙 8.42 mg	蛋白质 0.36 g 铁 0.12 mg	脂肪　　碳水化合物　　膳食纤维 1.14 g　　1.13 g　　　0.29 g 锌　　　维生素A　　　维生素C 0.04 mg　5.59 μg　　　7.27 mg

第四章　学生午餐菜谱推荐

五、特色点心

各种特色主食20例：意大利肉酱面、青椒肉丝炒面、卷心菜肉丝炒面、三丝炒面、青菜肉丝炒面、奥灶面、咸肉炒饭、扬州炒饭、田园炒饭、黑椒鸡丝炒饭、咖喱鸡粒炒饭、茄汁鸡粒蘑菇饭、鲜肉水饺、菜肉大馄饨、上海煎饺、汤年糕、白菜肉丝年糕、排骨年糕、水果饭团、港式饭团。

菜 名

意大利肉酱面

主辅料	洋葱	胡萝卜	意大利面	肉糜		
单份量	20 g	20 g	80 g	30 g		
单锅总量	2 000 g	2 000 g	8 000 g	3 000 g	（共100份）	
锅具尺寸	76 cm					
品 名	油	盐	白糖	番茄酱	水	胡椒粉
数 量	400 g	120 g	150 g	600 g	6 000 g	10 g
参考时间	每锅烹饪沸点后计时 10 min。					
操作步骤	1. 洋葱、胡萝卜洗净、切末。 2. 热锅冷油煸炒肉糜、洋葱末、胡萝卜末，加番茄酱熬制，加入水、盐，熬 15 min。 3. 沸水煮意大利面回软，沥干。 4. 将熬制的肉酱卤浇于面上即可。					
操作要领	正确掌握涨发意大利面的水温及时间。					
成品特点	色泽茄红，酱香微酸。					
营养素供给量/份	能量 506.87 kcal	蛋白质 15.37 g	脂肪 14.43 g	碳水化合物 78.93 g	膳食纤维 2.17 g	
	钙 50.26 mg	铁 0.83 mg	锌 0.86 mg	维生素A 143.01 μg	维生素C 6.6 mg	

第四章 学生午餐菜谱推荐

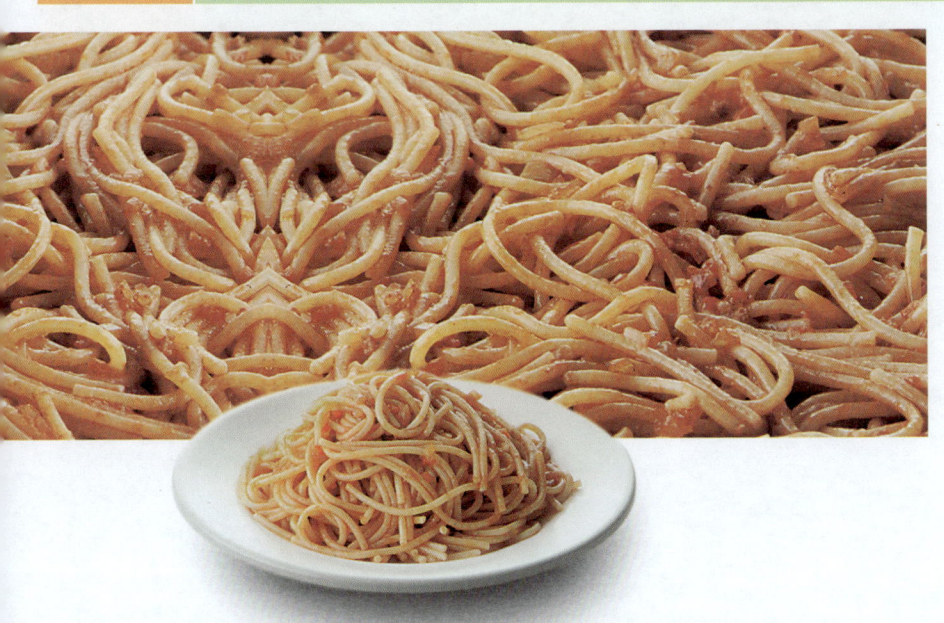

菜 名

青椒肉丝炒面

第四章 学生午餐菜谱推荐

主辅料	青椒	油面	肉丝	魔芋丝	
单份量	50 g	125 g	20 g	25 g	
单锅总量	10 000 g	25 000 g	4 000 g	5 000 g	（共200份）
锅具尺寸	76 cm				
品 名	油	盐	味精	老抽	鲜辣粉	汤水
数 量	1 000 g	150 g	50 g	350 g	50 g	2 000 g
参考时间	每锅烹饪沸点后计时10 min。
操作步骤	1. 油面蒸10 min，魔芋丝洗净，青椒洗净切丝。 2. 热锅冷油，煸炒青椒丝、肉丝、油面、魔芋丝，炒匀即可，放入炒面卤汁2 000 g、鲜辣粉拌匀。
操作要领	旺火速炒。
成品特点	红绿双色，口味咸鲜。
营养素供给量/份	能量 532.17 kcal 钙 13.89 mg	蛋白质 14.74 g 铁 1.36 mg	脂肪 9.77 g 锌 0.83 mg	碳水化合物 95.7 g 维生素A 48.7 μg	膳食纤维 1.47 g 维生素C 43.4 mg

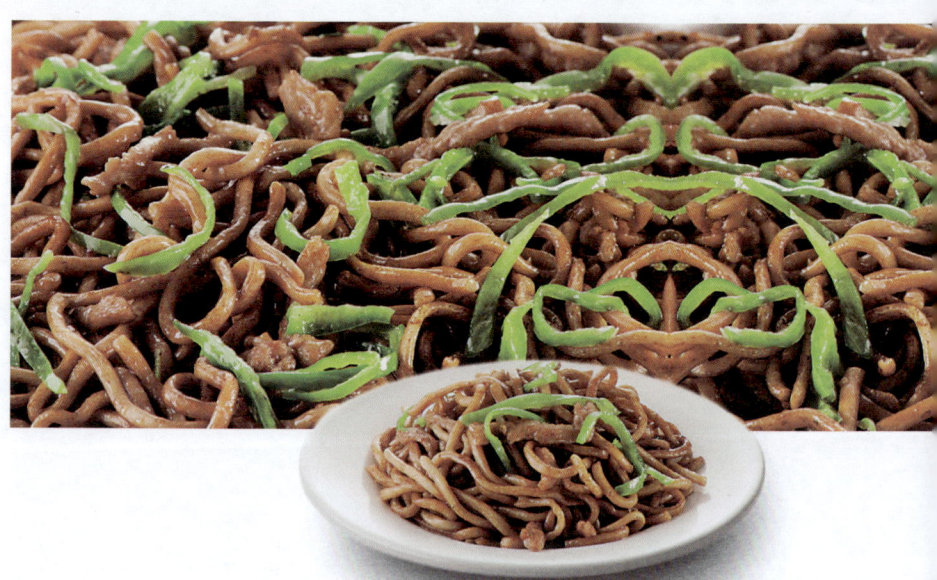

菜 名

卷心菜肉丝炒面

主辅料	油面	卷心菜	肉丝			
单份量	150 g	70 g	25 g			
单锅总量	30 000 g	14 000 g	5 000 g	（共200份）		
锅具尺寸	76 cm					
品 名	油	盐	味精	老抽	鲜辣粉	汤水
数 量	1 000 g	260 g	150 g	500 g	50 g	2 000 g
参考时间	每锅烹饪沸点后计时10 min。					
操作步骤	1. 卷心菜切丝洗净，油面蒸制10 min，肉丝滑油。 2. 热锅冷油煸炒卷心菜，放入油面和"炒面卤汁"炒匀即可。					
操作要领	旺火速炒。					
成品特点	面条滑爽，口味咸鲜。					
营养素供给量/份	能量 538.62 kcal 钙 38.16 mg	蛋白质 15.83 g 铁 1.44 mg	脂肪 10.01 g 锌 1 mg	碳水化合物 94.94 g 维生素A 19.4 μg	膳食纤维 0.7 g 维生素C 28 mg	

第四章 学生午餐菜谱推荐

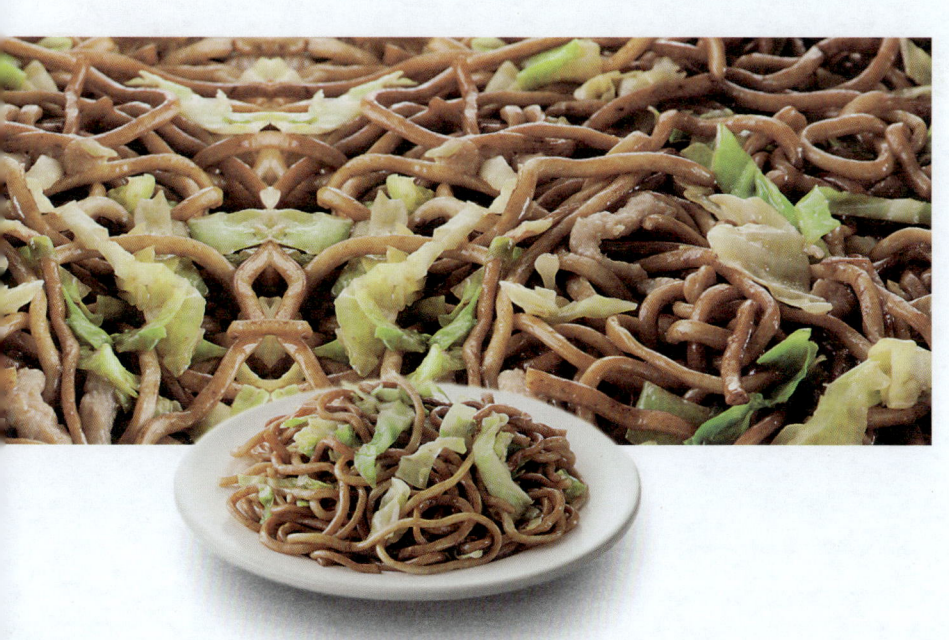

菜 名

三丝炒面

第四章 学生午餐菜谱推荐

主 辅 料	油面	绿豆芽	鸡丝	青椒	
单 份 量	150 g	50 g	25 g	20 g	
单锅总量	30 000 g	10 000 g	5 000 g	4 000 g	（共200份）
锅具尺寸	76 cm				
品 名	油	盐	味精	老抽	鲜辣粉　汤水
数 量	1 000 g	150 g	50 g	350 g	50 g　　2 000 g
参考时间	每锅烹饪沸点后计时 10 min。				
操作步骤	1. 青椒切丝，绿豆芽洗净。 2. 热锅冷油炒熟鸡丝、青椒、豆芽和油面，加热后放入炒面卤，翻匀即可。				
操作要领	旺火速炒。				
成品特点	色泽红润，面条滑爽。				
营养素供给量/份	能量 608.77 kcal 钙 28.04 mg	蛋白质 12.57 g 铁 2.43 mg	脂肪 12.53 g 锌 0.43 mg	碳水化合物 110.09 g 维生素A 35.4 μg	膳食纤维 0.82 g 维生素C 15.4 mg

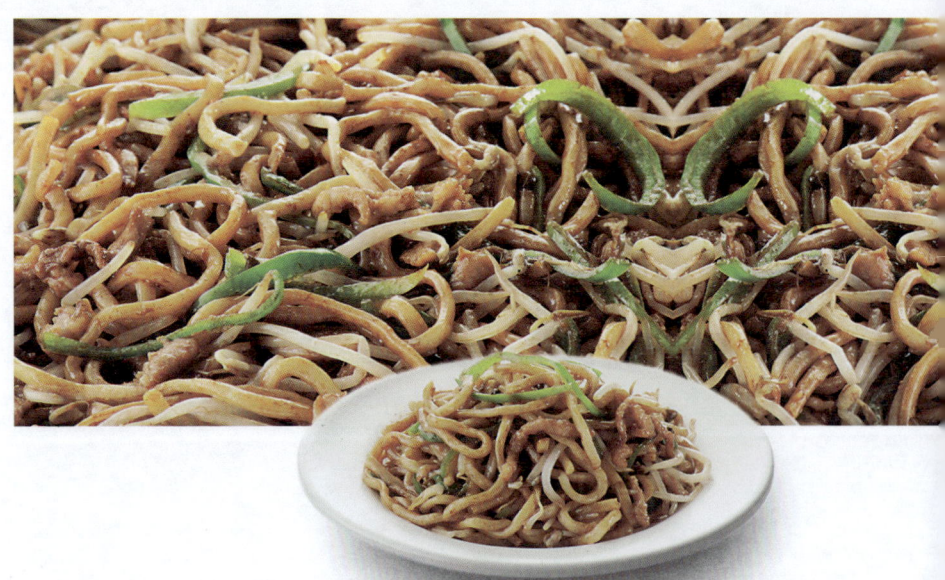

菜 名

青菜肉丝炒面

主辅料	青菜	油面	肉丝			
单份量	70 g	150 g	20 g			
单锅总量	14 000 g	30 000 g	4 000 g	（共200份）		
锅具尺寸	76 cm					
品 名	油	盐	味精	老抽	鲜辣粉	汤水
数 量	1 000 g	100 g	150 g	500 g	50 g	2 000 g
参考时间	每锅烹饪沸点后计时 10 min。					
操作步骤	1. 油面蒸 10 min，青菜洗净。 2. 热锅冷油，煸炒青菜、肉丝、油面，3 min，炒匀即可，放入炒面卤汁、鲜辣粉。					
操作要领	青菜生煸，速炒至水分干。					
成品特点	色泽酱红，口味咸鲜。					
营养素供给量/份	能量 451.52 kcal	蛋白质 13.87 g	脂肪 9.15 g	碳水化合物 78.08 g	膳食纤维 1.47 g	
	钙 57.34 mg	铁 2.29 mg	锌 0.88 mg	维生素A 105.4 μg	维生素C 16.8 mg	

第四章 学生午餐菜谱推荐

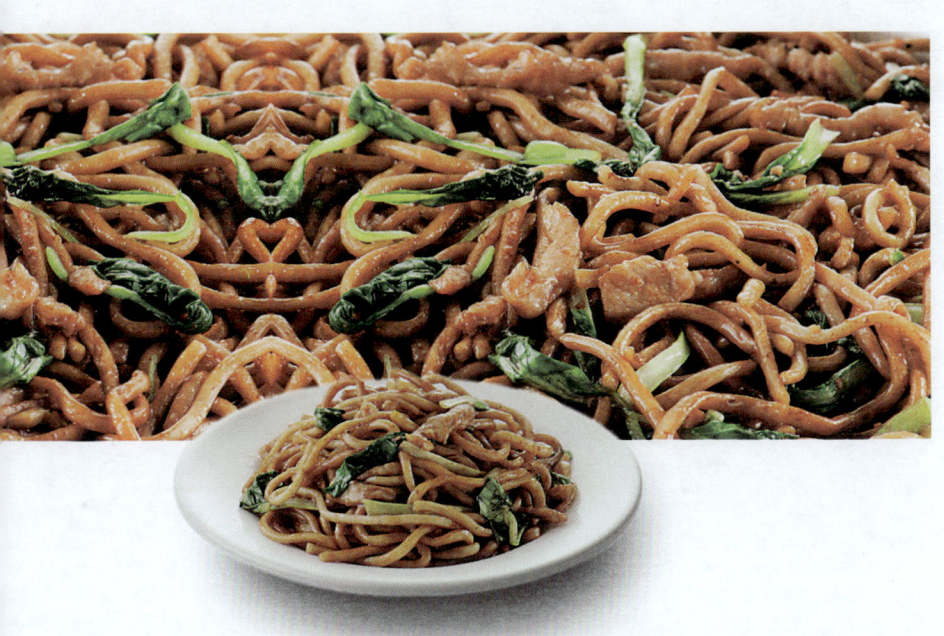

菜 名

奥 灶 面

主辅料	青鱼	香葱	生姜	鸡骨	肉骨	青蒜	黄鳝	细面条
单份量	100 g	0.5 g	0.5 g	20 g	30 g	10 g	20 g	120 g
单锅总量	4 000 g	20 g	20 g	800 g	1 200 g	400 g	800 g	4 800 g（共40份）
锅具尺寸	76 cm							
品　名	老抽	油	味精	汤水				
数　量	80 g	400 g	10 g	12 000 g				
参考时间	每锅烹饪沸点后计时熬汤8小时。							
操作步骤	1. 青鱼斜切成大块，老抽葱姜腌渍2小时。 2. 油锅升至220℃，青鱼块炸至深褐色。 3. 用部分原料及调料加水熬汤，熬制8小时以上。							
操作要领	面汤熬制时间较长，不可省略。							
成品特点	汤浓面不腻，鱼香而不焦。							
营养素供给量/份	能量 600.48 kcal 钙 61.07 mg	蛋白质 35.72 g 铁 7.03 mg	脂肪 16.4 g 锌 3.43 mg	碳水化合物 78.76 g 维生素A 68.43 μg	膳食纤维 1.22 g 维生素C 1.67 mg			

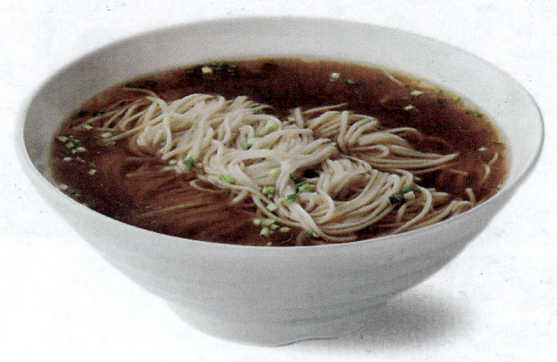

菜 名

咸肉炒饭

主辅料	咸肉	青菜	大米		
单份量	30 g	70 g	80 g		
单锅总量	6 000 g	14 000 g	16 000 g（共200份）		
锅具尺寸	76 cm				
品名	油	盐	味精		
数量	800 g	150 g	50 g		
参考时间	每锅烹饪沸点后计时8 min。				
操作步骤	1. 咸肉洗净切成小粒、焯水，青菜切粒。 2. 米饭加味精、盐、肉蒸，米、水比例为10∶11，蒸70 min。 3. 热油炒青菜至七成熟，倒入米饭炒匀即可。				
操作要领	蒸饭时可加些油及调味料。				
成品特点	菜绿肉香。				
营养素供给量/份	能量 437.43 kcal	蛋白质 16.19 g	脂肪 15.73 g	碳水化合物 59.67 g	膳食纤维 1.81 g
	钙 92.24 mg	铁 5.86 mg	锌 1.37 mg	维生素A 222.3 μg	维生素C 44.8 mg

第四章 学生午餐菜谱推荐

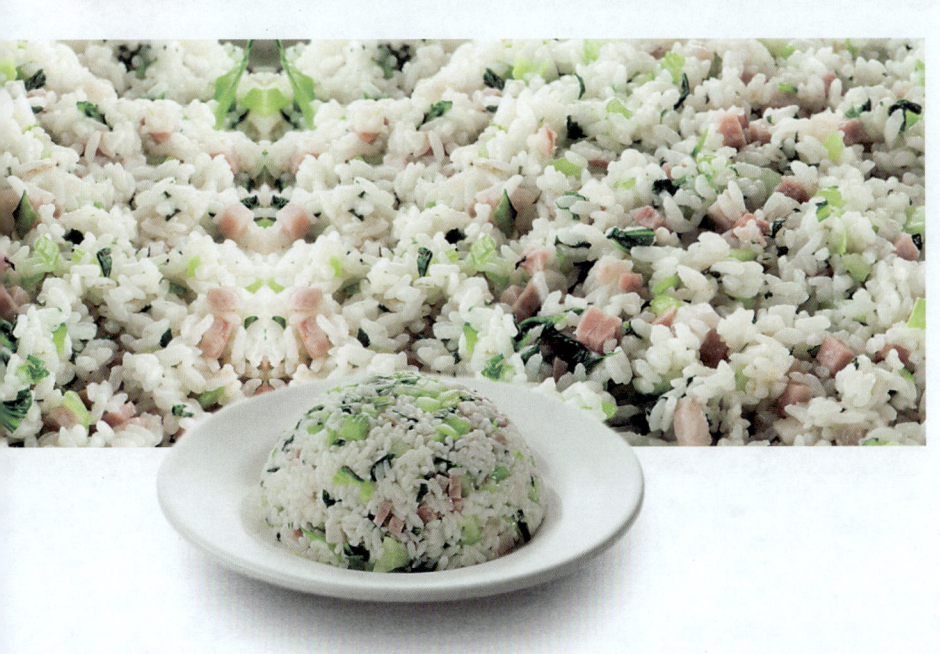

菜 名

扬州炒饭

第四章 学生午餐菜谱推荐

主辅料	方腿	鸡蛋	青豆	胡萝卜	大米	
单份量	5 g	15 g	5 g	5 g	80 g	
单锅总量	1 000 g	3 000 g	1 000 g	1 000 g	16 000 g	（共200份）
锅具尺寸	76 cm					
品 名	油	盐	胡椒粉			
数 量	1 600 g	260 g	10 g			
参考时间	每锅烹饪沸点后计时6 min。					
操作步骤	1. 米饭按1∶1.3比例加水蒸熟。 2. 鸡蛋炒成桂花状。 3. 胡萝卜切米粒,和青豆焯水。 4. 煸炒胡萝卜、青豆、鸡蛋、米饭,炒匀即可。					
操作要领	蒸饭可加入适量油,减少结团、增光。					
成品特点	色泽艳丽,营养丰富。					
营养素供给量/份	能量 396.25 kcal	蛋白质 14.74 g	脂肪 11.09 g	碳水化合物 60.65 g	膳食纤维 1.27 g	
	钙 27.53 mg	铁 5.14 mg	锌 1.11 mg	维生素A 75.96 μg	维生素C 0.45 mg	

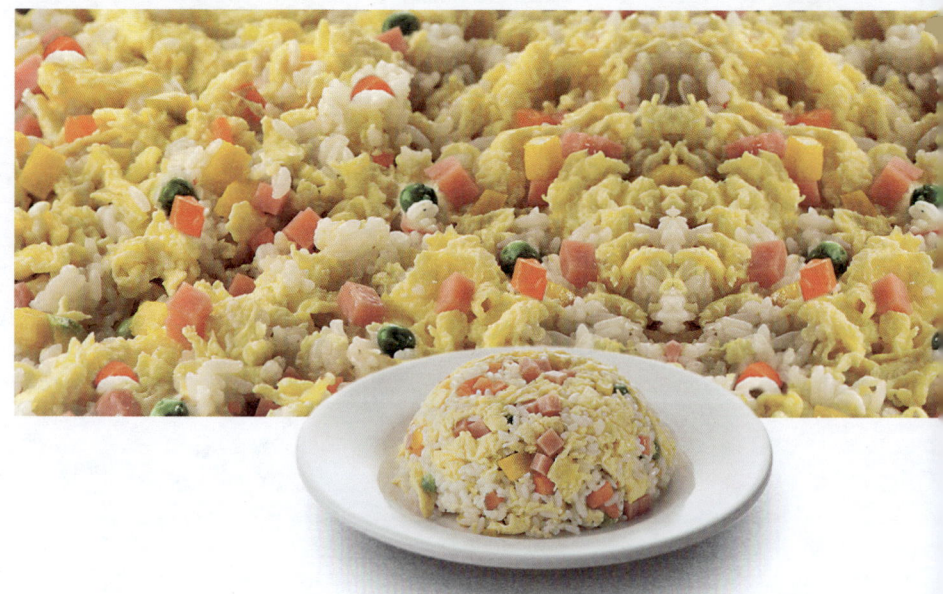

菜 名

田园炒饭

主辅料	日本南瓜	青豆	盐水方腿	大米	
单份量	40 g	10 g	25 g	80 g	
单锅总量	8 000 g	2 000 g	5 000 g	16 000 g	（共200份）
锅具尺寸	76 cm				
品 名	油	盐	味精		
数 量	800 g	250 g	50 g		
参考时间	每锅烹饪沸点后计时6 min。				
操作步骤	1. 南瓜、青豆、方腿切0.5 cm小丁,焯水。 2. 热油冷锅煸炒南瓜、盐、味精、方腿倒入米饭,炒匀即可。				
操作要领	蒸饭中加些油,增加色泽和方便炒饭。				
成品特点	黄金饭团,香糯可口。				
营养素供给量/份	能量 512.9 kcal 钙 66.6 mg	蛋白质 17.97 g 铁 5.78 mg	脂肪 12.26 g 锌 1.08 mg	碳水化合物 85.07 g 维生素A 72.4 μg	膳食纤维 2.51 g 维生素C 3.2 mg

第四章 学生午餐菜谱推荐

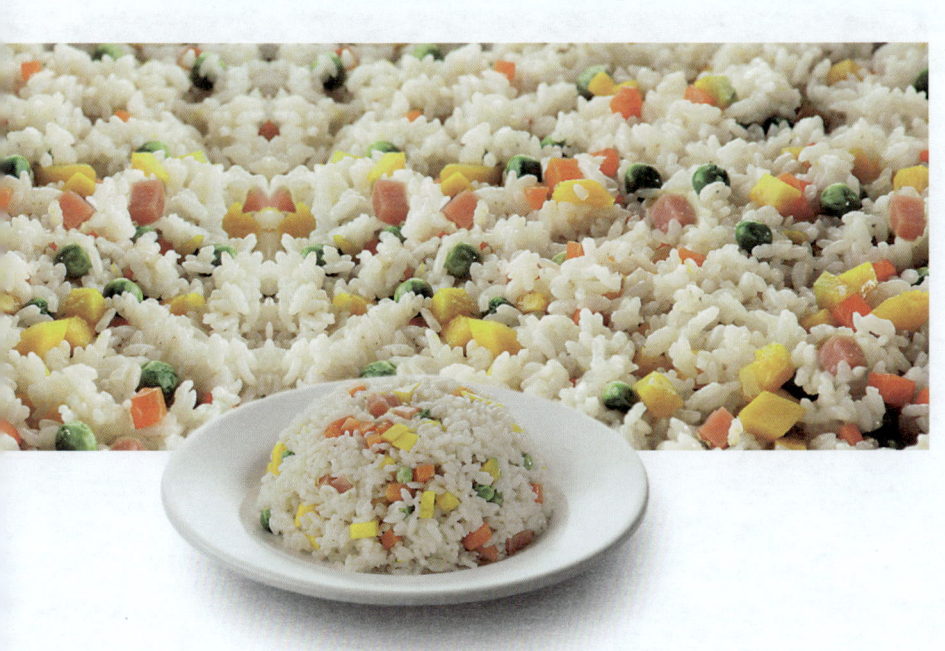

第四章 学生午餐菜谱推荐

菜 名

黑椒鸡丝炒饭

主辅料	鸡丝	洋葱	大米	魔芋米	
单份量	25 g	40 g	65 g	25 g	
单锅总量	5 000 g	8 000 g	13 000 g	5 000 g	（共200份）
锅具尺寸	76 cm				
品 名	油	盐	味精	黑胡椒粉	
数 量	800 g	250 g	50 g	20 g	
参考时间	每锅烹饪沸点后计时6 min。				
操作步骤	1. 魔芋米漂洗干净，沥水，洋葱切丝，鸡丝滑油。 2. 热锅煸黑胡椒调料，加入鸡丝、盐、味精、魔芋米、米饭炒匀即可。				
操作要领	蒸饭中加些油，增加色泽和方便炒饭，黑胡椒不宜太多（魔芋米有分散的作用，加魔芋米后油量可略减）。				
成品特点	口味椒香，别具特色。				
营养素供给量/份	能量 526.09 kcal 钙 55.65 mg	蛋白质 13.21 g 铁 6.58 mg	脂肪 13.14 g 锌 0.87 mg	碳水化合物 89.95 g 维生素A 33.91 μg	膳食纤维 2.01 g 维生素C 12.4 mg

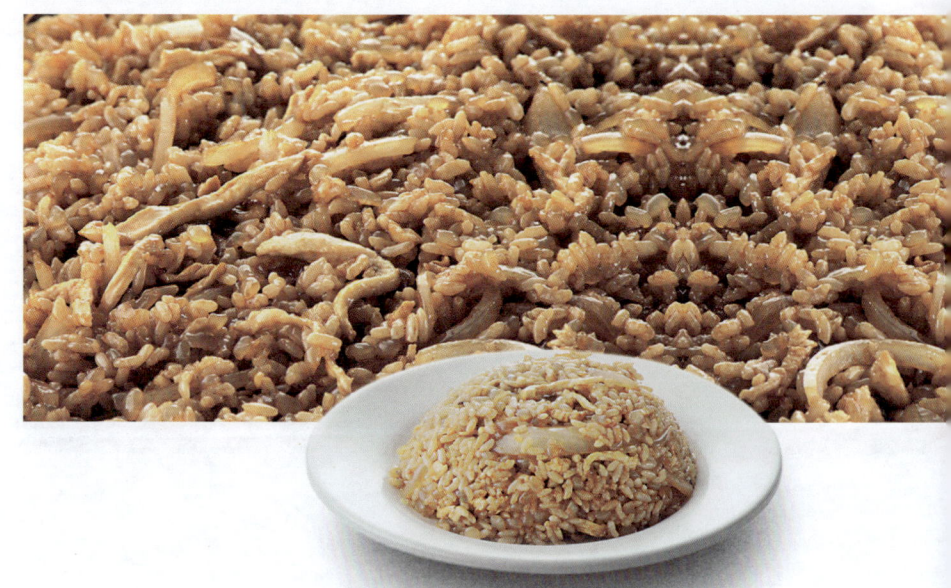

菜 名

咖喱鸡粒炒饭

主辅料	鸡胸	青豆	洋葱	胡萝卜	大米
单份量	20 g	5 g	5 g	5 g	80 g
单锅总量	4 000 g	1 000 g	1 000 g	1 000 g	16 000 g（共200份）
锅具尺寸	76 cm				
品　名	油	咖喱粉	盐	味精	
数　量	1 600 g	2 000 g	250 g	50 g	
参考时间	每锅烹饪沸点后计时蒸熟后炒 5 min。				
操作步骤	1. 鸡胸切粒，上浆，滑油，备用。 2. 胡萝卜切粒，同青豆焯水。 3. 煸炒配料调味，倒入饭炒匀即可。				
操作要领	原料须煸透，米饭须炒匀。				
成品特点	色泽金黄，营养丰富。				
营养素供给量/份	能量 462.14 kcal	蛋白质 17.54 g	脂肪 12.82 g	碳水化合物 70.68 g	膳食纤维 5.22 g
	钙 80.57 mg	铁 7.8 mg	锌 1.26 mg	维生素A 55.05 μg	维生素C 0.7 mg

第四章　学生午餐菜谱推荐

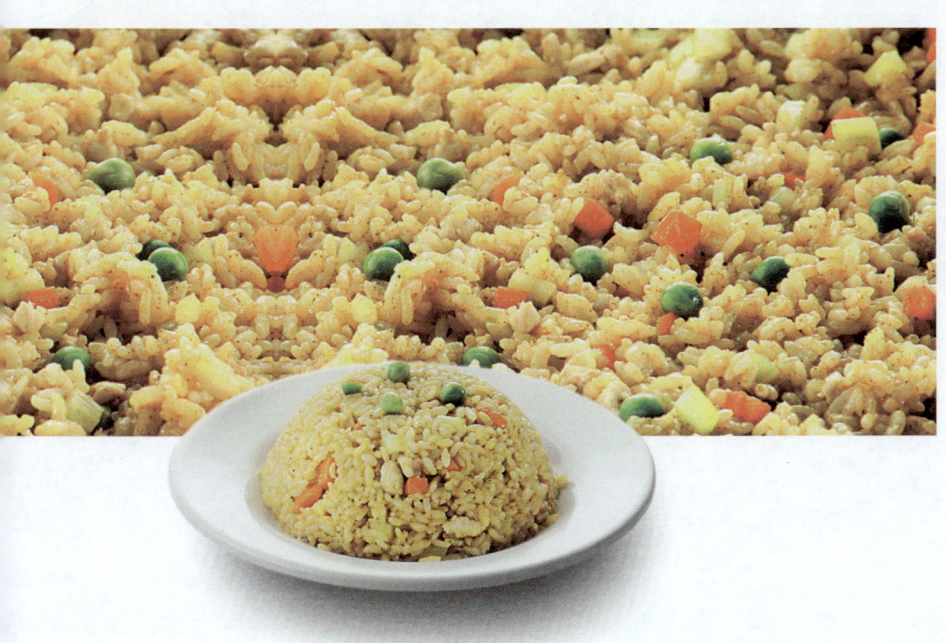

菜 名

茄汁鸡粒蘑菇饭

主辅料	糯米	大米	洋葱	鸡胸	蘑菇	青豆	
单份量	15 g	60 g	10 g	30 g	10 g	5 g	
单锅总量	3 000 g	12 000 g	2 000 g	6 000 g	2 000 g	1 000 g	（共200份）
锅具尺寸	76 cm						
品　名	油	番茄酱	盐	白糖	味精		
数　量	1 600 g	2 600 g	300 g	300 g	100 g		
参考时间	每锅烹饪沸点后计时蒸饭1小时，加盖10 min。						
操作步骤	1. 大米、糯米4∶10混合煮饭。 2. 鸡胸切粒，蘑菇切粒焯水，洋葱切末。 3. 煸炒洋葱末、番茄酱、鸡米、蘑菇、盐、白糖，倒入饭炒匀即可。						
操作要领	蒸饭时加些油，不易结团。						
成品特点	色泽红亮，甜酸可口。						
营养素供给量/份	能量 459.63 kcal	蛋白质 18.77 g	脂肪 13.03 g	碳水化合物 68.45 g	膳食纤维 1.67 g		
	钙 43.05 mg	铁 4.59 mg	锌 1.33 mg	维生素A 10.7 μg	维生素C 0.1 mg		

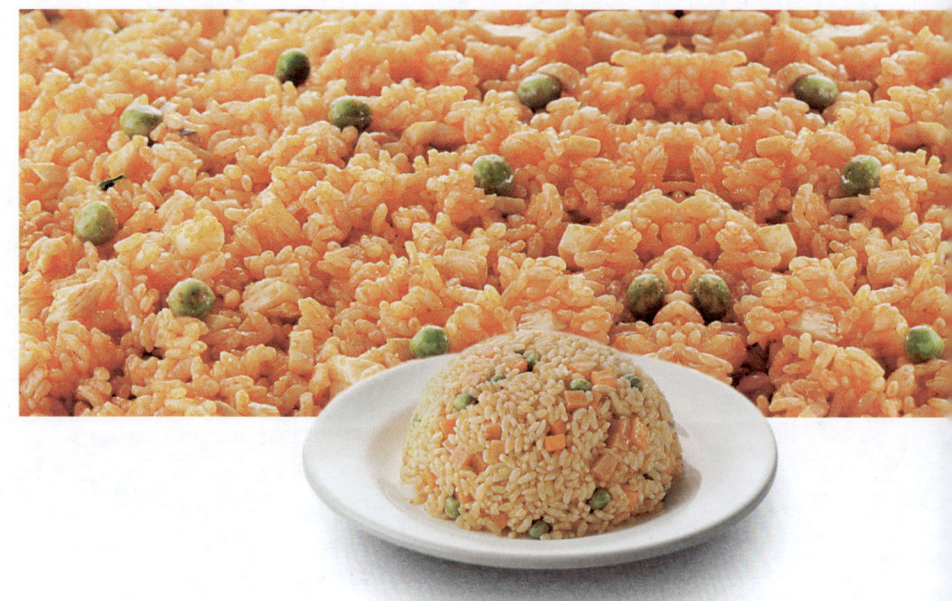

第四章 学生午餐菜谱推荐

菜 名

鲜 肉 水 饺

主辅料	夹心肉糜	香葱	生姜	水饺皮	
单份量	40 g	0.5 g	0.5 g	250 g	
单锅总量	800 g	10 g	10 g	5 000 g	（共20份）
锅具尺寸	76 cm				
品 名	生抽	盐			
数 量	20 g	10 g			
参考时间	每锅烹饪沸点后计时6 min。				
操作步骤	1. 制成肉馅，包成水饺。 2. 沸水下锅，煮沸加冷水一次。 3. 每客12只水饺。				
操作要领	馅料拌好后须进2小时冰箱。				
成品特点	滑爽鲜香。				
营养素供给量/份	能量 654 kcal 钙 63 mg	蛋白质 22.5 g 铁 1.5 mg	脂肪 32.4 g 锌 1.8 mg	碳水化合物 78 g 维生素A 0 μg	膳食纤维 9.6 g 维生素C 0 mg

第四章 学生午餐菜谱推荐

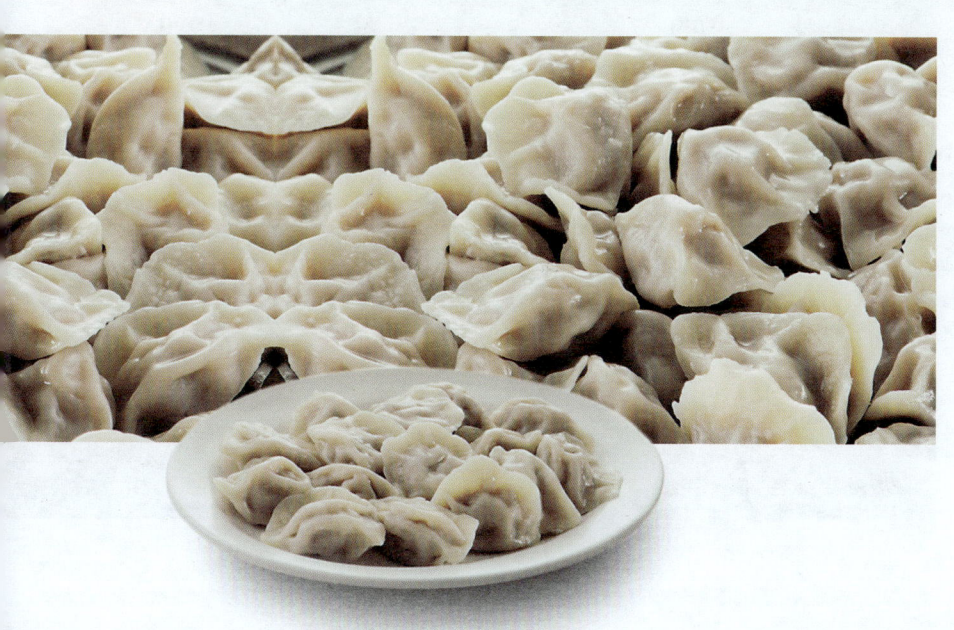

菜 名

菜肉大馄饨

主辅料	夹心肉糜	荠菜	香葱	生姜	鸡蛋	馄饨皮	
单份量	30 g	30 g	5 g	5 g	80 g	200 g	
单锅总量	1 500 g	1 500 g	250 g	250 g	4 000 g	10 000 g	（共50份）
锅具尺寸	76 cm						
品 名	油	盐	味精	鲜辣粉	生抽		
数 量	200 g	40 g	10 g	10 g	10 g		
参考时间	每锅烹饪沸点后计时8 min。						
操作步骤	1. 荠菜洗涤焯水剁碎，挤去水分。 2. 肉糜加鸡蛋、葱姜末、盐、鲜辣粉、碎荠菜拌上劲，置冰箱醒2小时。 3. 取馄饨皮，包入菜馅，制成宰相馄饨。 4. 沸水入锅，煮沸，加冷水一勺，煮沸后即可。 5. 每客12只馄饨。						
操作要领	水量要大，沸水下锅。						
成品特点	菜肉鲜香。						
营养素供给量/份	能量 665 kcal 钙 0 mg		蛋白质 17.7 g 铁 0 mg		脂肪 39.3 g 锌 0 mg	碳水化合物 60.3 g 维生素A 0 μg	膳食纤维 0 g 维生素C 0 mg

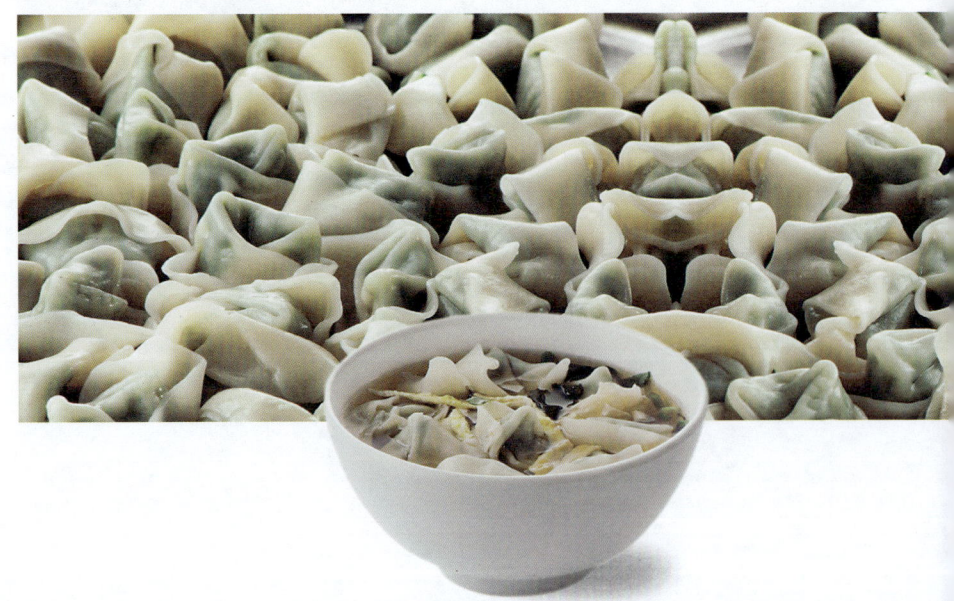

第四章 学生午餐菜谱推荐

菜 名

上海煎饺

主辅料	夹心肉糜	冬笋	香葱	生姜	水饺皮	
单份量	30 g	10 g	0.5 g	0.5 g	200 g	
单锅总量	1 500 g	500 g	25 g	25 g	10 000 g	（共50份）
锅具尺寸	76 cm					
品 名	油	生抽	盐	味精		
数 量	600 g	40 g	40 g	10 g		
参考时间	每锅烹饪沸点后计时 15 min。					
操作步骤	1. 肉糜加葱姜、生抽、盐、冬笋粒（焯水后）拌入肉酱制成馅。 2. 取水饺皮，包成饺状。 3. 平底锅烧热加入底油，整齐放入水饺，10 min 后加一次水，加盖水 5 min 即可。 4. 每客 12 只煎饺。					
操作要领	煎饺中途不得随意掀盖。					
成品特点	饺底金黄，口味鲜香。					
营养素供给量/份	能量 612.5 kcal 钙 0 mg	蛋白质 16.25 g 铁 0 mg		脂肪 42.25 g 锌 0 mg	碳水化合物 42.5 g 维生素A 0 μg	膳食纤维 0 g 维生素C 0 mg

第四章 学生午餐菜谱推荐

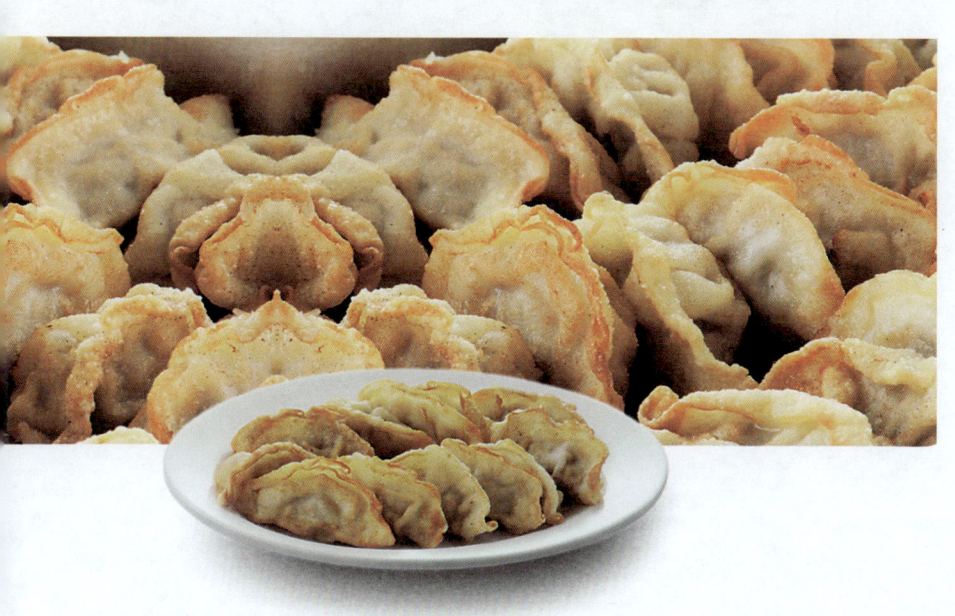

菜名

汤年糕

主辅料	肉丝	大白菜	香葱	切片年糕	
单份量	25 g	50 g	0.5 g	150 g	
单锅总量	375 g	750 g	7.5 g	2 250 g	（共15份）
锅具尺寸	76 cm				
品　名	油	盐	胡椒粉	味精	
数　量	50 g	25 g	0.5 g	1 g	
参考时间	每锅烹饪沸点后计时 10 min。				
操作步骤	白菜切丝，肉丝滑油。锅内余油下白菜煸炒，下肉丝、年糕、盐、加适量汤水，烧开入味即可。				
操作要领	年糕加热时间得当，以免烂糊。				
成品特点	咸鲜口味。				
营养素供给量/份	能量 302.64 kcal	蛋白质 10.81 g	脂肪 5.5 g	碳水化合物 54.09 g	膳食纤维 1.61 g
	钙 74.05 mg	铁 3.59 mg	锌 3.01 mg	维生素A 21.39 μg	维生素C 15.57 mg

第四章 学生午餐菜谱推荐

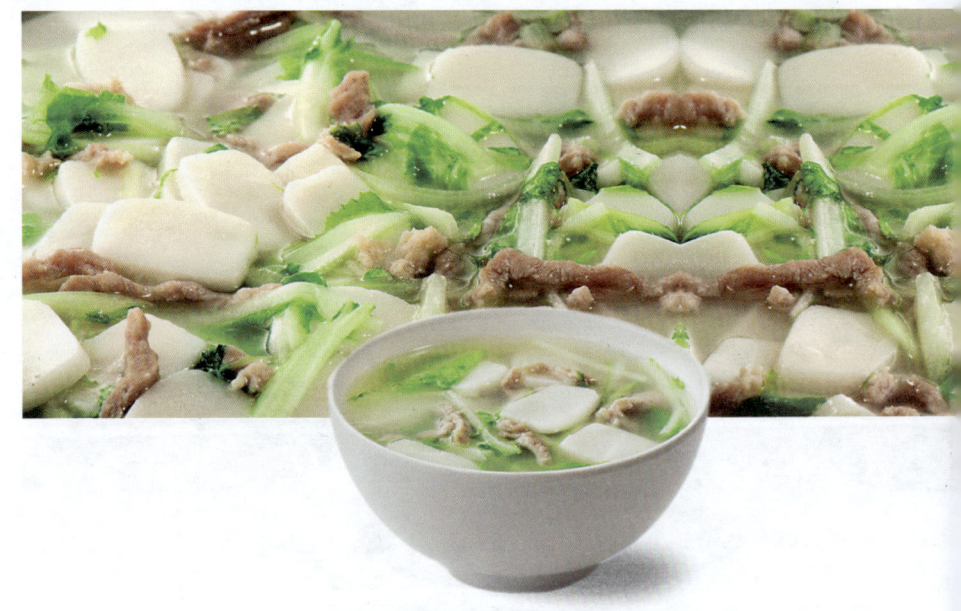

菜 名

白菜肉丝年糕

主辅料	大白菜	切片年糕	肉丝		
单份量	120 g	150 g	25 g		
单锅总量	24 000 g	30 000 g	5 000 g	（共200份）	
锅具尺寸	76 cm				
品 名	油	盐	味精	老抽	鲜辣粉
数 量	1 000 g	250 g	50 g	100 g	10 g
参考时间	每锅烹饪沸点后计时 10 min。				
操作步骤	1. 白菜切丝，年糕焯水，肉丝滑油。 2. 热油煸炒白菜、肉丝，加老抽、盐、味精、鲜辣粉，放入年糕炒匀即可。				
操作要领	旺火速炒。				
成品特点	色泽金黄，口味咸鲜。				
营养素供给量/份	能量 333.57 kcal	蛋白质 11.98 g	脂肪 7.57 g	碳水化合物 56.47 g	膳食纤维 2.16 g
	钙 109.31 mg	铁 4.14 mg	锌 3.31 mg	维生素A 35 μg	维生素C 37.2 mg

第四章 学生午餐菜谱推荐

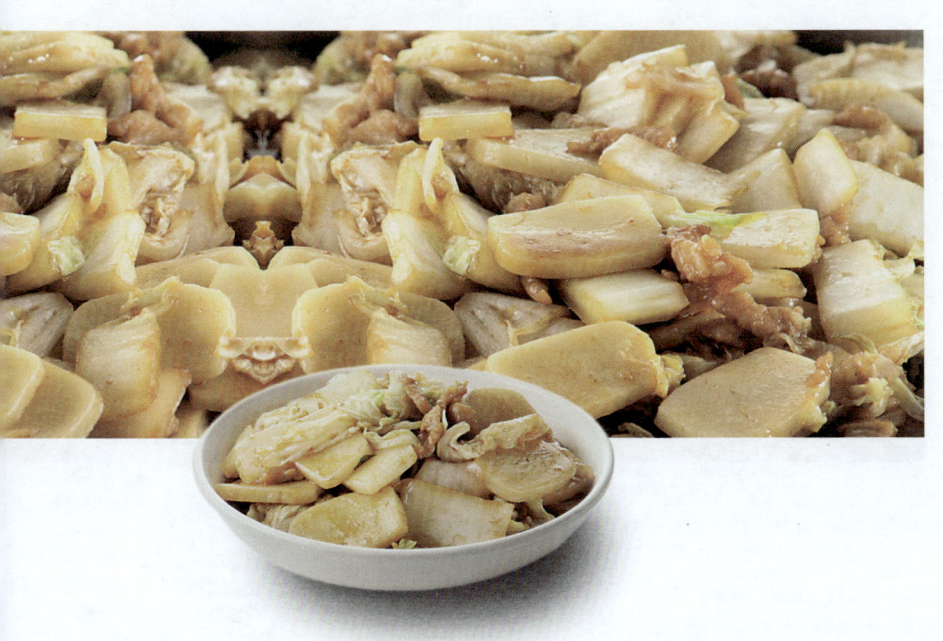

菜 名

排骨年糕

第四章 学生午餐菜谱推荐

主辅料	大排	鞋底年糕	香葱	生姜	
单份量	80 g	60 g	0.5 g	0.5 g	
单锅总量	8 000 g	6 000 g	500 g	500 g	（共100份）
锅具尺寸	76 cm				
品　名	油	海鲜酱	生抽	白糖	汤水
数　量	1 000 g	500 g	50 g	50 g	17 000 g
参考时间	每锅烹饪沸点后计时 20 min 先炸后煮。				
操作步骤	1. 大排拍松，腌渍1小时，上浆炸熟。 2. 煸炒葱姜，海鲜酱汤水调料，煮沸放入排骨，小火焖烧 10 min。 3. 年糕焯水后和大排同煮 10 min 出锅。				
操作要领	汤汁稍稠。				
成品特点	色泽红润，香糯可口。				
营养素供给量/份	能量 421.73 kcal 钙 38.14 mg	蛋白质 16.85 g 铁 2.47 mg	脂肪 28.76 g 锌 2.36 mg	碳水化合物 24.44 g 维生素A 9.98 μg	膳食纤维 0.57 g 维生素C 0.07 mg

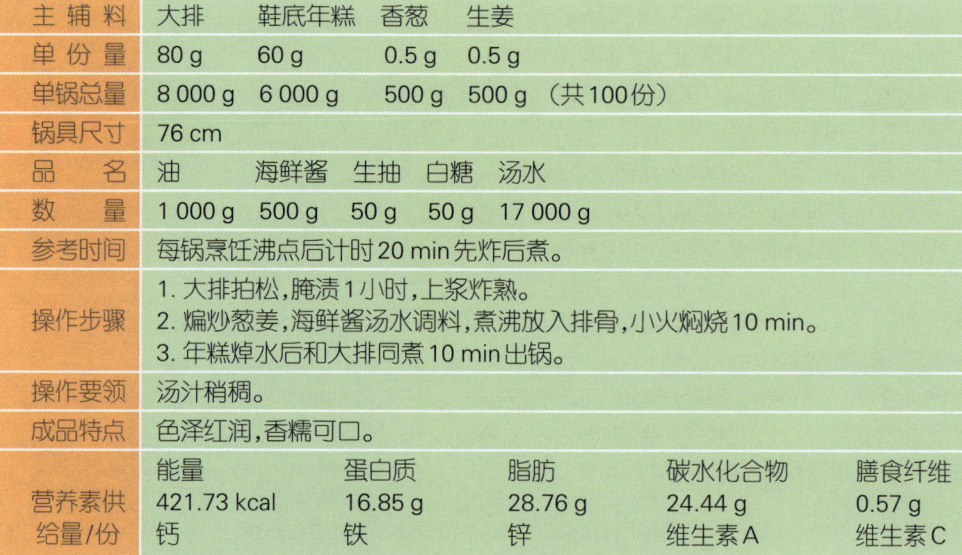

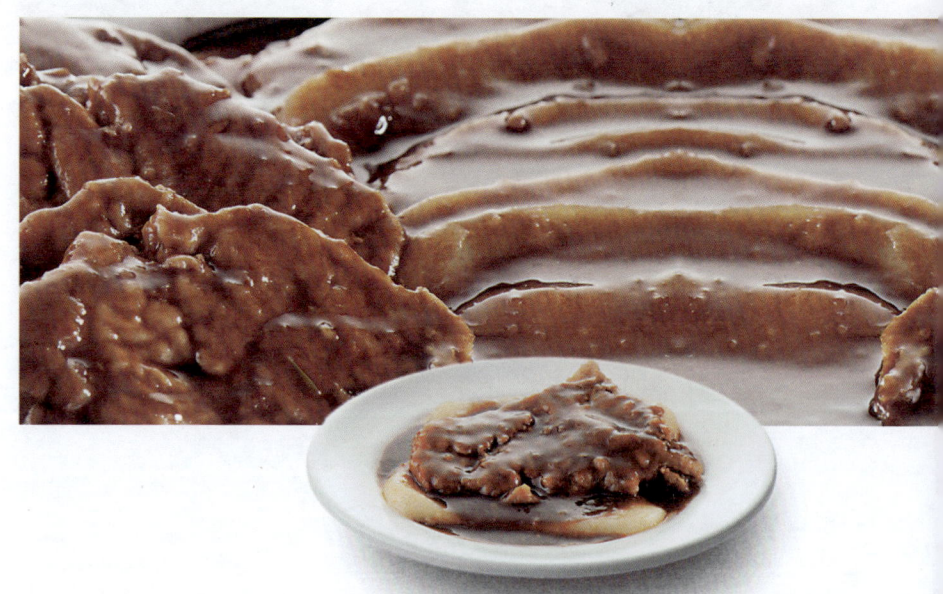

菜 名

水果饭团

主辅料	大米	糯米	魔芋米	哈密瓜	菠萝	青豆	
单份量	55 g	10 g	10 g	10 g	10 g	5 g	
单锅总量	20 900 g	3 800 g	3 800 g	3 800 g	3 800 g	1 900 g	（共380份）
锅具尺寸	76 cm						
品 名	油	白糖	盐				
数 量	2 000 g	500 g	100 g				
参考时间	每锅烹饪沸点后计时蒸60 min，拌3 min。						
操作步骤	1. 将大米、糯米4∶1配比加油蒸1小时。 2. 把各种水果去皮切粒，糖蜜汁。 3. 青豆、魔芋焯水后加油，倒入米饭，水果粒拌匀即可。						
操作要领	注意水果色泽及刀工。						
成品特点	色彩绚丽，果味甜香。						
营养素供给量/份	能量 306.89 kcal 钙 20.43 mg	蛋白质 9.71 g 铁 3.58 mg	脂肪 6.44 g 锌 0.81 mg	碳水化合物 53.95 g 维生素A 28.12 μg	膳食纤维 1.41 g 维生素C 3.88 mg		

第四章 学生午餐菜谱推荐

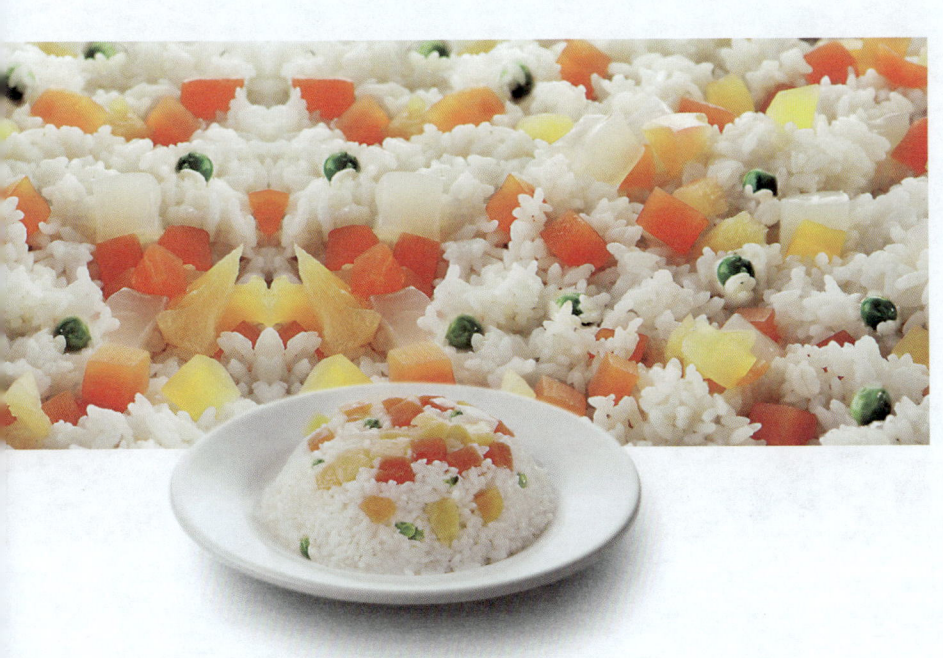

菜 名

港式饭团

主辅料	大米	糯米	肉松	油条	方腿	萝卜干	青豆
单份量	55 g	10 g	1 g	5 g	3 g	3 g	5 g
单锅总量	20 900 g (共380份)	3 800 g	380 g	1 900 g	1 140 g	1 140 g	1 900 g
锅具尺寸	76 cm						
品名	油			盐			
数量	3 040 g			300 g			
参考时间	每锅烹饪沸点后计时先蒸后煮 3 min。						
操作步骤	1. 大米、糯大米 4∶1 配比,洗净,加油蒸制。 2. 油条、方腿、萝卜干切成小丁。 3. 油条炸脆,萝卜干、青豆、方腿煸炒后倒入米粒、油条拌匀,撒上肉松。						
操作要领	米饭加油蒸得干些,不能烂。						
成品特点	香糯可口,调剂口味。						
营养素供给量/份	能量 325.59 kcal 钙 10.55 mg	蛋白质 8.88 g 铁 3.42 mg		脂肪 9.74 g 锌 0.82 mg	碳水化合物 51.19 g 维生素A 0.44 μg		膳食纤维 0.56 g 维生素C 0.51 mg

第四章 学生午餐菜谱推荐

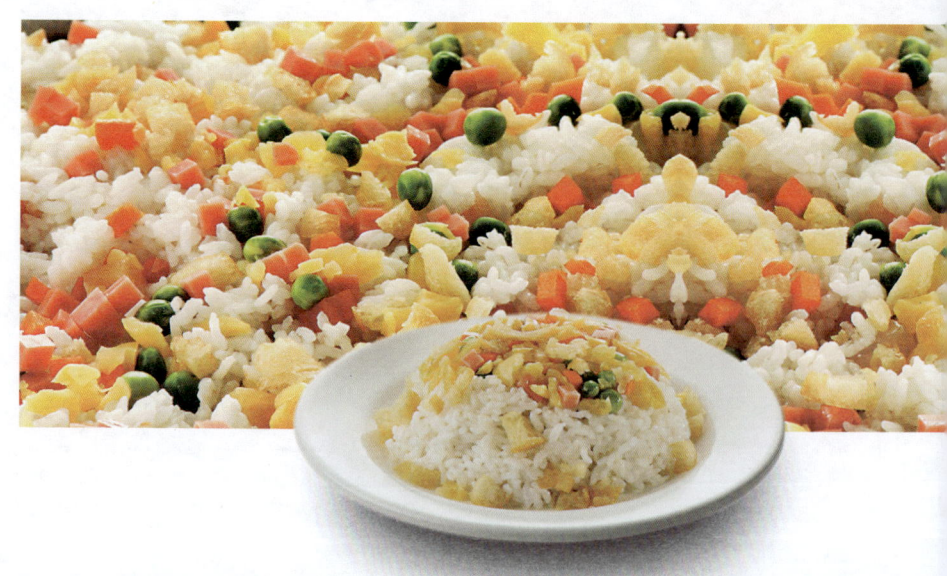

六、其他

主食可搭配米饭、面条、馒头、包子等,其营养素见表4-1。

表4-1 主食营养素

菜 品	菜 包	面	馒 头	米饭
单位(g)	100	100	100	100
能量(kcal)	169.01	284.00	221.00	346
蛋白质(g)	7.72	8.30	7.00	12.7
脂肪(g)	5.98	0.70	1.10	0.9
碳水化合物(g)	23.67	61.90	47.00	72.4
膳食纤维(g)	2.52	0.80	1.30	0.6
钙(mg)	107.81	11.00	38.00	8
铁(mg)	2.23	3.60	1.80	5.1
锌(mg)	0.31	1.43	0.71	0.69
维生素A(μgRE)	216.21	0.00	0.00	0
维生素B_1(mg)	0.41	0.22	0.04	0
维生素B_2(mg)	0.21	0.07	0.05	0.08
维生素C(mg)	44.63	0.00	0.00	0

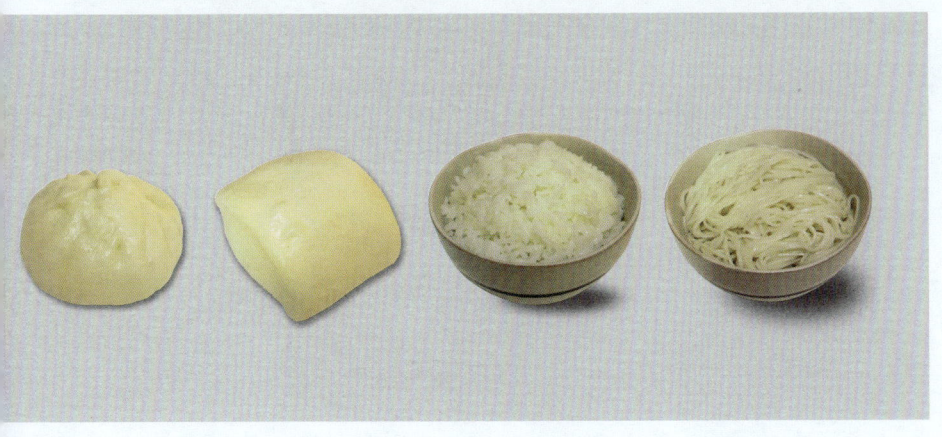

常见的水果有苹果、香蕉、梨、橘子等,营养素见表4-2。

表4-2 水果营养素

名 称	苹果	香蕉	梨	橘子
单位(g)	100	100	100	100
能量(kcal)	52	91	44	51
蛋白质(g)	0.2	1.4	0.4	0.7
脂肪(g)	0.2	0.2	0.2	0.2
碳水化合物(g)	13.5	22	13.3	11.9
膳食纤维(g)	1.2	1.2	3.1	0.4
钙(mg)	4	7	9	35
铁(mg)	0.6	0.4	0.5	0.2
锌(mg)	0.19	0.18	0.46	0.08
维生素A(μgRE)	3	10	6	148
维生素B1(mg)	0.06	0.02	0.03	0.08
维生素B2(mg)	0.02	0.04	0.06	0.04
维生素C(mg)	4	8	6	28
优点	富含膳食纤维,维生素E	富含膳食纤维,镁、钾、磷	富含膳食纤维	富含钙,维生素A,维生素C

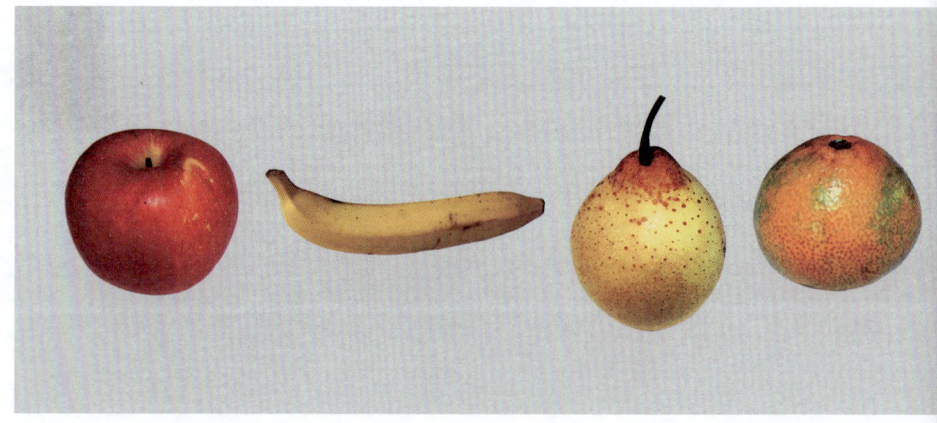

附 录

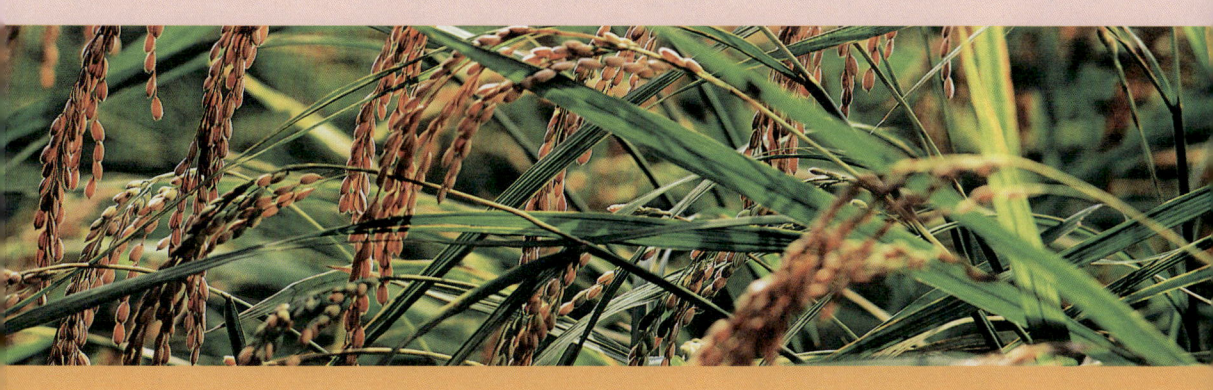

附录一　智能化配餐软件操作指南

学生配餐要求根据不同年龄段学生的营养素供给需求及供餐单位提供的多套菜谱进行配置。旨在保证食品安全卫生和花样丰富的前提下，根据学生不同需求与口味进行配餐。

本书及其软件系统较好地体现了食物多样、搭配合理、营养均衡的特点，利用计算机软件系统可针对不同年龄段学生营养素需求，快速、灵活地生成学生营养食谱，并可对食谱中的食物进行替换。系统在安装了Windows操作系统的PC上运行，运行时必须插入加密锁。

本智能化软件是上海市食品安全工作联合会、上海餐饮烹饪行业协会、复旦大学公共卫生学院、上海体育学院等单位共同开发的新一代配餐系统，功能强大，支持异地多网点配餐。基于云服务器，只要联网即可在浏览器（包括PC机、平板电脑）上均可运行。网络版涵盖了单机版的功能，且更强大，营养配餐软件具有实用性强、软件功能好用等特点。

软件以膳食平衡理论为基础，参照各年龄组学生营养素摄入标准，为中小学生提供平衡套餐食谱配置系统。本软件包括163个菜谱，可根据菜谱的选择、搭配自动生成午餐营养素的含量，并与各年龄组营养素摄入量标准比较。是国内先进的营养计算工具软件。智能化软件计算结果可靠，界面简洁，操作简便，易学易用，是配制平衡膳食的必备工具，是营养师、专业配餐人员、食品研究开发人员的得力助手，也适用于家庭营养膳食制订。

主要特点：精细量化配餐，以中小学生一天需要的食物营养素为配餐基础设计午餐，深入浅出。

主要功能：午餐团体配餐、自动配置一天食物、膳食分析、报表输出。

软件特点：有快捷的自动配餐，个性化的系统。手动配餐，快速的计算分析功能；版本支持windows系列，仅需鼠标操作，简单易懂；智能化的分析结果自动生成功能。

图文详解：上海市中小学午餐菜谱软件操作指南

第一部分 基本操作

一、访问使用

访问网站 http://120.27.9.29/default.aspx ，进入登录界面（如图 1 所示），输入账号、密码（每校一个账号，初始密码和学校账号一致），点击系统登录，可操作午餐搭配、查看具体操作方法、营养成分分析等。

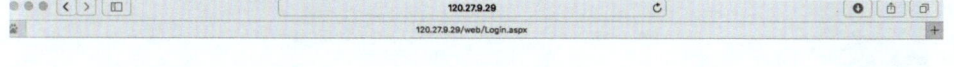

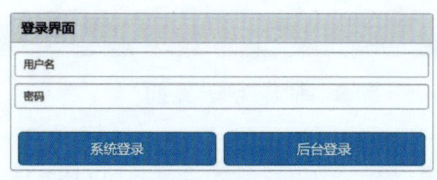

图 1 登录界面

二、主界面

进入主界面，会看到各个功能模块，营养配餐界面（如图 2 所示）包含增加与删除菜肴、日期选择、保存、打印、营养成分分析、摄入比等功能；制作方法界面（如图 3 所示）包含客数选择、日期查询、打印、所需食材的量、操作步骤、操作要领等功能。然后操作熟悉下，遇到问题，跟我们联系教学，这样才能比较有效快速地掌握。

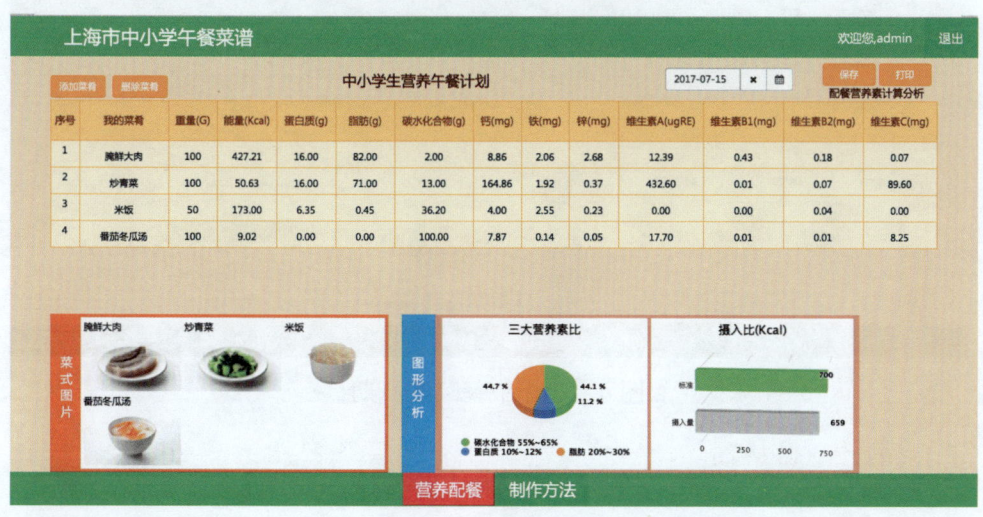

图 2 营养配餐界面

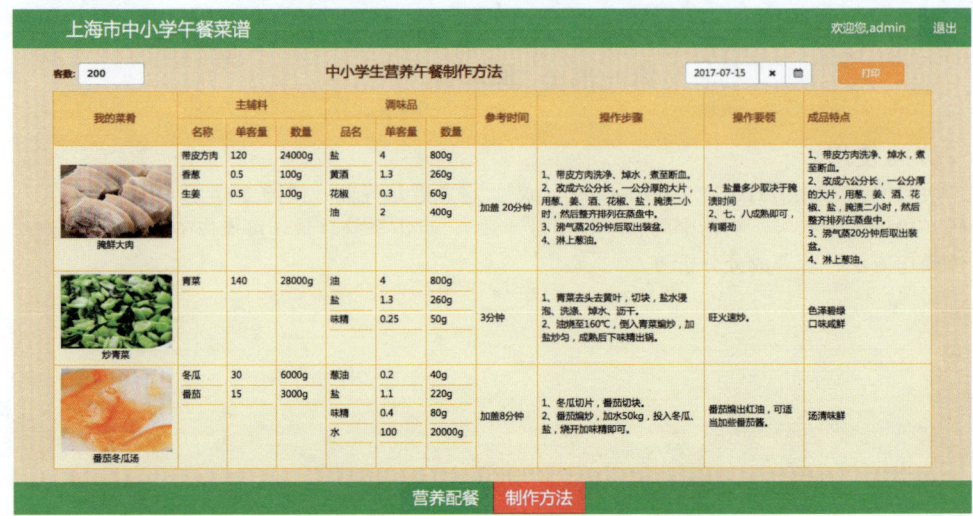

图 3　制作方法界面

三、营养配餐操作步骤

1. 进入营养配餐主界面，点击 日历选择制订菜谱日期（图 4）→ 添加菜肴（图 5）→ 根据类别选择需要搭配的菜品 → 完成一日午餐食谱制订：

提示：（1）每种食物的重量可根据需要点击输入（图 7），然后点"保存"；
（2）每日菜谱可在打印界面保存 PDF 格式文件（图 8）；
（3）点击日历按钮可查询之前菜谱，也可以提前定制一周菜谱。

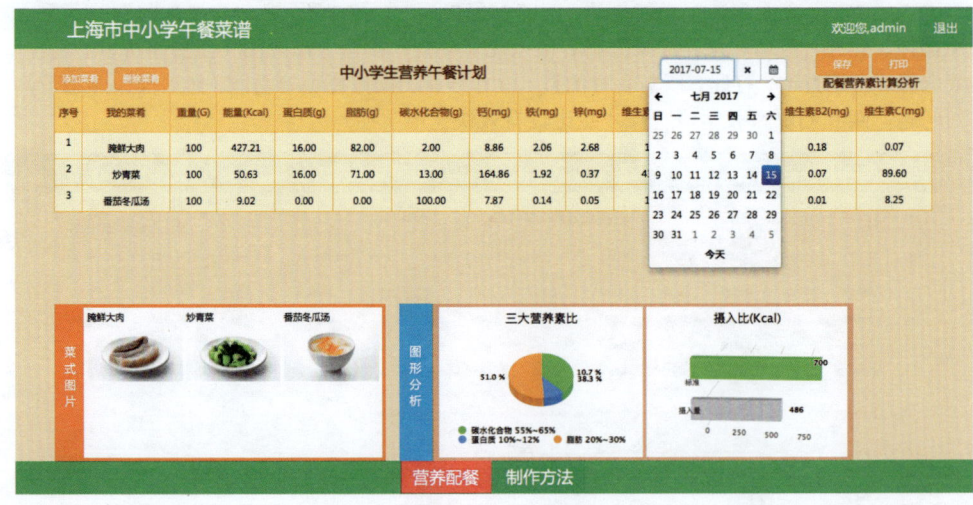

图 4　选择午餐菜谱日期

菜肴界面（图 6 所示）：
根据菜肴类型分为五类：蔬菜、大荤、半荤、汤、特色，校方可根据需要进行选择。
删除菜肴可点击菜品，单击删除菜肴按钮。

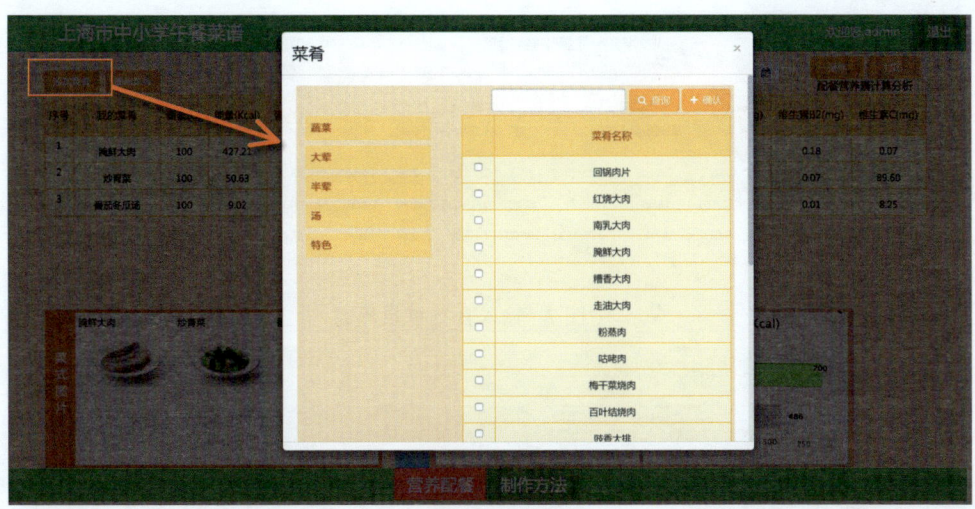

图 5　添加菜肴界面

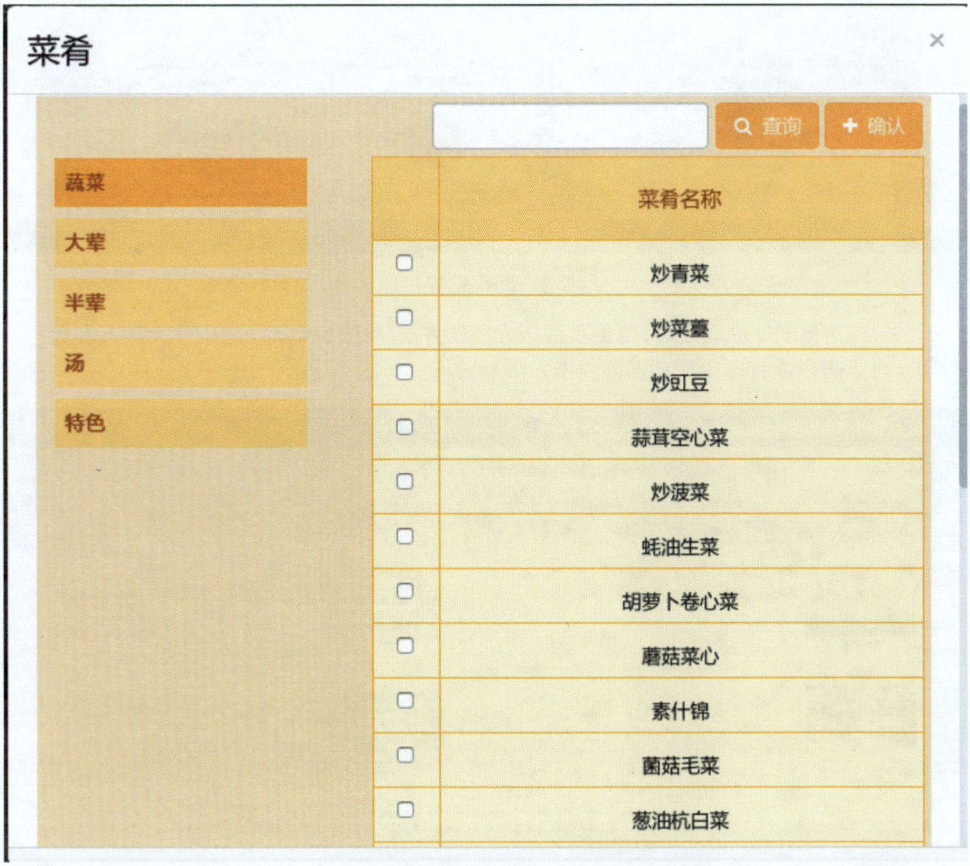

图 6　菜肴种类选择界面

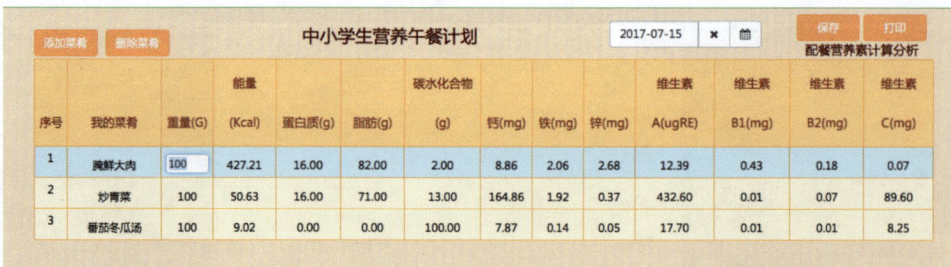

图 7　输入食物重量界面

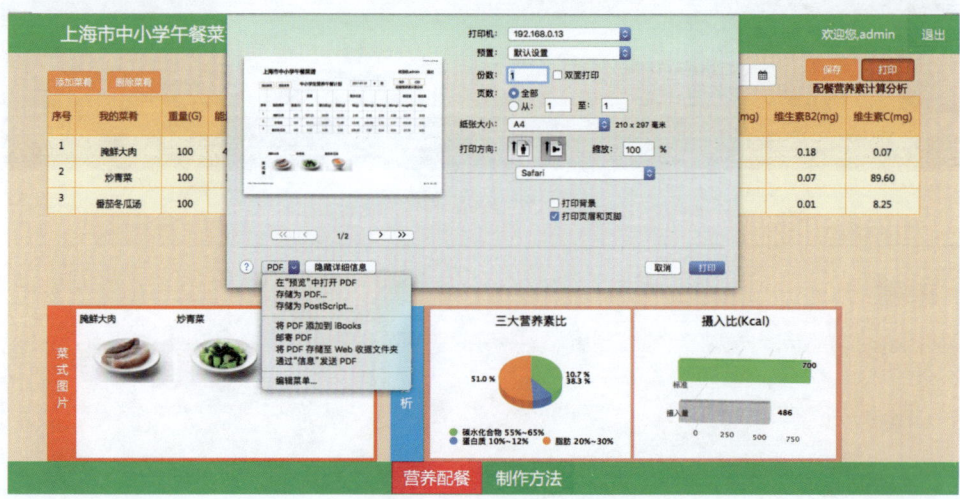

图 8　营养配餐打印界面

2.营养菜谱制订完成之后，点击页面下方制作方法（如图9所示）——左上角输入客数——打印（可点击日期打印所需菜谱的制作方法）

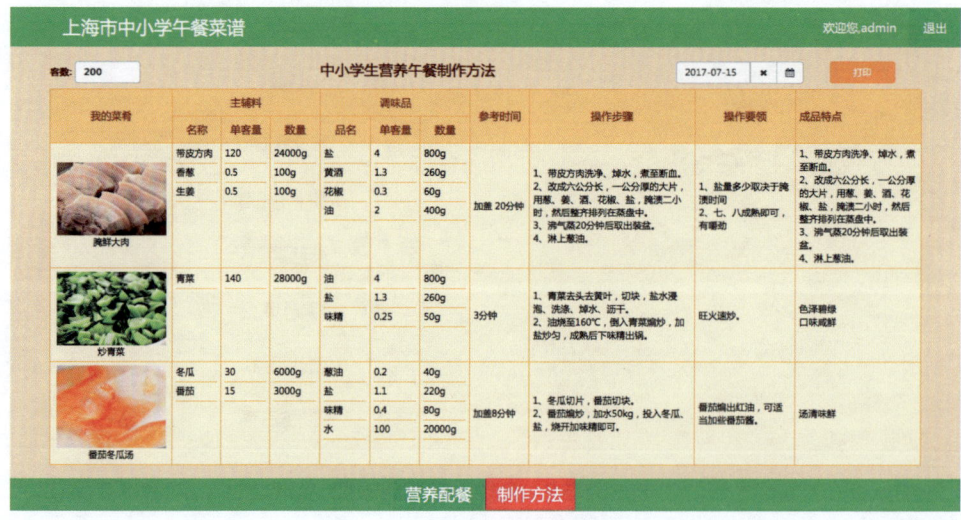

图 9　制作方法界面

附录二　主要参考资料

1. 张大弟，张晓红. 农药污染与防治[M]. 北京：化学工业出版社，2001.

2. 姜培珍. 食源性疾病与健康[M]. 北京：化学工业出版社，2006.

3. 孙长颢. 营养与食品卫生学. 北京：人民卫生出版社，2015.

4. 中国营养学会. 中国居民膳食指南. 北京：人民卫生出版社，2016.

5. 李明河. 食品中苯并(a)芘的污染及预防[J]. 家庭医学，1995(03).

6. 国家环境保护总局. 我国农药污染现状、存在问题及建议[J]. 环境保护，2001(06).

7. 高桂枝，王圣巍，王俏，等. 残留农药污染危害及其防治[J]. 延安大学学报，2002(01).

8. 蔡德雷，傅剑云. 有机磷农药诱导细胞凋亡的研究进展[J]. 浙江预防医学，2004(11).

9. 胡华，王政华. 多氯联苯类污染物对人类健康的影响[J]. 长沙民政职业技术学院学报，2007(01).

10. 游勇，鞠荣. 重金属对食品的污染及其危害[J]. 《环境》，2007(02).

11. 王塞妮，李蕴成. 我国农药使用现状、影响及对策[J]. 现代预防医学，2007(20).

12. 吴丹. 食品中苯并芘污染的危害性及其预防措施[J]. 食品工业科技，2008(05).

13. 王春红，张宝善，盂泉科. 常见真菌毒素对人体的危害及生物降解研究进展[J]. 陕西农业科学，2009(04).

14. 李翠. 农药残留的现状及治理对策[J]. 现代农业科技, 2010(01).

15. 崔伟伟, 张强斌, 朱先磊. 农药残留的危害及其暴露研究进展[J]. 安徽农业科学, 2010(02).

16. 时圣刚. 重金属对环境与人体健康影响浅议[J]. 安徽农业科学, 2013(14).

17. 曹旭敏, 赵思俊, 谭维泉, 等. 动物源性食品中重金属残留的危害及防范措施[J]. 中国动物检疫, 2013(12).

18. 萧福元, 袁晟, 桂卓嘉. 食品中N-亚硝基化合物风险评估与安全控制措施[J]. 医药前沿, 2013(12).

19. 郭映花, 杨惠芳. 我国禁(限)用农药的管理与控制现状[J]. 现代预防医学, 2013(12).

20. 鲁煊. N—亚硝基化合物对人体的危害及防治措施研究[J]. 食品研究与开发, 2014(02).

21. 张军良. 浅谈牛羊肉注水的危害及其检验方法[J]. 山东畜牧兽医, 2014(46).

22. 魏中锋, 董翠梅, 贾祥坤. 霉菌毒素吸附剂的现状和正确应用[J]. 畜牧兽医科技信息, 2014(09).

23. 周妍, 闻胜, 刘潇, 等. 食品中化学污染物风险评估研究进展[J]. 食品安全质量检测学报, 2014(6).

24. 王君玮. 动物源性病原细菌的危害、监测与控制[J]. 中国动物检疫, 2015(32).

图书在版编目(CIP)数据

中小学食品安全与营养午餐指津/顾振华主编. —上海：上海科学普及出版社，2018.1
ISBN 978-7-5427-7064-6

Ⅰ.①中… Ⅱ.①顾… Ⅲ.①中小学–食堂–食品安全–基本知识 ②中小学生–膳食营养–基本知识 Ⅳ.①G637.8 ②R153.2

中国版本图书馆CIP数据核字（2017）第270280号

策划统筹　　蒋惠雍
责任编辑　　俞柳柳
装帧设计　　姜　明

中小学食品安全与营养午餐指津
顾振华　主编
上海科学普及出版社出版发行
（上海中山北路832号　邮政编码200070）
http://www.pspsh.com

各地新华书店经销　苏州市越洋印刷有限公司印刷
开本 787×1092　1/18　印张 19　字数 305 000
2018年1月第1版　2019年9月第3次印刷

ISBN 978-7-5427-7064-6　定价：58.00元
本书如有缺页、错装或坏损等严重质量问题
请向工厂联系调换
联系电话：0512-68180628